临床护理诊断实用手册

主　编　席祖洋　高学农　詹鸿静

副主编　刘静兰　李茶香　刘会琴　田书梅　曾　娜　王　静

编　者（按姓名汉语拼音排序）

白桦林　陈彩娥　陈万平　崔克雄　丁倩倩　杜永秀
杜支伟　高学农　贺中云　胡海玲　蒋　崚　李　娜
李茶香　李方芳　李媛媛　梁前晖　刘　静　刘　琼
刘彩霞　刘会琴　刘静兰　吕晓苒　秦丹青　覃静霞
阮利华　石巧云　谭莉莉　唐　青　田书梅　万凤知
汪金凤　王　静　王　可　王丽娜　王晓丹　魏永婷
吴秀清　席祖洋　向　娟　徐海英　杨　娇　曾　娜
詹鸿静　张华芹　章慧敏　赵云云　郑　源　朱　华
朱雪莉　朱玉婷

科 学 出 版 社

北　京

内 容 简 介

《临床护理诊断实用手册》从临床实践出发，采用结构化清单阐述健康问题，旨在提高护理人员的临床实践思维，培养能够发现健康问题并解决问题的护理实用型人才。

本书共分为五篇、二十九章。第一篇对护理诊断的概念、分类、形成过程等进行概述，以建立整体认知框架。第二篇为基础护理诊断，包含常见的45个现存护理诊断和10个潜在的护理诊断。第三篇为专科疾病护理诊断，涵盖呼吸、循环、消化、神经等系统疾病及中医、康复、老年等专科护理诊断，更具临床指导价值。第四篇为护理技术相关护理诊断，如常见的静脉输液、气道护理、管道护理、专科护理技术等，深入识别并有效应对护理操作中的安全风险，更加彰显了本书的实用性。第五篇强调护理记录书写的规范性，并以案例形式进行呈现，便于使用者和学习者掌握规范记录。同时，本书附录了57个常见、特异性评估量表，可为护生及护理人员在护理评估时提供准确、科学的评估工具。

图书在版编目（CIP）数据

临床护理诊断实用手册 / 席祖洋，高学农，詹鸿静主编. -- 北京：科学出版社，2024.11. -- ISBN 978-7-03-079936-4

Ⅰ. R47-62

中国国家版本馆CIP数据核字第2024K87B53号

责任编辑：张天佐 / 责任校对：周思梦
责任印制：吴兆东 / 封面设计：陈 敬

科学出版社 出版
北京东黄城根北街16号
邮政编码：100717
http://www.sciencep.com
北京富资园科技发展有限公司印刷
科学出版社发行 各地新华书店经销
*
2024年11月第 一 版 开本：787×1092 1/16
2025年 1 月第二次印刷 印张：18 1/2
字数：524 000
定价：98.00元
（如有印装质量问题，我社负责调换）

序　言

护理专业作为一门独立的学科，在维护患者身心健康和改变患者健康结局方面发挥着越来越重要的作用。护理诊断作为护理人员专业决策的理论体系，在我国临床应用已有20年。20年来，我国护理诊断均是沿用北美护理诊断协会的相关标准，在我国临床实际应用中仍存在着诸多问题，如概念不清、相关因素不恰当等。为了帮助护生、临床护理人员有目标、有组织地开展护理活动，为“教、学、做”一体化创造条件，科学出版社组织三峡大学第一临床医学院、三峡大学健康医学院的护理专家，共同编写了《临床护理诊断实用手册》一书。

《临床护理诊断实用手册》涵盖了全生命周期内常见健康问题的护理诊断，详细探讨了符合我国国情的护理诊断分类体系和标准化术语，使读者能够准确、一致地描述患者的健康问题和需求。每个诊断都经过科学论证，通过护理问诊、体格检查、辅助检查、护理评估量表等步骤对相关因素或危险因素进行全面评估，并将评估所得出的具体、客观、量化的指标或体征作为该护理诊断的依据，为护理人员提供了较为可靠的护理决策理论体系。

《临床护理诊断实用手册》采用结构化清单形式和简明的语言表达，使得复杂的护理理论变得更加容易理解，另外通过案例帮助护理人员将理论知识转化为实际操作，使本书兼具实用性和专业性。作者团队既有有丰富护理专业理论知识的专家教授，也有长期扎根临床一线、拥有丰富临床护理经验的资深护理专家。本书适用于医学院教师护理课堂教学、学生自学、医师临床教学，也可作为临床护理指导工具书。

席祖洋

2024年9月

前　　言

随着医学突飞猛进的发展，护理工作在满足人民群众全方位、全生命周期的健康需求中发挥着不可替代的作用，也对护理人员的知识与能力结构提出了更高要求。党的二十大报告指出，要坚持问题导向、坚持守正创新。护理人员在面对广大人民群众的健康问题时，更需要坚持以健康问题为导向，变革创新护理服务模式与内涵。护理诊断作为临床护理实践中的关键环节，为了帮助护生、临床护理人员有目标、有组织地开展护理活动，为护理人员提供了丰富而系统的知识体系，为“教、学、做”一体化创造条件。我们组织长期从事临床护理工作的资深专家和从事护理教育的教学专家共同编写了《临床护理诊断实用手册》一书。

本教材共分为五篇，包括二十九章。第一篇为护理诊断概述，描述了护理诊断的标准化语言及其形成过程；第二篇为基础护理诊断，包括现存的护理诊断 45 个、潜在的护理诊断 10 个；第三篇为专科疾病护理诊断，涵盖了各系统 90 种常见疾病的护理诊断，每种疾病在全面评估的基础上，分析现存的或潜在的健康问题，提出针对病种的护理诊断；第四篇为护理技术相关护理诊断，分析了 14 个常见护理技术在操作全过程中患者存在的健康问题，并提出护理诊断；第五篇为护理记录书写，描述了护理记录书写的规范性，通过实践案例列举护理诊断在护理实际工作中的应用。

编者遵循护理程序及疾病的发展过程，以《诊断学》为参考，以循证为依据，从定义、依据、预期目标及护理措施四个方面详细阐述了常见健康问题的护理诊断，旨在帮助护生、临床护理人员有目标、系统性地开展护理活动，改变患者健康管理结局，为“教、学、做”一体化创造条件，且在编写上采用结构化格式，力求深入浅出，通俗易懂。

本教材在编写时由于时间仓促及水平有限，难免存在不足与疏漏之处，恳请各位读者不吝指正。

编　者

2024 年 8 月

目　　录

第一篇　护理诊断概述

第一章　概念……1
一、护理诊断的概念……1
二、护理诊断的分类……1
三、护理诊断的陈述方式……1
第二章　护理记录的形成过程……3
一、提出护理诊断……3
二、拟定护理目标……4
三、制订护理措施……4
四、评价护理效果……5
五、书写护理诊断的注意事项……6

第二篇　基础护理诊断

第一章　现存的护理诊断……7
一、发热……7
二、皮肤黏膜出血……7
三、水肿……8
四、咳嗽与咳痰……9
五、清理呼吸道无效……10
六、咯血……11
七、发绀……11
八、呼吸困难……12
九、胸痛……13
十、心悸……14
十一、恶心与呕吐……15
十二、吞咽困难……15
十三、呕血……16
十四、便血……17
十五、腹痛……18
十六、腹泻……19
十七、便秘……19
十八、黄疸……20
十九、疼痛……21
二十、皮肤瘙痒……22

二十一、腰背痛……22
二十二、关节痛……23
二十三、血尿……24
二十四、尿频、尿急与尿痛……25
二十五、少尿与无尿……25
二十六、多尿……26
二十七、尿失禁……27
二十八、排尿困难……28
二十九、肥胖……28
三十、消瘦……29
三十一、头痛……30
三十二、眩晕……31
三十三、晕厥……32
三十四、抽搐与惊厥……33
三十五、意识障碍……34
三十六、抑郁……35
三十七、焦虑……35
三十八、成人呼吸机依赖……36
三十九、口腔黏膜完整性受损……37
四十、活动耐力下降……38
四十一、躯体移动障碍……39
四十二、知识缺乏……39
四十三、健康自我管理无效……40
四十四、营养失衡：低于机体需要量……40
四十五、母乳喂养无效……41
第二章　潜在的护理诊断……43
一、有跌倒的危险……43
二、有误吸的危险……43
三、有自我伤害的危险……44
四、有压力性损伤的危险……45
五、有洋地黄中毒的危险……46
六、有休克的危险……46
七、有感染的危险……47
八、有创伤综合征的危险……48
九、有窒息（成人）的危险……49
十、有深静脉血栓栓塞的危险……50

第三篇　专科疾病护理诊断

第一章　呼吸系统常见疾病临床护理诊断……51
一、肺炎临床护理诊断……51

二、支气管哮喘临床护理诊断……53
三、慢性阻塞性肺疾病临床护理诊断……55
四、肺癌临床护理诊断……58
五、呼吸衰竭临床护理诊断……61
第二章 循环系统常见疾病临床护理诊断……65
一、心力衰竭临床护理诊断……65
二、心律失常临床护理诊断……67
三、冠状动脉粥样硬化性心脏病临床护理诊断……69
四、高血压临床护理诊断……73
五、主动脉夹层临床护理诊断……76
六、胸腺瘤临床护理诊断……79
第三章 消化系统常见疾病临床护理诊断……82
一、肠息肉临床护理诊断……82
二、胃癌临床护理诊断……83
三、大肠癌临床护理诊断……85
四、胆囊结石临床护理诊断……88
五、肠梗阻临床护理诊断……90
六、急性胰腺炎临床护理诊断……92
七、急性阑尾炎临床护理诊断……95
八、肝硬化门静脉高压临床护理诊断……97
九、食管癌临床护理诊断……99
十、胃十二指肠溃疡临床护理诊断……101
第四章 中枢神经系统常见疾病临床护理诊断……103
一、中枢神经系统感染临床护理诊断……103
二、帕金森病临床护理诊断……106
三、癫痫临床护理诊断……108
四、重症肌无力临床护理诊断……110
五、颅脑外伤临床护理诊断……111
第五章 血液与免疫系统常见疾病临床护理诊断……116
一、缺铁性贫血临床护理诊断……116
二、再生障碍性贫血临床护理诊断……117
三、骨髓增生异常综合征临床护理诊断……119
四、白血病临床护理诊断……121
五、淋巴瘤临床护理诊断……124
六、多发性骨髓瘤临床护理诊断……125
第六章 内分泌系统常见疾病临床护理诊断……128
一、甲状腺功能亢进症临床护理诊断……128
二、甲状腺癌临床护理诊断……129
三、原发性醛固酮增多症临床护理诊断……132
四、糖尿病临床护理诊断……133

第七章 泌尿与生殖系统常见疾病临床护理诊断 …… 137
一、慢性肾小球肾炎临床护理诊断 …… 137
二、肾病综合征临床护理诊断 …… 138
三、慢性肾衰竭临床护理诊断 …… 140
四、尿路感染临床护理诊断 …… 141
五、泌尿系结石临床护理诊断 …… 141
六、前列腺增生临床护理诊断 …… 143
七、膀胱癌临床护理诊断 …… 144
八、异位妊娠临床护理诊断 …… 146
第八章 骨骼肌肉运动系统常见疾病临床护理诊断 …… 148
一、髋膝关节置换临床护理诊断 …… 148
二、半月板损伤临床护理诊断 …… 150
三、颈椎骨折临床护理诊断 …… 152
四、腰椎间盘突出症临床护理诊断 …… 154
第九章 五官与皮肤专科常见疾病临床护理诊断 …… 156
一、白内障临床护理诊断 …… 156
二、青光眼临床护理诊断 …… 157
三、慢性化脓性中耳炎临床护理诊断 …… 159
四、慢性鼻窦炎临床护理诊断 …… 160
五、喉癌临床护理诊断 …… 161
六、慢性扁桃体炎临床护理诊断 …… 164
七、颌骨骨折临床护理诊断 …… 165
八、带状疱疹临床护理诊断 …… 166
九、荨麻疹临床护理诊断 …… 168
第十章 周围血管系统专科常见疾病临床护理诊断 …… 170
一、B 型主动脉夹层临床护理诊断 …… 170
二、腹主动脉瘤临床护理诊断 …… 171
三、静脉血栓临床护理诊断 …… 172
第十一章 新生儿与儿童专科常见疾病临床护理诊断 …… 174
一、新生儿高未结合胆红素血症临床护理诊断 …… 174
二、新生儿窒息临床护理诊断 …… 175
三、新生儿呼吸窘迫综合征临床护理诊断 …… 175
四、支气管哮喘患儿临床护理诊断 …… 177
五、肺炎患儿临床护理诊断 …… 178
六、腹泻病患儿临床护理诊断 …… 181
七、癫痫患儿临床护理诊断 …… 182
八、急性白血病患儿临床护理诊断 …… 184
九、免疫性血小板减少症患儿临床护理诊断 …… 186
十、过敏性紫癜患儿临床护理诊断 …… 187
十一、先天性巨结肠患儿临床护理诊断 …… 189

十二、肛门闭锁患儿临床护理诊断……190
第十二章　康复专科常见疾病临床护理诊断……192
一、脑卒中恢复期临床护理诊断……192
二、脊髓损伤恢复期临床护理诊断……195
第十三章　感染性专科常见疾病临床护理诊断……198
一、新型冠状病毒感染临床护理诊断……198
二、病毒性肝炎临床护理诊断……199
三、脓毒血症临床护理诊断……201
四、传染性单核细胞增多症临床护理诊断……202
五、肾综合征出血热临床护理诊断……204
第十四章　乳腺专科常见疾病临床护理诊断……207
一、急性乳腺炎临床护理诊断……207
二、乳腺癌手术临床护理诊断……208
第十五章　中医专科常见疾病临床护理诊断……210
一、痔临床护理诊断……210
二、肛痈临床护理诊断……211
第十六章　老年专科常见疾病临床护理诊断……214
一、老年衰弱临床护理诊断……214
二、老年胃食管反流症临床护理诊断……215
第十七章　急危重症专科常见疾病临床护理诊断……218
一、急性胸痛临床护理诊断……218
二、急性脑梗死临床护理诊断……219
三、重症肺炎疾病临床护理诊断……222
四、大面积烧伤临床护理诊断……227
五、毒蛇咬伤临床护理诊断……229

第四篇　护理技术相关护理诊断

第一章　静脉输液与输血护理操作技术相关护理诊断……234
一、静脉输液操作技术相关护理诊断……234
二、静脉输血操作技术护理诊断……237
第二章　气道护理技术相关护理诊断……241
一、吸氧操作技术护理诊断……241
二、吸痰操作技术护理诊断……243
三、气管切开操作技术护理诊断……245
四、气管插管操作技术护理诊断……246
第三章　管道护理技术相关护理诊断……249
一、PICC 操作技术护理诊断……249
二、外周动脉置管操作技术护理诊断……254
三、中心静脉导管操作技术护理诊断……256

第四章 营养与排泄护理技术相关护理诊断……260
一、肠内营养支持操作技术护理诊断……260
二、留置导尿操作技术护理诊断……263
第五章 血标本采集操作技术相关护理诊断……266
血标本采集操作技术护理诊断……266
第六章 专科护理操作技术相关护理诊断……268
一、体外受精-胚胎移植专科操作技术护理诊断……268
二、血液透析专科操作技术护理诊断……270

第五篇 护理记录书写

第一章 护理记录书写规范……274
一、护理记录书写原则……274
二、护理记录主要内容……274
三、护理记录单书写注意事项……275
第二章 护理记录书写案例……276
护理计划执行单……276
护理计划执行单……279
主要参考文献……282
附录：评估工具和量表目录……283

第一篇　护理诊断概述

护理人员在临床护理工作中，需要不断运用科学思维对复杂的临床情景作出合理决策。护理程序作为一种有效的工作方法和科学思维框架，可以引导护士确认和解决患者现存或潜在的健康问题。护理诊断是护理程序的重要组成部分，是护士基于患者当前的疾病状况、症状/体征等，在评估的基础上对收集的健康资料进行分析，确定需要改善的护理问题，判断患者健康问题的优先级别，从而提出针对性护理措施，并进行效果评价的护理过程。

第一章　概　　念

一、护理诊断的概念

1990年，北美护理诊断协会（North American Nursing Diagnosis Association，NANDA）提出并通过了护理诊断的定义：护理诊断（nursing diagnosis）是关于个人、家庭、群体或社区对现存或潜在的健康问题及生命过程反应的临床判断，是护士为达到预期的健康结果选择护理措施的基础，这些预期结果应能通过护理职能达到。

标准化护理术语（standardized nursing terminology，SNT）是一系列用于护理实践和护理科学的标准化语言，一般由护理诊断、干预措施和结果组成（PIO 护理记录），在获取、描述、访问和交流护理实践数据中起着关键性作用。护理诊断标准化语言是护理领域中用于沟通和记录护理诊断的标准化工具，包括四个要素，即名称、定义、诊断依据和相关因素，这些元素共同构成了护理诊断的完整框架。

二、护理诊断的分类

护理诊断分类（diagnostic classification of care）是根据患者当前健康问题的性质可将护理诊断分为现存的、潜在的、可能的、健康的护理诊断四种类型。护士需明确不同类型的护理诊断，才能结合患者实际情况，制订个性化护理计划。

1. 现存的护理诊断（actual nursing diagnosis）　健康资料显示目前存在的健康问题。例如，“压力性损伤与局部组织长期受压有关”。

2. 潜在的护理诊断（risk nursing diagnosis）　健康资料显示有危害护理对象的因素存在，不采取护理措施将会发生的问题。陈述形式为“有……危险”。例如，“有压力性损伤发生的危险与皮肤水肿有关”。

3. 可能的护理诊断（possible nursing diagnosis）　有可疑的因素存在，但缺乏有力的资料支持，或有关原因不明，陈述形式为“有……可能”。例如，“有自理能力缺陷的可能”。

4. 健康的护理诊断（wellness nursing diagnosis）　是对个体、家庭或社区具有向更高健康水平发展潜能的描述。陈述方式为“潜在的……增强”“执行……有效”。例如，“母乳喂养有效”等。

三、护理诊断的陈述方式

护理诊断陈述方式（presentation of nursing diagnosis）是护士在分析患者病情后，基于《诊断学》、NANDA-1（北美护理诊断分类系统 ）或其他护理诊断框架，以特定的格式和结构来表达护理诊断的过程。

（一）护理诊断标准化语言四要素

1. 名称（label） 是对护理对象的健康状态或疾病反应进行简明扼要、客观地概括性描述。

2. 定义（definition） 是指可观察到的线索或推论，能清晰地表达诊断的名称，简单明了地说明诊断的意义，及与其他诊断的区别，如症状、体征。

3. 诊断依据（diagnostic basis） 是指做出该诊断的临床判断标准，包括症状、体征、危险因素（增加个体、家庭、群体或社区对非健康事件，如与环境相关的、心理的、遗传的易感性的影响）等，是作出护理诊断的临床标准。这些标准可以是个体或团体主动表达或被观察到的反应，既可以是主观的，也可以是客观的。

4. 相关因素（related factors） 指导致健康状态改变或其他问题产生的情况，包括病理生理的、心理的、治疗有关的、情境上的（环境或个人的）和成熟上的（年龄上的）因素。这些因素因患者病情不同而不同。

标准化护理语言是实现跨单位、跨地域、跨系统间的沟通关键，它规范了护理实践、量化了护理服务、体现了护理价值，并实现了护理数据的共享。

（二）护理诊断标准化陈述方式

护理诊断的陈述包括三个要素：问题-病因-体征/症状（problem etiology signs/symptom，PES）。①P-问题（problem）：指患者现存的和潜在的健康问题，在描述患者的问题时，尽可能有限定或量化、标准化，如尿潴留、压力性损伤等；②E-病因（etiology）：是指引起患者健康问题的直接因素、促发因素或危险因素。区分可能的病因非常重要，因为每种病因可能需要不同的治疗及护理措施。例如尿潴留，与脊髓麻醉有关；③S-症状/体征（signs/symptom）：指与健康问题有关的症状或体征，包括问诊、体格检查、辅助检查、量表评估结果等，作为诊断依据。例如，尿潴留，叩诊膀胱为浊音，尿不能排出。

第二章　护理记录的形成过程

护士运用专业知识，按照护理程序的基本步骤，对患者进行整体性评估，针对健康问题提出护理诊断、制订护理计划、完成护理措施，达成护理目标，将评估、计划、实施、效果评价等内容融为一体，形成标准化的记录形式进行呈现。

护理记录形成过程包含提出护理诊断、拟定护理目标、制订护理措施、评价护理效果四个方面，以清晰呈现患者动态病情变化及护理措施的连续性。

一、提出护理诊断

提出护理诊断（propose a nursing diagnosis）是在全面了解患者相关病情的基础上，以整体观念和循证分析的理论作为指导，归纳出需要通过护理手段来解决或部分解决患者身心健康的问题，包括护理评估、提出护理诊断、排列护理诊断的优先级别三个基本步骤。

（一）护理评估

护理评估是护理诊断形成的第一步，其内容主要包括一般资料、生活状况及自理程度、健康问题评估及心理-社会评估等。

1. 一般资料　①患者姓名、性别、年龄、职业、民族、婚姻、文化程度、住址等；②此次住院的情况：主诉、现病史、入院方式、医疗诊断及目前用药情况；③既往史、家族史、有无过敏史；④对健康的预期：患者对治疗方案、家庭照顾方案、治疗结果等的预期。

2. 生活状况及自理程度　①饮食型态：饮食的种类、营养搭配、食欲、咀嚼及吞咽情况；②休息睡眠型态：休息、睡眠后的体力恢复情况及是否需要辅助睡眠；③排泄型态：排便、排尿情况以及有无排便异常；④健康管理型态：保持健康的能力及寻求健康的行为、生活方式、保健知识及遵从医嘱的情况，对疾病的认知情况；⑤活动与运动型态：生活自理能力、活动能力等。

3. 健康问题评估　包括生命体征、身高、体重、各系统的生理功能及认知感受型态。

4. 心理-社会评估　对患者的心理、行为及精神、价值观、社会状态等方面进行评估。

护理评估时，护士需要运用健康评估、心理学和社会学的理论与方法，从护理的角度全面评估患者对健康问题的身体、心理、社会、文化等反应。

护理评估的方法包括问诊、体格检查、辅助检查、评估量表四个方面。

（1）问诊：护士通过与患者和家属交谈来收集有关患者健康状况的信息。交谈前护士需回顾患者既往病史和现病史，考虑可能影响交谈效果的因素。按照护理评估框架系统地、有组织地收集资料。护士与患者和家属交谈时应注意运用沟通技巧，对敏感性话题注意保护隐私。

（2）体格检查：是收集客观资料的方法之一。护士运用视诊、触诊、叩诊、听诊、嗅诊等方法，进行全面体格检查，了解患者的阳性体征，确立护理诊断，从而制订护理计划。

（3）辅助检查：查阅患者实验室检查及其他检查。

（4）评估量表：利用现行国际、国内通用量表对患者的健康问题进行评估。

（二）提出护理问题

提出护理问题是护理诊断形成的第二步。护士对护理评估过程中所获得的资料进行核实、整理、分析与判断，明确患者的护理需求，确定护理问题。同时，要找出护理问题的相关因素及诊断依据，用标准化语言进行描述，即标准化的护理诊断名称。

（三）排列护理诊断的优先级别

排列护理诊断的优先级别是护理诊断的最后一步。当患者出现多个护理诊断/问题时，需要先对这些护理诊断/问题进行排序，根据护理问题的重要性、紧迫性及优先次序，可分为首优、中优和次优护理诊断三类。

1. 首优护理诊断 指对生命威胁最大，需要立即解决的问题，如心排血量减少、气体交换受损、严重体液不足、组织灌注量改变等问题。

2. 中优护理诊断 指虽然不直接威胁生命，但对服务对象在精神上和躯体上造成极大痛苦，严重影响健康的问题，如急性疼痛、压力性尿失禁、体温过高、睡眠型态紊乱、有受伤的危险、有感染的危险、焦虑、恐惧等。

3. 次优护理诊断 指个人在应对发展和生活变化时所遇到的问题，这些问题与疾病或其预后并不直接相关，但同样需要护士给予帮助，使问题得到解决，以便帮助服务对象达到最佳健康状态，如社交孤立、家庭作用改变、疲乏、精神困扰等。护理诊断的优先顺序在疾病的全过程中不是固定不变的，而是随病情发展而变化的。

二、拟定护理目标

护理目标（goals of care）是指在一定时间内患者接受护理后，期望达到的健康状态，即理想的护理效果。需围绕评估依据即问诊、体格检查、辅助检查、评估量表等拟定。同时，可以依据患者疾病进展或症状体征恢复的快慢设定短期或长期目标，若护理目标未达成，需重新进行评估、制订护理计划、执行新的护理措施。

（一）目标的种类

1. 短期目标 是指在较短时间内（数小时或数天）能够达到的目标，如用药半小时后患者停止呕吐。

2. 长期目标 是指需要相对较长时间（数周、数月）才能够达到的目标。长期目标需要护士对一个持续存在的问题采取连续性干预才能解决。常用于住院周期大于两周及以上的患者，如神经外科、老年病科“未发生压力性损伤”或“未发生跌倒”等。

（二）目标的陈述方式

目标的陈述包括五个要素：主语、谓语、行为标准、条件状语、评价时间。例如，1 周后（评价时间）患者（主语）能够拄拐（条件状语）步行（谓语）50 米（行为标准）。

（三）确定目标的注意事项

1. 目标应以患者为中心 陈述的是患者的行为，而不是护理措施或者护士的行为。

2. 目标应具有明确的针对性 一个目标只能针对一个护理诊断，一个护理诊断可以有多个目标。

3. 目标具体可量化，并切实可行 应鼓励患者及家属参与目标的制订。

4. 目标应有时间限制 大部分健康问题的改善都是循序渐进的，注明具体时间可以为确定评价时间提供依据。

三、制订护理措施

护理措施（care measures）是将护理计划付诸实施的过程，旨在解决患者的健康问题，提高其生活质量。护理措施的制订以诊断依据为指引，以解决患者健康问题为目的。护理措施要有针对性、可操作性，能为患者提供安全、高效和个性化的护理服务。具体记录要求如下：

1. 评估与紧急处理　根据患者健康问题、阳性体征等进行评估，如出现紧急情况须采取紧急处理措施，以最大限度地减少伤害、挽救生命，紧急处理措施应突出紧迫性和必要性。

2. 告知医生进行综合评估　患者的大部分健康问题需要医护一体化协作予以解决，护士在发现患者的健康问题之后需与医生共同综合评估，以便制订更加科学、个性化的护理措施。

3. 准确执行医嘱　根据不同健康问题的类型和临床情境，再次评估后准确执行医嘱。在书写时，主要记录与所提出护理诊断相关的医嘱，如针对咳嗽、咳痰、清理呼吸道无效开具的雾化、祛痰药物等。

4. 健康指导　主要记录患者健康管理相关内容，体现个体化与专科护理特色，包括饮食指导、服药指导、阳性体征管理、康复护理措施及心理护理措施。通过有效的干预和管理策略，提高患者健康管理依从性和自我管理能力，从而改善患者的健康结局。

5. 按分级护理原则巡视　根据患者病情严重程度，动态监测生命体征、意识、尿量等症状及体征，以及实验室检查结果，评价护理措施落实效果，积极预防并发症，完善护理记录。

四、评价护理效果

护理评价（nursing evaluation）是护理程序的最后一步，是指按照预期目标所规定的时间，将护理后服务对象的健康状况与预期目标进行比较并作出评定和修改。护理评价是一种有计划、有目的和持续进行的护理活动，并非要到最后才能评价。

（一）建立评价标准

评价主要针对预期目标。护理人员要依据计划阶段所确定的预期目标来判断护理效果是否达到。例如，预期目标是患者在手术后 3 天能自行下床行走 50m、患者出院前能说出高血压自我照顾的注意事项。

（二）收集资料

为评价预期目标是否达到，护士可通过直接访谈、检查、评估服务对象，访谈家属及翻阅病历等方式收集相关主客观资料。将收集的资料与预期目标作比较，确定已知的问题是否改善、恶化或未发生改变。

（三）评价预期目标是否实现

列出实施护理措施后服务对象实际行为或反应的变化，并将服务对象的反应与预期目标比较，判断预期目标实现的程度：①预期目标完全实现；②预期目标部分实现；③预期目标未实现。

（四）重审护理计划

1. 目的　在评价基础上，对目标部分实现或未实现的原因进行分析，找出问题之所在。

2. 结果　对健康问题重新估计后，作出全面决定。一般有以下四种可能的结果：

（1）停止：问题已经解决，停止采取护理措施。例如，糖尿病患者能够完成正确演示胰岛素注射方法的预期目标，护士可停止有关胰岛素注射方法的健康教育。

（2）继续：护理问题有一定改善，但仍然存在，预期目标与护理措施恰当，计划继续进行。例如，患者行阑尾炎手术 2 天后可在护士协助下行走 50m，虽未完全达到患者术后 2 天可自行下床行走 50m 的预期目标，但问题正在解决中，可继续实施当前护理计划。

（3）取消：对潜在的护理问题若未发生，通过进一步收集资料，确认后取消。例如，腹部手术患者存在有感染的危险。经过 2 周的护理，患者并未出现任何感染，该护理问题可取消。

（4）修订：目标部分实现或未实现，对护理诊断、目标、措施中不适当之处加以修改。

五、书写护理诊断的注意事项

1. 应使用标准化护理诊断名称，所列名称应明确、简单、规范，以利于护士之间的交流与探讨。

2. 护理诊断应贯彻整体护理的观点，可包括生理、心理、社会、精神及文化等方面。一个护理诊断针对一个健康问题，一个患者可有多个护理诊断，并随病情发展而变化。

3. 护理诊断应明确相关因素。相关因素主要是找根因，为具体护理措施提供内容，这部分的陈述，应使用“与……有关”的方式。要为每一个护理诊断找出明确的相关因素，因为在制订护理措施时很多是针对相关因素的，相关因素是导致此护理诊断出现的最直接原因。若不清楚相关因素可以不写。

4. 应是护理职责范畴内能够解决或部分解决的。

5. 避免价值判断及使用可能引起法律纠纷的语句。

第二篇　基础护理诊断

第一章　现存的护理诊断

一、发　　热

【定义】

发热是指机体在致热原的作用下，或各种原因引起体温调节中枢的功能障碍时，产热增多，散热减少，体温升高超出正常范围。

【依据】

1. 问诊　患者诉发热、寒战、头痛、食欲缺乏、疲乏、心动过速、呼吸急促等不适。

2. 体格检查　皮肤潮红、皮温升高等，体温≥37.5℃，成人窦性心率＞100 次/分、呼吸频率＞20 次/分。

【预期目标】

1. 问诊　患者无发热、寒战、头痛等不适，食欲增加。

2. 体格检查　体温在 36～37.2℃。

3. 患者及家属知晓发热后降温方法及降温注意事项。

【护理措施】

1. 评估与紧急处理　评估患者，如体温超过 39℃给予冷湿敷、冰袋等局部冷疗（前额、颈部、腋窝和腹股沟）；体温超过 39.5℃采用乙醇或温水擦浴等物理降温，有出血倾向者禁用乙醇或温水擦浴。遵医嘱给予药物降温。

2. 告知医生，进行综合评估。

3. 准确执行医嘱　如遵医嘱抽取双侧肢体血培养，给予双氯芬酸钠栓剂 25mg 塞肛或布洛芬口服液 7.5ml 口服等治疗，监测体温变化，预防并发症。

4. 健康指导　①饮食：给予高热量、高蛋白、高维生素易消化流质或半流质食物，少量多餐，饮水 1000～2500ml/d，蛋白质 1.5～2.0g/（kg·d），行口腔护理每天 2 次；②药物：正确使用退热药物，如布洛芬、双氯芬酸钠栓剂等，注意药物用量及不良反应指导；③阳性体征管理：教会患者物理降温的方法，如使用退热贴、温水擦浴等，进行降温处理后及时更换衣物，避免受凉；④心理：给予心理护理，稳定情绪，如有不适及时告知医务人员。

5. 按分级护理原则巡视　评估护理效果，是否达到预期目标，并做好记录。

二、皮肤黏膜出血

【定义】

皮肤黏膜出血是由于机体止血或凝血功能障碍引起，通常以全身性或局限性皮肤黏膜自发性出血或损伤后难以止血为临床特征。

【依据】

1. 问诊 患者诉牙龈出血，鼻腔黏膜出血，乏力，心慌，既往长期服用抗凝、抗血小板药物，有过敏性紫癜、尿毒症、再生障碍性贫血等既往史。

2. 体格检查 血液淤积于皮肤或黏膜下，形成红色或暗红色斑，压之不褪色，视出血面积大小可分为瘀点（亦称出血点，直径≤2mm）、紫癜（直径3～5mm）和瘀斑（直径＞5mm），面色苍白；过敏性紫癜，四肢或臂部有对称性、高出皮肤的紫癜，可伴有痒感、关节痛及腹痛；老年性紫癜，手、足的伸侧瘀斑；单纯性紫癜，四肢慢性偶发瘀斑。

3. 辅助检查 血小板＜100×10^9/L；凝血酶原时间（PT）＜11秒；凝血酶时间（TT）＜14秒，束臂试验阳性。

【预期目标】

1. 问诊 无乏力、心慌、牙龈出血、鼻腔黏膜出血。

2. 体格检查 面色红润，皮肤黏膜瘀点、紫癜、瘀斑减轻或消失。

3. 辅助检查 血小板、凝血酶原时间、凝血酶时间恢复正常，束臂试验阴性。

4. 患者及家属知晓皮肤黏膜出血的预防及出血后的处理。

【护理措施】

1. 评估与紧急处理 评估患者，如出现皮肤轻伤后出血不止，可以采用清洁敷料或干净衣物压迫止血，待出血停止后再行清创及无菌纱布加压包扎。例如，出现鼻腔大量出血，可采用指压止血法或者鼻腔填充止血法。

2. 告知医生，进行综合评估。

3. 准确执行医嘱 如遵医嘱给予糖皮质激素口服、静脉补液、输注成分血等治疗，必要时静脉补充白蛋白等营养制剂。

4. 健康指导 ①饮食：进高蛋白、高维生素的半流质或软食，禁食过硬、粗糙的食物；②药物：指导患者按时、按量、按疗程服用药物，不可自行减量或停药，出现任何不适及时告知医务人员；③阳性体征管理：避免肢体碰撞或外伤，勿用力抠鼻，沐浴时避免水温过高及用力擦洗皮肤，注射或穿刺部位拔针后延长按压时间，指导患者用软毛牙刷，忌用牙签剔牙，保持口腔及皮肤清洁卫生；④心理：安抚患者，减轻患者焦虑、恐惧的情绪。

5. 按分级护理原则巡视 评估落实效果，是否达到预期目标，并做好记录。

三、水　肿

【定义】

水肿是指人体组织间隙有过多的液体积聚使组织肿胀。可分为全身性水肿与局部性水肿。当液体在体内组织间隙呈弥漫性分布时称全身性水肿（常为凹陷性）；液体积聚在局部组织间隙时称局部水肿；发生于体腔内称积液，如胸腔积液、腹水、心包积液。一般情况下，可分为全身性水肿（常为凹陷性）与局部性水肿（如炎症性、淋巴回流障碍性等）。一般水肿定义不包括内脏器官局部的水肿，如脑水肿、肺水肿等。

【依据】

1. 问诊 患者诉呼吸困难、心悸、气短、咳嗽、咳痰、体重增加、尿量减少等，既往长期服用利尿剂，有免疫缺陷、肾盂肾炎等疾病。

2. 体格检查 眼睑、颜面、四肢水肿，局部呈凹陷性；心源性水肿，呈对称性、凹陷性、下垂性，水肿从足部、腰骶部开始，双肺有湿啰音或哮鸣音，心源性水肿可见 SpO_2≤90%；肾源性水肿，从眼睑、颜面部开始；下肢静脉血栓，可见下肢两侧不对称；黏液性水肿及象皮肿（丝虫病）时组织肿胀明显，受压后无组织凹陷。

3. 辅助检查　实验室检查脑钠肽（BNP）和氨基末端脑钠肽前体（NT-proBNP）升高，血浆白蛋白低于30g/L，尿常规检查可见蛋白、红细胞及管型等。

4. 评估量表　水肿程度分级标准中度或重度。

【预期目标】

1. 问诊　无心悸、气短、咳嗽，尿量增多。

2. 体格检查　眼睑、颜面、四肢无水肿，肺部无啰音，体重减轻逐渐恢复正常，$SpO_2 \geqslant 95\%$。

3. 辅助检查　血浆白蛋白高于30g/L。

4. 评估量表　水肿程度分级标准轻度或正常。

5. 患者及家属知晓水肿识别及管理。

【护理措施】

1. 评估与紧急处理　评估患者，如出现呼吸困难、心悸、气短，取端坐位，拉起床栏防坠床，给予氧气吸入。

2. 告知医生，进行综合评估。

3. 准确执行医嘱　如遵医嘱给予呋塞米、甘露醇等脱水利尿，硝普钠降压，抗炎、糖皮质激素等对症支持治疗，必要时静脉补充白蛋白等营养制剂，预防并发症。

4. 健康指导　①饮食：指导患者进行低盐粗纤维饮食，限制钠盐＜2g/d，饮水量控制在1500ml/d，蛋白质 1.0～1.5g/（kg · d），避免进食腌制食品、海产品等。②药物：指导患者按时、按量服用利尿剂，避免晚上服用影响睡眠。③阳性体征管理：水肿下垂部位抬高5°～10°，用软枕减压支撑，每2小时更换一次体位，预防压力性损伤。避免在水肿肢体或部位进行注射或静脉输液，防止受伤和感染，穿柔软衣物。腹水者每天记录24小时出入量，测腹围。④心理：安抚患者，稳定情绪，如有不适及时告知医务人员。

5. 按分级护理原则巡视　评估落实效果，是否达到预期目标，并做好记录。

四、咳嗽与咳痰

【定义】

咳嗽是由于延髓咳嗽中枢受刺激后引发的在短暂吸气后的爆发性呼气运动，是一种反射性防御动作，可以清除呼吸道分泌物和异物。

咳痰是通过咳嗽动作将气管、支气管的分泌物或肺泡内渗出液排出的过程。

【依据】

1. 问诊　患者诉咳嗽咳痰，既往有支气管炎、慢性阻塞性肺疾病、心力衰竭、呼吸道感染等疾病。

2. 体格检查　咳嗽声音低微或无力，鸡鸣样咳嗽或金属音咳嗽；痰液呈黏液性、浆液性、脓性；痰液颜色为铁锈色、黄绿色、翠绿色、金黄色、粉红色泡沫；恶臭痰。肺部听诊呼吸音闻及干湿啰音。

3. 辅助检查　胸部X线及CT检查提示病变，痰液检查有细菌感染。

【预期目标】

1. 问诊　咳嗽较前减轻，痰液易于咳出。

2. 体格检查　肺部听诊呼吸音正常。

3. 辅助检查　复查胸部 X 线及 CT 提示病变吸收，痰液检查正常。

4. 患者及家属知晓有效的咳嗽、排痰方法。

【护理措施】

1. 评估与紧急处理　评估患者，如咳嗽，痰液黏稠不易咳出，取坐位和半坐位，指导患者有效咳嗽；意识不清或建立人工气道的患者给予气道湿化，经口、鼻腔及气管插管或气管切开患者需负压吸痰，拉起床栏防坠床，给予氧气吸入。

2. 告知医生，进行综合评估。

3. 准确执行医嘱　如给予雾化吸入。

4. 健康指导　①饮食：进行高热量、高蛋白、高维生素饮食，避免油腻、辛辣刺激性食物，无心功能、肾功能异常者每天饮水量为 1500～2000ml，利于呼吸道黏膜的湿润，使痰液稀释容易排出，保持口腔清洁。②药物：正确使用抗生素、止咳及祛痰药物，用药期间注意观察药物疗效及不良反应，痰液多且排痰困难的患者慎用可待因等强镇咳药，以免抑制咳嗽反射，加重痰液的积聚。③康复：有效咳嗽训练。④阳性体征管理：促进有效排痰，包括有效咳嗽、气道湿化、背部叩击、体位引流和机械吸痰等，同时，教会患者及家属有效咳嗽及排痰方法。⑤心理：安抚患者，稳定情绪，如有不适及时告知医务人员。

5. 按分级护理原则巡视　评估落实效果，是否达到预期目标，并做好记录。

五、清理呼吸道无效

【定义】

清理呼吸道无效（ineffective airway clearance）指个体因不能有效地咳嗽，处于一种呼吸状况受到威胁的状态。

【依据】

1. 问诊　患者诉咳嗽咳痰，痰液黏稠不易咳出；极度衰竭、胸痛、意识障碍导致咳嗽无效；既往有呼吸道疾病。

2. 体格检查　呼吸频率、节律、深度改变；烦躁不安、口唇发绀；肺部听诊痰鸣音、异常呼吸音及干湿啰音。

3. 评估量表　半定量咳嗽强度评分（semiquantitative cough strength score，SCSS）评分 0～2 分或咳嗽峰流速（cough peak expiratory flow，CPEF），CPEF≤60L/min。

【预期目标】

1. 问诊　痰量减少，易于咳出。

2. 体格检查　呼吸频率、节律、深度正常、SpO_2≥95%，发绀、呼吸困难等表现减轻。听诊痰鸣音、啰音减少或消失。

3. 评估量表　SCSS 评分≥3 分或 CPEF＞60L/min。

4. 患者及家属能知晓疾病相关知识，并进行自我管理。

【护理措施】

1. 评估与紧急处理　评估患者，如痰液不能咳出，立即畅通气道，帮患者拍背排痰，进行吸痰护理；意识障碍患者用负压吸引器将分泌物随时吸出，如果分泌物无法吸出，可行气管插管。

2. 告知医生，进行综合评估。

3. 准确执行医嘱　如雾化治疗，诱发咳嗽训练。

4. 健康指导　①饮食：保证足够水分，流质饮食；②药物：教会患者及家属正确使用雾化药物；③康复：有效咳嗽训练及缩唇腹式呼吸训练；④阳性体征管理：教会患者及家属出现呼吸困难等任何不适及时告知医护人员；⑤心理：安慰鼓励患者，减少患者紧张。

5. 按分级护理原则巡视 评估落实效果，是否达到预期目标，并做好记录。

六、咯 血

【定义】

咯血是指喉及喉部以下的呼吸道及肺组织的血管破裂导致的出血并经咳嗽动作从口腔排出。

【依据】

1. 问诊 患者诉喉部痒感、胸闷、咳嗽。有咯血、支气管扩张、心肺血管疾病等病史。

2. 体格检查 面色苍白、大汗淋漓、端坐呼吸，咳出的痰中带血或血液从鼻、口腔涌出；脉搏细速；呼吸急促、双肺出现哮鸣音或啰音；评估咯血量：①小量咯血：每天咯血量在 100ml 以内；②中等量咯血：每天咯血量在 100～500ml；③大量咯血：每天咯血量达 500ml 以上或一次咯血 100ml 以上。

3. 辅助检查 胸部 X 线及 CT 检查提示病变，痰液检查有异常。

【预期目标】

1. 问诊 患者无胸闷、咳嗽。

2. 体格检查 双肺无哮鸣音或啰音，24 小时咯血总量＜30ml 或无咯血。

3. 辅助检查 复查胸部 X 线及 CT 提示病变吸收，痰液检查正常。

4. 患者及家属知晓疾病相关知识，并掌握咯血期间的紧急处理措施。

【护理措施】

1. 评估及紧急处理 评估患者，如血液从鼻、口腔涌出，有呛咳、呼吸急促，立即将头偏向一侧，取头低脚高 45°俯卧位，拍背排出积血；呼吸困难者取半坐卧位，及时清除呼吸道分泌物，保持呼吸道通畅，给予氧气吸入；建立静脉通道，备齐急救药械；当患者咯血突然停止，表情呆滞或神志不清，见暗红色血块从鼻、口流出，随即张口瞪目，咯血中出现三凹征、一侧肺呼吸音减弱消失等，均提示发生窒息，应立即将患者头偏向一侧，使用负压吸引吸出呼吸道异物，行氧气吸入；若不能缓解症状，应立即行气管插管，心搏骤停患者行心肺复苏，遵医嘱给予抢救用药。

2. 告知医生，进行综合评估。

3. 准确执行医嘱 遵医嘱使用抗感染、止血、祛痰、支气管扩张、扩容、升压等治疗，观察治疗效果及药物不良反应。

4. 健康指导 ①饮食：进清淡、高热量、高蛋白质，流质或半流质饮食，少量多餐；大咯血期间禁食，保持口腔清洁。②药物：按时服药，注意观察疗效及不良反应。③阳性体征管理：指导患者及家属识别咯血与呕血，如出现咯血立即将头偏向一侧，防止窒息；出现任何不适及时告知医护人员。④心理：安抚患者，缓解其焦虑、紧张情绪。

5. 按分级护理原则巡视 评估落实效果，是否达到预期目标，并做好记录。

七、发 绀

【定义】

发绀也称紫绀，是指血液中还原血红蛋白增多使皮肤和黏膜呈青紫色改变的一种表现，常发生在皮肤较薄、色素较少和毛细血管较丰富的部位，如口唇、指（趾）甲床等。

【依据】

1. 问诊　患者诉心悸、胸痛、呼吸困难，咳嗽，痰液不易咳出。

2. 体格检查　患者口唇面色青紫，甲床苍白，肢端发绀部位皮肤温度低；呼吸频率增快，R＞24 次/分，SpO_2＜90%，双肺听诊可闻及痰鸣音；杵状指（趾）。

3. 评估量表　主动咳嗽力量分级 2 级，痰液黏稠度分级Ⅲ度。

【预期目标】

1. 问诊　患者无心悸、胸痛；痰液易于咳出，痰液总量变少，双肺听诊无痰鸣音。

2. 体格检查　患者口唇面色、肢端无青紫，皮肤温暖；呼吸频率 16～20 次/分、SpO_2≥95%。

3. 评估量表　咳嗽力量分级≥3 级、痰液黏稠度Ⅰ度。

4. 患者及家属能知晓疾病相关知识，掌握有效咳嗽的方法，并进行自我管理。

【护理措施】

1. 评估与紧急处理　评估患者，如出现口唇、面色青紫，呼吸频率＞24 次/分，SpO_2＜90%，立即卧床休息并给予氧气吸入，痰液不易咳出者给予吸痰。

2. 告知医生，进行综合评估。

3. 准确执行医嘱　例如，乙酰半胱氨酸溶液雾化吸入，机械辅助排痰治疗，观察治疗效果及药物不良反应。

4. 健康指导　①饮食：指导进食高蛋白、丰富维生素饮食。②康复：指导有效咳嗽咳痰，例如，翻身叩背，气道湿化，自下而上，从外向内。③阳性体征管理：发绀时以卧床休息为主，皮肤温度低时给予保暖，防烫伤；教会患者及家属监测血氧饱和度，出现呼吸困难或其他不适时及时告知医护人员。④心理：引导患者积极的心态对待疾病，保持情绪稳定，缓解患者的焦虑和紧张。

5. 按分级护理原则进行巡视　评估落实效果，是否达到预期目标，并做好记录。

八、呼吸困难

【定义】

呼吸困难指患者主观上感到空气不足、呼吸费力，客观上表现为呼吸运动用力，严重时可出现张口呼吸、鼻翼扇动、端坐呼吸，甚至发绀、辅助呼吸肌参与呼吸，并伴有呼吸频率、深度、节律的改变。

【依据】

1. 问诊　患者诉胸闷、气促，既往有支气管哮喘、慢性阻塞性肺疾病、心力衰竭等疾病。

2. 体格检查　面色灰白或发绀；呼吸频率增快，R＞24 次/分；肺源性呼吸困难，胸骨上窝、锁骨上窝及肋间隙向内凹陷可伴有高调吸气性哮鸣音，呼气时间延长伴有呼气性哮鸣音；心源性呼吸困难，端坐呼吸，夜间阵发性呼吸困难，劳累性呼吸困难，双肺可闻及湿性啰音，SpO_2＜90%；神经性呼吸困难，呼吸慢而深并伴有双吸气、呼吸遏制；精神性呼吸困难，呼吸快而浅，伴有叹息样呼吸或手足抽搐。

3. 辅助检查　实验室检查脑钠肽（BNP）和氨基末端脑钠肽前体（NT-proBNP）升高，动脉动脉血气分析 PCO_2＞50mmHg、PO_2＜60mmHg，胸部 X 线及 CT 检查提示病变，痰液检查有异常。

4. 评估量表　呼吸困难量表（mMRC）呼吸困难程度 3 级，慢性阻塞性肺疾病评估测试（CAT）评分≥20 分。

【预期目标】

1. 问诊　呼吸平稳，胸闷缓解。

2. 体格检查　SpO_2≥90%。

3. 辅助检查　脑钠肽（BNP）和氨基末端脑钠肽前体（NT-proBNP）正常，动脉动脉血气分析结果正常。

4. 评估量表　呼吸困难量表（mMRC）呼吸困难严重程度≤2级，CAT评分≤10分。

5. 患者及家属能知晓疾病相关知识，并进行自我管理。

【护理措施】

1. 评估与紧急处理　评估患者，如出现呼吸困难、心悸、气短，取端坐位，拉起床栏防坠床，给予氧气吸入，建立静脉通路，监测血氧饱和度。

2. 告知医生，进行综合评估。

3. 准确执行医嘱　如遵医嘱急查动脉血气分析，给予呋塞米静脉注射，盐酸左沙丁胺醇雾化吸入，多索茶碱组、甲强龙组静脉滴注，无创呼吸机辅助通气等治疗。

4. 健康指导　①饮食：进低盐、低脂、清淡饮食，勿进辛辣刺激性食物，戒烟酒。②药物：指导患者正确使用吸入剂，按量服用利尿剂，避免晚上服用影响睡眠。注意观察疗效及不良反应。③康复：抬高床头30°～45°或端坐位，加强呼吸功能锻炼，缩唇呼吸及腹式呼吸训练，每天2～3次，每次10～15分钟。④阳性体征管理：教会患者及家属进行长期家庭氧疗，出现呼吸困难卧床休息为主，保持气道畅通，出现任何不适及时告知医护人员；准确记录24小时出入量或尿量，避免劳累、屏气用力，注意保暖预防感冒。⑤心理：安慰鼓励患者，减少患者紧张。

5. 按分级护理原则巡视　评估落实效果，是否达到预期目标，并做好记录。

九、胸　痛

【定义】

胸痛是胸部或身体其他部位辐射到胸部的疼痛，伴有精神紧张、焦虑情绪等，是一种常见而又能危及患者生命的病症。

【依据】

1. 问诊　患者诉胸部疼痛。

2. 体格检查　大汗淋漓，呼吸困难；心脏听诊有一过性第三心音或第四心音，心包有摩擦音；肺部哮鸣音和（或）细湿啰音。

3. 辅助检查　心肌肌钙蛋白（cTn）、肌酸激酶（CK）、同工酶（CK-MB）、高敏肌钙蛋白（hs-cTn）升高；肺动脉CTA提示肺栓塞；主动脉CTA提示主动脉夹层；心电图检查ST段压低（≥0.1mV）或一过性ST段抬高，T波低平或倒置。

4. 评估量表　疼痛评分增高；不同疾病的胸痛特征。

【预期目标】

1. 问诊　患者无胸痛。

2. 体格检查　心脏听诊无第三心音或第四心音，心包无摩擦音。肺部无哮鸣音和（或）细湿啰音。

3. 辅助检查　心肌损伤标志物正常。

4. 评分量表　疼痛评分降低。

5. 患者及家属知晓胸痛相关危险因素及预防措施。

【护理措施】

1. 评估与紧急处理　评估患者胸痛，绝对卧床休息，有呼吸困难者取半坐卧位或坐位，氧气吸入；24 小时心电监护，严密观察生命体征的变化；行床边心电图、超声心电图及血常规、心肌标志物等检测。

2. 告知医生，进行综合评估。

3. 准确执行医嘱 如吗啡 2～4mg 静脉注射，硝酸甘油 0.5mg 或硝酸异山梨酯 5～10mg 舌下含服或静脉滴注或 β 受体阻滞剂缓解疼痛；给予降压药将收缩压控制为 100～120mmHg、心率控制为 60～80 次/分；阿替普酶溶栓；阿司匹林抗凝治疗；观察治疗效果及药物不良反应。随时做好急诊手术准备。

4. 健康指导 ①饮食：进低盐、低脂、优质蛋白清淡饮食，胆固醇＜200mg/d，少食多餐。戒烟酒。②用药：按医嘱服药，注意观察疗效及不良反应。③康复：达到康复指征后进行 4 步早期运动和日常生活指导计划；保持大便通畅，避免用力；指导患者及家属学会测量血压的方法。④心理：安抚患者，缓解焦虑、紧张情绪，出现任何不适及时告知医护人员。

5. 按分级护理原则巡视 评估落实效果是否达到预期目标，并做好记录。

十、心　悸

【定义】

心悸是一种自觉心脏跳动的不适感。

【依据】

1. 问诊 患者诉心慌、胸闷、呼吸困难、头晕等，既往过量吸烟、饮酒、饮浓茶、咖啡，长期服用肾上腺素、阿托品、氨茶碱等药物，有心律失常、器质性心血管病、甲状腺功能亢进、心血管神经症、贫血等疾病。

2. 体格检查 脉搏、心率＞100 次/分，节律不齐。

3. 辅助检查 心电图检查出现心律失常改变、血清电解质检查异常。

【预期目标】

1. 问诊 无心悸、胸闷、呼吸困难、头晕等。

2. 体格检查 脉搏、心率、心律稳定，为 60～100 次/分。

3. 辅助检查 心电图检查及血清电解质检查正常。

4. 患者及家属能知晓疾病相关知识，如自测脉搏等，并进行自我管理。

【护理措施】

1. 评估与紧急处理 评估患者，如出现心悸、胸闷、头晕等，卧床休息，立即给予氧气吸入、心电监护、静脉留置针；取半卧位或其他舒适体位，尽量避免左侧卧位，拉起床栏防坠床。

2. 告知医生，进行综合评估。

3. 准确执行医嘱 如给予抗心律失常药物等对症支持治疗。备好抢救药品、除颤仪、临时起搏器等。

4. 健康指导 ①饮食：指导患者进低盐、低脂饮食，忌烟酒，避免摄入刺激性食物，如咖啡、浓茶等，避免饱餐。②药物：指导患者按时按量服用抗心律失常药物、抗凝药物等，不可自行减量、停药或者擅自改用其他药物；服用抗凝药期间使用软毛牙刷刷牙，避免可能产生激烈碰撞的运动，观察有无牙龈渗血、皮肤瘀斑等，注意大小便颜色的变化。③阳性体征管理：教给患者自测脉搏的方法，监测心率、心律并记录。④心理：注意劳逸结合、生活规律，保证充足的休息与睡眠；保持乐观、稳定的情绪。

5. 按分级护理原则巡视 评估落实效果，是否达到预期目标，并做好记录。

十一、恶心与呕吐

【定义】

恶心为一种特殊的上腹部不适、紧迫欲吐的感觉。呕吐是胃或部分小肠内容物经食管、口腔排出体外的现象。

【依据】

1. 问诊 患者诉上腹部不适，伴有恶心或呕吐。

2. 体格检查 皮肤苍白、出汗；腹部外形有膨隆或凹陷，可见胃形、肠形及蠕动波；腹壁静脉显露，肠鸣音亢进；腹肌紧张、压痛、反跳痛，可触及腹块，闻及振水音、移动性浊音，肝脾肿大；频繁呕吐者尿少、皮肤干燥和弹性减退，营养状态差；肝胆疾病患者表现为皮肤、黏膜色素沉着、黄染、瘀点、瘀斑、蜘蛛痣、肝掌等。

3. 辅助检查 电解质紊乱和酸碱失衡，必要时做呕吐物毒物分析或细菌培养等。

【预期目标】

1. 问诊 恶心、呕吐减轻或停止。

2. 体格检查 腹部外形无异常，无腹肌紧张、压痛、反跳痛，皮肤、黏膜正常、营养状态正常。

3. 辅助检查 电解质正常。

4. 评估量表 （NRS-2002）营养风险评估<3 分。

5. 患者及家属能知晓疾病相关知识，并进行自我管理。

【护理措施】

1. 评估与紧急处理 评估患者恶心、呕吐，立即将头偏向一侧，防止发生误吸，遵医嘱给予止吐药物；做好口腔护理，更换污染衣物被褥，开窗通风以去除异味。

2. 告知医生，进行综合评估。

3. 准确执行医嘱 如给予胃复安等对症支持治疗，观察治疗效果及药物不良反应。

4. 健康指导 ①饮食：进低脂、清淡易消化食物，忌食辛辣刺激性食物和饮料，少食多餐，戒烟酒等。②药物：指导患者正确口服胃黏膜保护剂及抑酸剂等药物；口服补液时，少量多次饮用，不能进食或严重水电解质失衡时，通过静脉滴注给予纠正，出现任何不适时及时告知医护人员。③阳性体征管理：观察呕吐的特点，记录呕吐次数，呕吐物的性质、量、颜色、气味；监测生命体征，准确测量和记录出入量、体重；动态观察实验室检查结果，如血清电解质、酸碱平衡状态。④心理：安慰鼓励患者，减少患者焦虑。用深呼吸法、交谈、阅读等方法转移患者注意力，减少呕吐的发生。

5. 按分级护理原则巡视 评估落实效果，是否达到预期目标，并做好记录。

十二、吞咽困难

【定义】

吞咽困难是指食物从口腔至胃、贲门运送过程中受阻而产生咽部、胸骨后或剑突部位的梗阻停滞感觉。吞咽困难可由中枢神经系统疾病、食管、口咽部疾病引起，也可由吞咽肌肉的运动障碍所致。假性吞咽困难并无食管梗阻的基础，而仅为一种咽喉部阻塞感，不影响进食。

【依据】

1. 问诊 食物或液体难以下咽；有误吸史。

2. 体格检查 吞咽时发生干呕、哽咽、咳嗽或无法吞咽。

3. 辅助检查 电子咽喉食管镜检查、胸部X线检查、食管钡餐检查示食管狭窄；咽食管测压诊断压力相关性吞咽困难。

4. 评估量表 住院患者吞咽障碍筛查量表（EAT-10）＞30分；吞咽障碍分级超过重度；标准吞咽功能评价量表（SSA）评分在18～46分。

【预期目标】

1. 问诊 可以进液体或食物，未发生误吸。

2. 体格检查 吞咽时未发生干呕、哽咽等症状。

3. 评估量表 EAT-10＜30分，标准吞咽功能评价量表评估值下降，吞咽障碍分级为轻度、中度。

4. 患者及家属知晓并掌握吞咽障碍相关风险预防措施。

【护理措施】

1. 评估与紧急处理 评估患者EAT-10＞30分，吞咽障碍分级超过重度，SSA为18～46分，立即协助患者取半卧位，头偏向一侧，预防误吸，拉起床栏防坠床。

2. 告知医生，进行综合评估。

3. 准确执行医嘱 如应用抗胆碱药控制唾液分泌、补充能量等对症治疗，以及肠内、肠外营养支持治疗。

4. 健康指导 ①饮食：指导食物状态从细泥状、细馅状、软食再过渡到普食，每次摄食半平勺，鼻饲喂养前后用20ml温水冲管，进食时间＜30分钟，进食前抬高床头30°～45°，进食后保持15～30分钟，观察吞咽及呛咳情况，预防误吸。协助患者进行口腔护理，预防感染。②康复：指导患者及家属配合康复理疗师进行吞咽功能康复训练，逐步提高吞咽能力。出现吞咽困难或误吸及时告知医护人员。③心理：与患者和家属的沟通，根据心理状况进行疏导。

5. 按分级护理原则巡视 评估落实效果，是否达到预期目标，并做好记录。

十三、呕　血

【定义】

呕血是上消化道疾病（指屈氏韧带以上的消化器官，包括食管、胃、十二指肠、肝、胆、胰的疾病）或全身性疾病导致上消化道出血，血液经口腔呕出的现象。

【依据】

1. 问诊 上腹部不适、恶心、呕吐红色胃内容物。

2. 体格检查 出血量多、胃内停留时间短、呕吐物为血色鲜红或为暗红色，常混有凝血块；出血量较少或在胃内停留时间长，呕吐物可呈棕褐色或咖啡渣样；面色苍白，出冷汗；上腹部压痛、失血性休克者脉搏细速。

3. 辅助检查 红细胞计数＜（3.5～4.0）$\times 10^{12}$/L，血红蛋白＜110～120g/L，凝血酶原时间PT＞11～14秒。

【预期目标】

1. 问诊 患者上腹部疼痛不适、恶心、呕血等症状减轻或消失。

2. 体格检查 生命体征正常或逐渐恢复正常。

3. 辅助检查 实验室等指标逐渐恢复正常范围。

4. 患者及家属知晓并掌握疾病相关健康知识，如掌握出血期间执行循序渐进式的饮食，保持口腔及皮肤清洁，具有自我健康监测的意识。

【护理措施】

1. 评估及紧急处理 评估患者，如出现呕血立即将患者头偏向一侧，清除口鼻分泌物，保持呼吸道通畅，给予心电监护及氧气吸入，监测生命体征，迅速建立静脉双通路，备齐急救药械，随时做好抢救准备，并记录。

2. 告知医生，进行综合评估。

3. 准确执行医嘱 如急查血型、配血，输入平衡液或葡萄糖盐水、右旋糖酐或其他血浆代用品，给予抑酸（奥美拉唑 40mg 静脉滴注）、止血（奥曲肽）等对症治疗。根据病情、疼痛性质和程度选择镇痛药物，注意观察疗效及不良反应，有手术指征者做好紧急手术准备。

4. 健康指导 ①饮食：急性大出血伴恶心、呕吐者禁食；急性非静脉曲张性上消化道出血患者可早期经口进食；少量出血无呕吐者进温凉、清淡流质；出血停止后进清淡易消化半流质软食，少量多餐，逐步过渡到正常饮食。保持口腔皮肤清洁。②药物：指导患者遵医嘱规范服药治疗。③阳性体征管理：呕血时头要偏向一侧，保持呼吸道通畅，防止误吸；保持口腔及皮肤清洁，预防感染。④心理：与患者及家属沟通，消除紧张、焦虑，出现任何不适及时告知医护人员。

5. 按分级护理原则巡视 评估落实效果，是否达到预期目标，并做好记录。

十四、便 血

【定义】

便血是指消化道出血，血液由肛门排出。便血颜色可呈鲜红、暗红或黑色。少量出血不造成粪便颜色改变，需经隐血试验才能确定者，称为隐血便。

【依据】

1. 问诊 患者出现黑便、便血，伴头晕、乏力、心悸、出汗等，既往长期服用抗凝、抗血小板药物，有肠结核、肿瘤、败血症、急性细菌性痢疾等疾病。

2. 体格检查 呼吸加快、皮肤湿冷、面色苍白；出血量多、速度快时呈鲜红色；出血量小、速度慢时呈暗红色。粪便可全为血液或混合有粪便，也可仅黏附于粪便表面或于排便后肛门滴血。消化道出血量大于 1000ml，大便呈暗红色血便，每天在 5～10ml 以内者，无肉眼可见的粪便颜色改变。

3. 辅助检查 大便隐血试验阳性，血红蛋白男性＜120g/L，女性＜110g/L。

【预期目标】

1. 问诊 无大便带血或黑便、无腹痛、头晕、乏力。

2. 体格检查 呼吸平稳，皮肤温暖干燥，面色红润。

3. 辅助检查 大便隐血试验阴性，血红蛋白检查男性 120～160g/L，女性 110～150g/L。

4. 患者及家属能知晓疾病相关知识，并进行自我管理。

【护理措施】

1. 评估与紧急处理 评估患者，如出现大量便血，绝对卧床休息，立即建立静脉双通道，遵医嘱补液，维持水、电解质及酸碱平衡。注意会阴部皮肤清洁。

2. 告知医生，进行综合评估。

3. 准确执行医嘱 如急采血、备血、输血、输液等各种止血治疗及用药，并观察治疗效果及不良反应，备好急救药品和器械，必要时行内镜下止血或手术治疗。

4. 健康指导 ①饮食：大出血者暂禁食；少量出血者，可进温凉、清淡流质饮食；出血停止后改为易消化无刺激性半流质、软食，少量多餐，逐步过渡到正常饮食。②药物：正确用药，并注意观察药效及不良反应。③阳性体征管理：密切观察患者是否有活动性出血或再次出血，出现任何不适及时告知医护人员。④心理：鼓励患者树立信心，以平和的心态应对疾病，积极配合治疗。

5. 按分级护理原则巡视 评估落实效果，是否达到预期目标，并做好记录。

十五、腹　　痛

【定义】

腹痛是由腹部脏器疾病引起，但腹腔外疾病及全身性疾病也可引起。腹痛的性质和程度受病变性质和病变严重程度影响，也受神经和心理因素影响。临床上一般将腹痛按起病缓急、病程长短分为急性腹痛和慢性腹痛。

【依据】

1. 问诊 患者诉腹部疼痛、心悸、恶心、呕吐、腹泻、发热等伴随症状，发作前常有进油腻食物史、有酗酒和（或）暴饮暴食史、腹部手术，腹部受暴力作用等诱发因素。

2. 体格检查 腹壁紧张、压痛、固定压痛、反跳痛；腹式呼吸减弱或消失；肠鸣音增强、响亮、高亢，甚至呈叮当声或金属音；存在血管杂音或摩擦音等；腹部隆起叩诊存在移动性浊音或鼓音。

3. 辅助检查 血白细胞计数及中性粒细胞计数升高；尿常规检查可见血尿蛋白尿、白细胞等。大便常规可见脓血便或血便等。生化检查可见血清淀粉酶、血清胆红素增高；腹腔穿刺液的常规及生化检查：腹痛诊断未明而发现腹腔积液时，行腹腔穿刺检查；X 线检查可发现膈下游离气体、肠腔积气扩张、肠中多数液平面；输尿管部位的钙化影；腰大肌影模糊或消失；X 线钡餐造影或钡剂灌肠检查可以发现胃十二指肠溃疡、肿瘤等；必要时在超声引导下行定位穿刺可确诊肝脓肿、肝癌等疾病。内镜检查可用于胃肠道疾病的鉴别诊断，在急慢性腹痛的患者中常有此需要。

4. 评估量表 数字评分法（numeric rating scales，NRS）标准评估轻、中、重程度。

【预期目标】

1. 问诊 腹痛缓解或消失、无恶心、呕吐、腹泻、发热。

2. 体格检查 腹壁柔软、无压痛、反跳痛，腹式呼吸恢复正常，无肠鸣音、血管杂音或摩擦音，移动性浊音或鼓音消失。

3. 评估量表 疼痛评分降低。

4. 患者及家属知晓腹痛相关知识，并掌握相关自我护理的措施。

【护理措施】

1. 评估与紧急处理 评估患者，如出现腹部疼痛，卧床休息，采取非药物性措施，如改变体位、热敷或冷敷，以及分散注意力等方式缓解疼痛，拉起床栏防坠床。

2. 告知医生，进行综合评估。

3. 准确执行医嘱 遵医嘱给予解痉镇痛药及抗炎、补液等对症支持治疗。观察药物疗效及不良反应。

4. 健康指导 ①饮食：进食易消化低纤维素清淡饮食，少食多餐，戒烟酒。②药物：指导患者按时按量服药，避免自行增减剂量或停药。③阳性体征管理：病情允许下进行热敷，局部按摩。保持大便通畅，避免用力排便、剧烈咳嗽。教会患者及家属识别疼痛的部位、程度及性质，出现任何不适及时告知医护人员。④心理：指导进行听音乐、看电视等舒缓放松疗法，分散注意力，减少患者紧张和焦虑。

5. 按分级护理原则巡视 评估落实效果，是否达到预期目标，并做好记录。

十六、腹泻

【定义】

腹泻是指排便次数增多、排便急迫、粪质稀薄，带有黏液、脓血或未消化的食物。排便频率增加或粪便重量增加作为主要诊断标准，大便＞3 次/天，或每天粪便总量＞200g，腹泻分急性与慢性两种，超过两个月者为慢性腹泻。

【依据】

1. 问诊 患者诉排便次数增多，大便＞3 次/天，伴腹痛、乏力、口干等症状。

2. 体格检查 肠鸣音增加，排液状便。

3. 辅助检查 大便常规及细菌培养、D-木糖吸收试验、乳糖耐量试验、消化道 X 线钡餐检查等超过正常范围。

4. 评估量表 腹泻分级≥2 级。

【预期目标】

1. 问诊 患者排便＜3 次/天，伴随腹痛、乏力、口干等症状减轻或消失。

2. 体格检查 大便性状恢复正常。

3. 辅助检查 腹泻分级＜2 级。

4. 患者及家属知晓与腹泻相关风险的防范措施。

【护理措施】

1. 评估与紧急处理 评估患者，如出现腹泻分级≥2 级，腹痛、乏力等症状，立即遵医嘱给予液体、电解质、营养物质，补充额外丢失量，恢复和维持血容量。严密监测患者生命体征、意识、尿量、皮肤弹性等。

2. 告知医生，进行综合评估。

3. 准确执行医嘱 如遵医嘱给予蒙脱石散、双歧杆菌乳杆菌三联活菌片等，合理应用抗生素、补液、对症支持治疗，预防并发症，观察疗效。

4. 健康指导 ①饮食：进少渣、易消化食物，避免生冷、多纤维、味道浓烈的刺激性食物。急性腹泻根据病情和医嘱，给予禁食、流质、半流质或软食。②药物：使用止泻药时注意观察患者排便情况，腹泻得到控制应及时停药。应用解痉止痛时，注意药物疗效及不良反应。③阳性体征管理：协助患者保持肛周皮肤清洁、干燥，使用氧化锌剂保护性干预，预防失禁性皮炎、感染等。出现任何不适及时告知医护人员。④心理：鼓励患者配合检查和治疗，稳定患者情绪。

5. 按分级护理原则巡视 评估落实效果，是否达到预期目标，并做好记录。

十七、便秘

【定义】

便秘指排便次数减少，一般每周少于 3 次（每 2～3 天或更长时间排便 1 次），粪质干硬，常伴有排便困难感。

【依据】

1. 问诊 患者诉腹胀、腹痛、恶心、头晕、乏力，食欲下降，排便间隔时间≥3 天，偶有脱肛、肛裂、出血等。既往有甲状腺功能亢进症、糖尿病，服用吗啡、阿托品、铋剂等慢性病史及服药史。

2. 体格检查 粪便干燥、坚硬，下腹部饱胀、腹部硬，腹部叩诊鼓音。

3. 辅助检查 球囊逼出试验、肛门直肠测压、结肠传输试验、电子结肠镜、钡灌肠、排粪造影等。

4. 评估量表 便秘患者生活质量量表（PAC-QOL）评分≤8 分。

【预期目标】

1. 问诊 患者诉排便正常，性状软，不适症状消失。

2. 体格检查 腹部软叩诊无鼓音。

3. 评估量表 PAC-QOL 评分＞8 分。

4. 患者及家属知晓疾病与预防便秘相关健康知识，饮食与生活方式管理依从性提高。

【护理措施】

1. 评估与紧急处理 PAC-QOL 评分≤8 分，伴随粪便干硬不易排出，按摩腹部，遵医嘱给予开塞露 80ml 加 0.9%氯化钠溶液灌肠。

2. 告知医生，进行综合评估。

3. 准确执行医嘱 如遵医嘱规范服用肠道促动力剂、益生菌、泻剂、麻仁丸、四物汤等。可根据需要实施骶神经调节和穴位刺激等替代疗法，尽量避免长期使用刺激性泻剂，积极预防并发症。例如，顽固性慢性输型便秘、肠梗阻等选择择期手术治疗。

4. 健康指导 ①饮食：每天增加水（1500～2000ml）和膳食纤维（总量 18～30g）的摄入。②药物：指导患者使用开塞露。③康复：按摩脐周或腹部热敷 2～3 次/天，定期锻炼和饮食调整。养成良好的排便习惯，排便时间＜10 分钟，避免过分用力。出现任何不适及时告知医护人员。④心理：对疾病相关进行宣教，减轻患者紧张焦虑的情绪。

5. 按分级护理原则巡视 评估落实效果，是否达到预期目标，并做好记录。

十八、黄　疸

【定义】

黄疸是由于血清中胆红素升高致使皮肤、黏膜和巩膜发黄的症状和体征。正常血清总胆红素为 1.7～17.1μmol/L（0.1～1mg/dl）；胆红素在 17.1～34.2μmol/L（1～2mg/dl）时临床不易察觉，称为隐性黄疸；超过 34.2μmol/L（2mg/dl）时，临床可见黄疸。

【依据】

1. 问诊 患者诉疲乏、食欲下降、厌油腻，皮肤瘙痒等。

2. 体格检查 皮肤、巩膜黄染，腹胀、腹痛、腹泻或便秘，尿液呈深黄色，可触摸到肿大的肝。

3. 辅助检查 血常规检查白细胞和中性粒细胞升高，实验室检查直接胆红素和间接胆红素升高，肝胆彩超检查，肝内外胆管扩张、胆囊肿大，或者胆囊内胆汁淤积及多发胆囊结石等。

【预期目标】

1. 问诊 无皮肤瘙痒、疲乏、食欲下降，食欲恢复正常。

2. 体格检查 皮肤、巩膜黄染恢复正常，腹胀、腹痛缓解。

3. 辅助检查 实验室检查指标逐渐好转，直至恢复正常。

4. 患者及家属知晓疾病相关知识，并进行自我管理。

【护理措施】

1. 评估与紧急处理　评估患者，如出现意识障碍、皮肤黄染加重等异常情况，卧床休息，给予心电监护及氧气吸入，拉起床栏防坠床。

2. 告知医生，进行综合评估。

3. 准确执行医嘱　如恩替卡韦、拉米夫定等抗病毒药物；干扰素免疫调节类药物增强宿主免疫系统，以及甘草酸类制剂等抗炎保肝类药物，预防并发症。观察药物疗效及不良反应。

4. 健康指导　①饮食：进清淡、易消化食物，禁食油腻、辛辣食物等。②药物：指导患者按时按量服用抗病毒药物，不要自行增减剂量或更换药物。定期到医院进行检查。③阳性体征管理：沐浴时避免水温过高，或使用有刺激性的皂类和沐浴液，沐浴后使用性质柔和的润肤品；皮肤瘙痒者给予止痒处理，嘱患者勿用手抓挠，以免皮肤破损。④心理护理：多与患者沟通交流，介绍疾病相关知识，消除患者焦虑、自卑情绪。

5. 按分级护理原则巡视　评估落实效果，是否达到预期目标，并做好记录。

十九、疼　痛

【定义】

疼痛是个体感到或自诉出现严重的不舒适状态，包括伤害性刺激作用于机体所引起的痛感觉，以及机体对伤害性刺激的痛反应。根据疼痛的病程可分为急性疼痛和慢性疼痛。急性疼痛有明确的起止时间，持续时间短，多为数分钟、数小时或数天，可用常规镇痛方法控制。持续 3 个月以上为慢性疼痛，持续 2 年以上的疼痛一般被认为是永久性疼痛。

【依据】

1. 问诊　患者诉疼痛不适。

2. 体格检查　皮肤或关节存在肿胀、外伤、破溃、畸形的情况；面色潮红或苍白、出汗、肌肉强直等；触摸疼痛部位有痛苦表情，伴有恶心、呕吐、心动过速、血压升高、肌肉痉挛等。

3. 辅助检查　脑脊液常规及血生化检查，见细菌性、病毒性或肿瘤引起的颅脑病变；神经电生理检查，见中枢神经、周围神经及肌肉疾病；神经影像学、功能核磁共振检查，见疼痛部位占位性改变；心电图检查可显示 ST-T 段下降、T 波低平、双向或倒置、宽大的 Q 波等异常情况；脑电图（EEG）检查，见颅内占位病变、脑炎、脑血管病等；肌电图（EMG）诱发电位（EP）检查，见神经肌肉系统的疾患。

4. 评估量表　疼痛分级标准中度或重度；数字评分法≥3 分。

【预期目标】

1. 问诊　患者诉疼痛程度减轻或消失。

2. 体格检查　触摸身体部位无疼痛感，情绪稳定。

3. 评估量表　疼痛分级标准轻度或正常，数字评分法<3 分。

4. 患者及家属知晓相关疾病疼痛预防措施。

【护理措施】

1. 评估与紧急处理　评估患者疼痛，采取护理手段，如松弛术、皮肤刺激疗法（冷敷、热敷、加压、震动等）、分散注意力缓解疼痛。

2. 告知医生，进行综合评估。

3. 准确执行医嘱　如：给予药物治疗、神经阻滞、椎管内给药、针灸疗法。

4. 健康指导　①饮食：急性期禁食，如急性胆囊炎、急性胰腺炎、急性胃肠炎、急性阑尾炎等，在炎症得到控制后慢慢过渡到正常饮食。②药物：指导患者及家属疼痛时遵医嘱服用止疼药物，如布洛芬缓释胶囊、双氯芬酸钠缓释胶囊等，应用药物时应观察其不良反应，如有无成瘾，过敏反应等。出现不适症状及时告知医护人员。③阳性体征管理：在疼痛时采用制动休息，减少对疼痛部位的刺激，缓解疼痛。④心理：与患者充分沟通，解释疼痛的原因和治疗措施，让患者积极配合治疗；使用心理疗法，如放松、引导想象、催眠、音乐疗法，消除患者不良情绪，增强战胜疼痛的信心。

5. 按分级护理原则巡视　评估落实效果，是否达到预期目标，并做好记录。

二十、皮肤瘙痒

【定义】

皮肤瘙痒是指以瘙痒为主症，伴有继发性抓痕、结痂、色素沉着、湿疹及苔藓样变等表现，而无原发皮损的病症。

【依据】

1. 问诊　患者主诉皮肤瘙痒。

2. 体格检查　皮肤可见风团样红斑、皮疹、皮肤干燥等。

3. 评估量表　使用瘙痒视觉模拟量表（VAS）：0 分为无瘙痒，1～3 分为轻度瘙痒，4～6 为中度瘙痒，7～10 分为重度瘙痒。

【预期目标】

1. 问诊　患者诉瘙痒减轻或缓解。

2. 体格检查　皮肤可见风团样红斑症状减轻甚至消失。

3. 评估量表　用瘙痒视觉模拟量表（VAS）：0～3 分。

4. 患者知晓引起瘙痒的因素，并掌握减轻瘙痒相关护理措施。

【护理措施】

1. 评估与紧急处理　评估患者，如出现皮肤瘙痒，若 VAS 评分为 4～10 分，立即采取措施去除病因，如寒冷性荨麻疹注意保暖、皮肤干燥涂抹保湿剂、药物引起停止用药等，再次评估患者，做好记录。

2. 告知医生，进行综合评估。

3. 准确执行医嘱　如遵医嘱给予抗组胺类药物、糖皮质激素、免疫抑制剂等。注意观察药效及不良反应。

4. 健康指导　①饮食：进清淡饮食，避免饮酒、喝浓茶及食用辛辣、刺激性食物。②药物：遵医嘱应用润肤剂、激素类膏药、口服抗组胺类药物等，注意观察药物疗效及不良反应。③阳性体征：指导患者剪短指甲，瘙痒时应避免挠抓，可拍打皮肤；嘱患者穿宽松、纯棉的衣服，涂抹凡士林、维生素 E 霜，保持皮肤滋润。如有不适及时告知医护人员。④心理：向患者说明引起瘙痒的原因及预防措施，减轻患者的焦虑情绪。

5. 按分级护理原则巡视　评估落实效果，是否达到预期目标，并做好记录。

二十一、腰背痛

【定义】

腰背痛（lumbodorsalgia）是临床常见的症状之一。许多疾病可引起腰背痛，局部病变引起者占多数，可能与腰背部长期负重，其结构易于损伤有关。邻近器官病变波及或放射性腰背痛也很常见。

【依据】

1. 问诊 患者诉腰背疼痛、活动受限等，既往有强直性脊柱炎、腰椎结核等疾病。

2. 体格检查 患者肌肉紧张、脊柱畸形、反常呼吸；触摸腰背部肌肉，有肿块、压痛等；腰背部叩诊，存在疼痛；脊柱叩击试验阳性、直腿抬高试验阳性、股神经牵拉试验阳性等。

3. 辅助检查 血常规检查白细胞计数升高、ESR、C-反应蛋白（CRP）升高、尿常规红细胞计数升高等；影像学检查如X线、CT、MRI等可明确诊断骨折、肿瘤、椎间盘突出钙化、骨性椎管狭窄、结核或韧带异位骨化等病变。

4. 评估量表 采用数字评分法（NRS）标准评估轻、中、重程度。

【预期目标】

1. 问诊 腰背部疼痛缓解或消失，活动不受限。

2. 体格检查 无反常呼吸与肌肉紧张，压痛。

3. 辅助检查 实验室检查各项指标正常。

4. 评估量表 疼痛评分降低。

5. 患者及家属知晓腰背痛相关知识，并掌握相关自我管理措施。

【护理措施】

1. 评估与紧急处理 评估患者，如出现腰背疼痛采取改变体位、热敷或冷敷，以及分散注意力等方式缓解疼痛。

2. 告知医生，进行综合评估。

3. 准确执行医嘱 如止痛药或抗炎药及甲钴胺、维生素B_1治疗神经痛，预防并发症。

4. 健康指导 ①饮食：指导避免食用油腻食物，饮食不宜过饱或暴饮暴食等。②药物：指导患者按时按量服用药物，观察疗效及不良反应，如有不适及时告知医护人员。③康复：腰背痛的患者应减少活动量，避免疼痛加剧，在可以耐受的情况下推荐适当的腰部锻炼方法，如腰部屈伸、旋转等。锻炼时应避免剧烈运动和过度用力。指导患者避免长时间保持同一姿势，如长时间坐、站等。适当的活动可以缓解肌肉紧张和疼痛。④阳性体征管理：在疼痛初期，可以使用冷敷来收缩血管，减少局部充血和肿胀；在疼痛缓解后，可以使用热敷来促进血液循环，缓解肌肉紧张和疼痛。

5. 按分级护理原则巡视 评估落实效果，是否达到预期目标，并做好记录。

二十二、关　节　痛

【定义】

关节痛（arthralgia）是由关节疾病或者创伤等原因引起的关节部位不同程度的疼痛。

【依据】

1. 问诊 关节部位疼痛。

2. 体格检查 关节部位发红、肿胀、畸形，关节部位发热、功能障碍。

3. 辅助检查 X线检查示关节畸形。

4. 评估量表 疼痛评分增高。

【预期目标】

1. 问诊 关节部位疼痛缓解。

2. 体格检查 关节部位无红肿热痛。

3. 评估量表 数字评分法<3分。

4. 患者及家属知晓关节痛相关预防措施。

【护理措施】

1. 评估与紧急处理　评估患者，如出现关节疼痛，疼痛评分增高，立即协助患者卧床，确保关节处于功能位，抬高患肢 10°～15°，关节下垫软枕，避免受累关节负重、受压，预防坠床。

2. 告知医生，进行综合评估。

3. 准确执行医嘱　遵医嘱给予止痛、抗炎对症支持治疗，如局部冰敷或 25%硫酸镁湿敷，积极治疗原发疾病；观察药物疗效及不良反应。

4. 健康指导　①饮食：进清淡易消化饮食，痛风患者避免食用嘌呤饮食，如豆类及豆制品、肉汤、动物内脏等；多饮水，禁饮酒。②康复：注意关节保暖，指导并协助患者渐进式下床，下床时扶助支撑物，使用合适的辅助工具，预防跌倒；注意休息，劳逸结合，避免熬夜，适量运动，保持体重。③阳性体征管理：避免关节受累、长时间持续重体力劳动，经常变换姿势，保持受累关节舒适。④心理：安抚患者的情绪，减轻焦虑，出现任何不适及时告知医护人员。

5. 按分级护理原则巡视　评估落实效果，是否达到预期目标，并做好记录。

二十三、血　　尿

【定义】

血尿包括镜下血尿和肉眼血尿，前者是指尿色正常，须经显微镜检查方能确定，通常离心沉淀后的尿液镜检每高倍视野有红细胞 3 个以上；后者是指尿呈洗肉水色或血色，肉眼即可见的血尿。

【依据】

1. 问诊　患者诉下腹疼痛，尿频、尿急、排尿疼痛。

2. 体格检查　肉眼血尿：颜色洗肉水色、红色等；尿路结石：血尿伴腰痛、腹痛；泌尿系统外伤：血尿。尿路肿瘤：无痛性血尿。

3. 辅助检查　晨尿红细胞数＞3 个/高倍镜野红细胞；泌尿系 B 超提示尿路结石。

4. 评估量表　腰腹部疼痛评估≥3 分。

【预期目标】

1. 问诊　患者无腹痛、腰痛。

2. 体格检查　小便颜色、性状等正常。

3. 辅助检查　实验室检查指标正常。泌尿系 B 超检查正常。

4. 评估量表　腰腹部数字评分法＜3 分。

5. 患者知晓引起血尿的危险因素，并掌握相关防治措施。

【护理措施】

1. 评估与紧急处理　评估患者，如出现肉眼血尿，立即协助患者卧床休息，指导患者在病情允许情况下饮水量 1500～3000ml/d。监测生命体征。

2. 告知医生，进行综合评估。

3. 准确执行医嘱　如止血、止痛、抗炎等对症支持治疗，积极预防并发症。

4. 健康指导　①饮食：进清淡易消化饮食，避免刺激性食物，根据病情指导患者多饮水，每天饮水量 1500～3000ml。②药物：指导遵医嘱规范服药，注意观察药物疗效及不良反应。③康复：若病情允许，鼓励早期下床活动，出现不适及时告知医护人员。④阳性体征管理：评估尿量及其颜色、性状，记录 24 小时出入量。⑤心理：安抚患者，消除紧张、焦虑情绪。

5. 按分级护理原则巡视　评估落实效果，是否达到预期目标，并做好记录。

二十四、尿频、尿急与尿痛

【定义】

尿频是指单位时间内排尿次数增多。正常成人白天排尿 4～6 次，夜间 0～2 次。

尿急是指患者一有尿意即迫不及待需要排尿，难以控制。

尿痛是指患者排尿时感觉耻骨上区、会阴部和尿道内疼痛或烧灼感。尿频、尿急和尿痛合称为膀胱刺激征。

【依据】

1. 问诊　患者诉尿频、尿急、尿痛、排尿不畅，乏力、头晕，腰痛等不适。

2. 体格检查　有脓尿、血尿；畏寒、发热，检查肋脊角、上输尿管点、膀胱区、腰肋点有轻压痛。

3. 辅助检查　尿常规检查白细胞计数升高，PCT≥1.16ng/ml；细菌学检查可见于大肠埃希菌等革兰氏阴性杆菌，白细胞酯酶阳性，尿路感染可有蛋白尿，尿沉渣检查可见镜下血尿。

4. 评估量表　排尿时数字评分法≥3 分。

【预期目标】

1. 问诊　尿频、尿急、尿痛有所减轻或消失。

2. 体格检查　体温恢复正常、无脓尿、血尿。耻骨上膀胱区不充盈，无压痛，双侧肋脊角对称，局部无压痛及叩击痛。

3. 患者及家属知晓尿频、尿急与尿痛相关知识及健康生活方式，并掌握相关预防措施。

【护理措施】

1. 评估与紧急处理　评估患者尿频、尿急、尿痛，立即卧床休息，取屈曲位，指导患者多饮水，遵医嘱口服碳酸氢钠碱化尿液，膀胱区热敷、热水坐浴等解除膀胱痉挛。

2. 告知医生，进行综合评估。

3. 评估量表　排尿时数字评分法<3 分。

4. 准确执行医嘱　如给予喹诺酮类、头孢菌素类等抗菌药物及抗炎、糖皮质激素、解痉止痛等治疗。

5. 健康指导　①饮食：进清淡易消化饮食，避免辛辣刺激、湿热性等食物；尿路感染者每天摄水量不应低于 2000ml，保证每天尿量在 1500ml 以上，每 2～3 小时排尿 1 次。②药物：严格遵医嘱使用药物，注意药物的剂量和使用方法，避免自行增减剂量或停药，注意观察药效及不良反应，如有不适及时告知医务人员。③阳性体征管理：尿失禁患者，可使用尿布垫或成人纸尿裤，并及时更换，保持皮肤、黏膜的清洁。记录 24 小时尿量。④心理：指导患者从事感兴趣的活动，如听轻音乐、看电视或聊天等，以分散注意力，减轻焦虑。

6. 按分级护理原则巡视　评估落实效果，是否达到预期目标，并做好记录。

二十五、少尿与无尿

【定义】

少尿是指 24 小时尿量少于 400ml，或每小时尿量少于 17ml。

无尿是指 24 小时尿量少于 100ml，或 12 小时完全无尿。正常成人一般 24 小时尿量为 1000～2000ml。

【依据】

1. 问诊　患者诉疲乏、呼吸困难、恶心、腹胀等不适症状。

2. 体格检查　24 小时尿量＜400ml 或每小时＜17ml（少尿），24 小时尿量＜100ml 或每小时＜10ml（无尿）。叩诊膀胱为鼓音。

3. 辅助检查　实验室指标异常改变，血肌酐正常值：男性为 53～106μmol/L、女性为 44～97μmol/L、小儿为 24.9～69.7μmol/L；血尿素氮正常值：成人为 3.2～7.1mmol/L、儿童为 1.8～6.6mmol/L。

【预期目标】

1. 问诊　患者恶心、呼吸困难、乏力等症状逐渐减轻或消失。

2. 体格检查　24 小时尿量＞400ml，每小时尿量＞17ml。

3. 辅助检查　实验室检查指标正常。

4. 患者及家属知晓并掌握疾病与相关风险预防措施，能准确测量胸腹围、尿量及 24 小时出入量。

【护理措施】

1. 评估与紧急处理　评估患者 24 小时尿量＜100ml，协助患者卧床休息，叩诊膀胱为鼓音，床边泌尿彩超，拉起床栏防坠床。

2. 告知医生，进行综合评估。

3. 准确执行医嘱　如给予呋塞米或氢氯噻嗪保钾利尿、血浆或白蛋白提高胶体渗透压、硝普钠控制血压，以及给予补液等治疗，积极预防感染、血栓、急性肾功能衰竭、蛋白质与脂肪代谢紊乱等并发症。

4. 健康指导　①饮食：进食富含动物蛋白质饮食及可溶性纤维，如燕麦、米糠、豆类等食物，每天蛋白质摄入量为 0.8～1.0g/kg，热量＞30～35kcal/kg，钠盐＜3g/d，避免刺激性食物摄入，戒烟限酒。②药物：指导患者遵医嘱规范服药治疗，出现任何不适请及时告知医护人员予以处理。③康复：早期以卧床休息为主，注意保暖，避免受凉，病情情况允许下，鼓励患者早期下床活动，指导渐进式下床活动，预防跌倒。④心理：给予心理护理，稳定情绪，增强治疗信心，积极配合治疗。

5. 按分级护理原则巡视　评估落实效果，是否达到预期目标，并做好记录。

二十六、多　尿

【定义】

多尿是指 24 小时尿量超过 2500ml。正常成人 24 小时尿量为 1000～2000ml。

【依据】

1. 问诊　患者诉尿量增多，伴有乏力、胸闷、气促、心悸、多饮、多食、烦渴等症状。

2. 体格检查　24 小时尿量超过 2500ml，皮肤干燥、肌肉松弛、体重下降。

3. 辅助检查　尿常规检查尿比重降低或升高，电解质检查可出现低钾血症、低钠血症等，尿常规检查可见血尿、蛋白尿、脓尿等，糖尿病实验室检查血糖高、尿糖高。

【预期目标】

1. 问诊　患者尿量恢复正常，心悸、胸闷、气促等症状逐渐减轻或消失。

2. 体格检查　24 小时尿量为 1000～2000ml，体重逐渐恢复正常。

3. 辅助检查　实验室检查指标正常。

4. 患者及家属知晓多尿相关知识，并掌握相关自我护理措施。

【护理措施】

1. 评估与紧急处理 评估患者，如出现 24 小时尿量超过 2500ml，立即控制输液速度，监测血糖、血压等指标。

2. 告知医生，进行综合评估。

3. 准确执行医嘱 如给抗利尿激素治疗，或给予阿卡波糖、胰岛素；头孢克肟、阿莫西林；氢氯噻嗪、新斯的明、溴吡斯的明等药物治疗。

4. 健康指导 ①饮食：进低盐、低脂、低糖、高蛋白、高维生素、高纤维素的食物，减少摄入咖啡、酒精等刺激性饮品。②药物：服用抗生素时需遵医嘱，注意用药剂量及方法，避免引起肝肾损伤。③阳性体征管理：指导患者记录排尿日记，记录每天的饮水量、排尿量和时间。

5. 按分级护理原则巡视 评估落实效果，是否达到预期目标，并做好记录。

二十七、尿 失 禁

【定义】

尿失禁是膀胱括约肌的损伤或神经功能障碍而失去控制能力，使尿液不受主观控制自尿道口溢出的无意识排尿状态。

【依据】

1. 问诊 患者有无意识排尿。

2. 体格检查 无法抑制的膀胱收缩；部分或完全丧失膀胱充盈感，或排尿急迫感。

3. 辅助检查 前列腺检查、阴道检查、神经系统检查等，实验室尿液检查、细菌培养等，影像学泌尿系造影、残余尿量检查、尿动力学检查、膀胱镜检、盆底电生理检查等提示异常改变。

【预期目标】

1. 问诊 患者按制订的饮水计划执行，已建立规则的排尿习惯，诉尿失禁得到有效控制。

2. 体格检查 无法抑制的膀胱收缩情况较前减轻，部分丧失膀胱充盈感，无排尿急迫感。

3. 辅助检查等结果逐渐恢复正常。

4. 患者及家属知晓并掌握疾病相关预防措施。

【护理措施】

1. 评估与紧急处理 评估患者，如出现尿失禁，及时用温水清洗会阴部皮肤，更换湿衣裤、床单等，指导患者使用尿不湿、体外接尿器或留置导尿管。

2. 告知医生，进行综合评估。

3. 准确执行医嘱 如抗胆碱药、β_3受体激动剂、α受体阻滞剂等，观察疗效及不良反应，如需行手术治疗，提前完善术前准备。

4. 健康指导 ①饮食：指导患者多饮水促进排尿反射，每天摄入液体量 1500～2000ml，预防泌尿道感染；入睡前限制饮水，以减少夜间尿量，指导患者合理选择饮水时间和量，避免摄入有利尿作用的咖啡、浓茶、可乐、酒类等饮料。②服药：指导患者规范服药。③康复：指导并协助盆底肌训练、膀胱训练、排尿训练等，安排排尿时间，定时使用便器，建立规则的排尿习惯，促进排尿功能的恢复。④阳性体征管理：选择合适的尿失禁护理用具，保持会阴部皮肤清洁干燥，预防尿湿疹及感染。⑤心理：给予心理安抚，注意保护隐私，出现不适及时告知医护人员。

5. 按分级护理原则巡视 评估落实效果，是否达到预期目标，并做好记录。

二十八、排尿困难

【定义】

排尿困难是指排尿时须增加腹压才能排出，病情严重时增加腹压也不能将膀胱内的尿排出体外，而形成尿潴留的状态。根据起病急缓可分为急性尿潴留和慢性尿潴留。急性尿潴留是指既往无排尿困难的病史，突然短时间内发生膀胱充盈，膀胱迅速膨胀，患者常感下腹胀痛并膨隆，尿意急迫，而不能自行排尿。慢性尿潴留是由膀胱颈以下梗阻性病变引起的排尿困难发展而来。由于持久而严重的梗阻，膀胱逼尿肌初期可增厚，后期可变薄。

【依据】

1. 问诊 患者诉进行性排尿困难，感觉下腹胀满等。可伴有尿频、尿急、排尿无力、腹部绞痛并向大腿会阴方向放射、血尿、运动和感觉障碍。既往有前列腺增生、尿道狭窄病史。

2. 体格检查 观察膀胱的外观有肿胀或异常突起，耻骨上区叩诊浊音，无菌棉签轻轻探入尿道口，检查有红肿、分泌物或狭窄；触诊腹部和盆腔区域，可存在异常包块或压痛点。

3. 辅助检查 尿液分析红细胞计数、白细胞计数、蛋白质等升高，血清前列腺特异性抗原增高。影像学超声、IVU、CT、MRI 及膀胱镜检查提示尿道狭窄、膀胱结石、前列腺增生、泌尿系肿瘤等疾病。尿动力学检查最大尿流率＜15ml/s。

4. 评估量表 疼痛评估≥3 分。

【预期目标】

1. 问诊 无排尿困难、尿频、尿急，24 小时尿量恢复正常。

2. 体格检查 膀胱的外观恢复柔软，耻骨上区叩诊浊音消失，尿道口检查无红肿、分泌物或狭窄。

3. 辅助检查 实验室检查指标正常，影像学及膀胱镜检查正常，尿动力检查最大尿流率＞15ml/s。

4. 评估量表 疼痛评估＜3 分。

5. 患者及家属知晓排尿困难相关知识，并掌握相关自我护理措施。

【护理措施】

1. 评估与紧急处理 评估患者出现排尿困难症状，立即协助取舒适功能卧位，根据病情给予膀胱区按摩、热敷等治疗，促使膀胱肌收缩、排尿。膀胱充盈无法排尿时给予导尿和留置尿管。

2. 告知医生，进行综合评估。

3. 准确执行医嘱 如 α 受体阻滞剂、5α 还原酶抑制剂等，观察疗效及不良反应。

4. 健康指导 ①饮食：合理饮食，多饮水，增加尿量，以降低尿路感染和结石形成的风险。避免摄入刺激性饮料和食物，如咖啡、茶、辛辣食物等。②药物：遵医嘱使用药物，如利尿剂，注意观察疗效及不良反应。③阳性体征管理：出现排尿困难等不适症状时，根据病情适量多喝水、指导患者采取正确的排尿姿势，避免长时间憋尿等。记录 24 小时出入量。如有不适及时告知医护人员。

5. 按分级护理原则巡视 评估落实效果，是否达到预期目标，并做好记录。

二十九、肥 胖

【定义】

肥胖是体内脂肪积聚过多而呈现的一种状态。肥胖按病因分为两种：①原发性肥胖，又称单纯性肥胖；②继发性肥胖。按脂肪在身体分布分为三种：①普遍型肥胖，又称均匀性肥胖；②腹型肥胖，又称向心性肥胖、内脏型肥胖、男性型肥胖；③臀型肥胖，又称非向心性肥胖、女性型肥胖。

【依据】

1. 问诊 患者诉气急、关节痛、肌肉酸痛、体力活动减少等，饮水、进食、睡眠、食欲波动，下肢水肿等，既往有肥胖家族史、营养过度史、内分泌疾病史。

2. 体格检查 患者出现智力精神异常、满月脸、皮肤紫纹、痤疮、肘外翻及膝内翻畸形，重者伴嗜睡、发绀、杵状指，下肢水肿。身体质量指数（BMI）是诊断肥胖症最重要的指标。BMI（kg/m^2）=体重（kg）/身高的平方（m^2）。BMI≥28.0kg/m^2为肥胖。按身高体重计算（须排除由于肌肉发达或水分潴留的因素），超过标准体重的 10%为超重，超过标准体重的 20%为肥胖，体重（kg）=身高（cm）–105 或男性体重（kg）=［身高（cm）–80×0.7］；女性体重（kg）=［身高（cm）–70×0.6］。另外，还可测量肱三头肌皮褶厚度：男性＞2.5cm，女性＞3.0cm 为肥胖；腰围：男性≥90cm，女性≥85 为肥胖。

3. 辅助检查 血脂检查示总胆固醇偏高＞6.45mmol/L，腹部彩超发现脂肪肝，甲状腺功能异常，如发现甲状腺功能减退症。

【预期目标】

1. 问诊 无过度饮食，关节酸痛等不适。

2. 体格检查 眼睑、颜面、四肢无肥胖，无下肢水肿。BMI 在 18.5～23.9kg/m^2。

3. 辅助检查 血脂结果正常、腹部彩超无脂肪肝。

4. 患者及家属知晓肥胖的危险因素，掌握并建立良好的生活方式及饮食习惯。

【护理措施】

1. 评估与紧急处理 评估患者，如出现 BMI≥28.0kg/m^2，伴随气急、关节痛、肌肉酸痛等不适症状，立即协助患者卧床休息，取舒适功能卧位，拉起床栏预防坠床。

2. 告知医生，进行综合评估。

3. 准确执行医嘱 如完善实验室及其他检查包括垂体功能、甲状腺功能、甲状旁腺功能和肾上腺皮质功能有无异常，胰岛素水平是否变化等。

4. 健康指导 ①饮食：进低热卡、低脂肪饮食，注意平衡膳食原则，蛋白质、碳水化合物和脂肪提供的能量比应分别占总能量的 15%～20%、50%～55%和＜30%。避免高脂肪和高热量饮食。②药物：以行为、饮食、运动为主的综合治疗，必要时辅以药物或手术治疗。例如，服用减肥药，注意观察和处理药物不良反应。③康复：长期坚持体育锻炼，根据个体化的特点和需要，制订运动量、运动强度和运动方式，提倡有氧运动，如快步走、打太极拳、慢跑、游泳等。④阳性体征管理：减少能量摄入及增加能量消耗。制订个性化减肥目标。改变不良生活方式如饮食过量、进食行为异常、运动过少、饮酒等。指导患者每天自我监督并记录饮食和运动情况，每周监测体重及腰围。⑤心理：为患者提供心理支持，指导家属鼓励和督促患者的体育锻炼及饮食控制行为。

5. 按分级护理原则巡视 评估落实效果，是否达到预期目标，并做好记录。

三十、消　瘦

【定义】

消瘦是指由于各种原因造成体重低于正常低限的一种状态。通常认为，体重低于标准体重的 10%可诊断为消瘦，也有人主张体重低于标准体重的 10%为低体重，低于标准体重的 20%为消瘦。目前国内外多采用身体质量指数（BMI）判定消瘦，BMI＜18.5kg/m^2为消瘦。

【依据】

1. 问诊　患者诉食欲下降、恶心、呕吐、吞咽困难、乏力、腹部疼痛等不适。

2. 体格检查　发热、黄疸、皮肤黏膜色素沉着、颈部淋巴结肿大、黑便、腹泻，毛发脱落。可采用身体质量指数（BMI）来衡量，成人 BMI＜18.5kg/m^2 为消瘦。

3. 辅助检查　血常规检查示红细胞、血红蛋白降低，生化检测肝肾功能异常，大便隐血试验阳性，甲状腺 B 超检查示甲状腺功能异常，如甲状腺功能亢进。胃肠镜示消化道炎症或占位性病变。

4. 评估量表　（NRS-2002）营养风险评估≥3 分。

【预期目标】

1. 问诊　患者食欲增加，无恶心、呕吐、吞咽困难、乏力、腹部疼痛等不适。

2. 体格检查　BMI 在 18.5～23.9kg/m^2，面色红润。

3. 评估量表　营养风险评估（NRS-2002）评分＜3 分。

4. 患者及家属知晓营养不良的并发症，并掌握补充营养的相关措施。

【护理措施】

1. 评估与紧急处理　评估患者，如出现 BMI＜18.5kg/m^2、（NRS-2002）营养风险评估≥3 分，伴随乏力、食欲下降等症状，立即协助患者卧床休息，取舒适卧位，拉起床栏预防坠床，建立静脉通路并记录。

2. 告知医生，进行综合评估。

3. 准确执行医嘱　如予以补充能量合剂，静脉滴注脂肪乳剂、氨基酸、白蛋白、血浆、多特等肠外营养制剂，请营养科会诊制订个性化营养支持治疗方案，积极预防并发症。

4. 健康指导　①饮食护理：指导患者及家属均衡饮食，给予高蛋白、高热量、高维生素、易消化的食物；②药物：遵医嘱给予脂肪乳剂、复方氨基酸、全血、血浆或白蛋白等改善营养状况，出现任何不适及时告知医务人员；③阳性体征管理：指导患者进行营养监测，对于不能张口进食的患者首选肠内营养治疗，无法耐受者可肠外营养补充；④心理：安抚患者的情绪，保持均衡的营养摄入。

5. 按分级护理原则巡视　评估落实效果，是否达到预期目标，并做好记录。

三十一、头　痛

【定义】

头痛指眉弓、耳郭上部、枕外隆突连线以上部位的疼痛。国际头痛疾病分类第 3 版将头痛分为三部分：①原发性头痛；②继发性头痛；③痛性脑神经病、其他面痛和头痛。原发性头痛可视为一种独立的疾病，而继发性头痛则是继发于其他疾病的一种症状。

【依据】

1. 问诊　患者诉头痛，伴恶心、呕吐；眩晕；发热；视物模糊等。既往有肿瘤或高血压等疾病。

2. 体格检查　面色苍白或潮红、复视、耳鸣、失语、瘫痪、倦怠、发热、晕厥或昏迷、血压升高等。

3. 辅助检查　脑血管造影示颅内血管病变、颅内动脉瘤；头部 CT 示颅内占位性病变等；腰穿脑脊液压力＜60mmH_2O。或压力测不出、放不出脑脊液。

4. 评估量表　数字评分法≥3 分。

【预期目标】

1. 问诊 无头痛、恶心、呕吐、眩晕、发热、视物模糊等不适逐渐减轻或消失。

2. 体格检查 无面色苍白或潮红、复视、耳鸣、失语、瘫痪、倦怠、发热、晕厥或昏迷等体征。

3. 辅助检查 腰椎穿刺脑脊液压力正常。

4. 评估量表 数字评分法<3 分。

5. 患者及家属能知晓疾病相关知识，并进行自我管理。

【护理措施】

1. 评估与紧急处理 评估患者，如出现头痛，疼痛评估≥3 分，立即协助患者卧床休息，取舒适卧位，采用松弛疗法、局部按摩、热水浴、局部热疗、针灸、生物反馈训练等方法缓解疼痛。

2. 告知医生，进行综合评估。

3. 准确执行医嘱 如给予止痛、抗炎对症支持治疗，观察疗效并记录。

4. 健康指导 ①饮食：饮食宜清淡，注意营养均衡，忌高脂肪、咖啡因含量食物，避免过饱、过饥，戒烟戒酒。②药物：指导患者遵医嘱正确使用药物，蛛网膜下腔出血头痛患者给予镇痛药，保持大便通畅，避免用力排便。过度烦躁不安的患者可适量用镇静药。密切观察药物的疗效及不良反应。③阳性体征管理：高颅压性头痛患者绝对卧床休息，床头抬高 15°～30°。有利于颅内静脉血液的回流，以减轻脑水肿，降低颅内压；避免咳嗽、打喷嚏，以免加重颅内压升高。低颅压性头痛者应卧床休息，避免因立位而加重头痛。出现任何不适及时告知医护人员予以处理。④心理：长期反复发作头痛的患者，耐心解释，适当诱导，解除其思想顾虑，鼓励患者树立信心，积极配合治疗。

5. 按分级护理原则巡视 评估落实效果，是否达到预期目标，并做好记录。

三十二、眩 晕

【定义】

眩晕是指患者感到自身或周围环境物体旋转或摇动的一种主观感觉障碍，常伴有客观的平衡障碍，一般无意识障碍。临床上将眩晕分为：①前庭系统性眩晕，又称真性眩晕，由前庭神经系统功能障碍引起，表现有旋转感、摇晃感、移动感等；②非前庭系统性眩晕，又称一般性眩晕，多由全身性疾病引起，表现为头晕、头胀、头重脚轻、眼花等，有时似觉颅内在转动但并无外境或自身旋转的感觉。

【依据】

1. 问诊 患者诉头痛、眩晕、耳鸣、听力减退，严重者可有恶心、呕吐等不适。

2. 体格检查 面色苍白、视力减退、共济失调。中枢性眩晕眼球震颤幅度大、形式多变、眼震方向不一致，平衡试验可见倾倒方向不定，与头位无一定关系；周围性眩晕眼球震颤幅度小、多水平或水平加旋转、眼震快相向健侧或慢相向病灶侧，平衡试验可见倾倒方向与眼震慢相一致，与头位有关。

3. 辅助检查 颈动脉彩超示颈动脉狭窄，头部 CT 示脑占位性病变，听力学检查示听力下降。

【预期目标】

1. 问诊 无头痛、眩晕、耳鸣、听力减退、恶心、呕吐。

2. 体格检查 无眼震。

3. 辅助检查 听力学检查示听力恢复正常。

4. 患者及家属能够正确应对眩晕发作，不发生跌倒、受伤等意外。

【护理措施】

1. 评估与紧急处理　评估患者，如出现眩晕，立即协助平卧休息，减少头部晃动，拉起床栏防止跌倒坠床。呕吐患者取侧卧位，及时清除呕吐物，保持呼吸道通畅。

2. 告知医生，进行综合评估。

3. 准确执行医嘱　如给予抗组胺类药、抗胆碱类药物控制眩晕急性发作，根据患者症状给予糖皮质激素、止吐剂、改善微循环药物等对症支持治疗。

4. 健康指导　①饮食：进高蛋白、高维生素、低脂低盐饮食，避免咖啡、茶等刺激性食物，戒烟酒。②药物：镇静安眠药物应在睡前服用，用药后应保证充足休息，避免困倦眩晕，用药期间需缓慢改变体位；服用多种药物的老年患者注意遵医嘱正确服药；注意观察药疗效及不良反应。③阳性体征管理：出现头晕、身体不适或不稳感等先兆症状时平卧休息，急性发作期固定头部，不宜搬动；眩晕发作期间不要独自如厕、沐浴或接触热水瓶、茶杯等，以防跌倒、坠床和烫伤，下床活动时应有人搀扶。出现任何不适及时告知医护人员予以处理。④心理：眩晕发作时应陪伴、安慰和鼓励患者，保持环境安静，避免各种不良刺激。

5. 按分级护理原则巡视　评估落实效果，是否达到预期目标，并做好记录。

三十三、晕　厥

【定义】

晕厥是指一过性广泛脑供血不足所致短暂的意识丧失状态。发作时患者因肌张力消失不能保持正常姿势而倒地，一般为突然发作，迅速恢复，很少有后遗症。

【依据】

1. 问诊　患者诉头晕、恶心、乏力、呼吸困难等不适，既往服用血管扩张剂、利尿剂等药物，有体位性低血压、低血糖、重度贫血、高血压、心律失常、糖尿病、脑动脉粥样硬化、颈动脉窦综合征等病史。

2. 体格检查　短暂意识丧失，持续数秒，面色苍白、发绀、抽搐、心律不齐等。

3. 辅助检查　心电图表现为心律失常，头部CT示中枢神经系统性病变，末梢血糖结果异常，卧立位试验阳性。

【预期目标】

1. 问诊　无头晕、恶心、乏力、呼吸困难等症状。

2. 体格检查　意识清楚，面色红润，心律齐。

3. 辅助检查　心电图正常，末梢血糖正常。卧立位试验阴性。

4. 患者及家属知晓导致晕厥的危险因素，并掌握相关预防措施和应急处理方法。

【护理措施】

1. 评估与紧急处理　评估患者，如出现意识丧失，呼吸心搏骤停，立即就地抢救，通知医生同时行心肺复苏，并遵医嘱给予抢救用药；如出现头晕、恶心、乏力、呼吸困难等症状，立即协助患者卧床休息为主，取舒适功能位，让患者仰卧抬高下肢，解开腰带，头偏向一侧，保持呼吸道通畅，立即氧气吸入，建立静脉通道。拉起床栏预防坠床。

2. 告知医生，进行综合评估。

3. 准确执行医嘱　如给予补液、脱水剂、抗心律失常药物等对症支持治疗，及时给予相应的急救药品和措施。

4. 健康指导 ①饮食：指导患者三餐规律，营养均衡，避免暴饮暴食，忌辛辣刺激性食物，戒烟酒。②药物：指导高血压患者遵医嘱服用降压药，注意观察药物疗效及不良反应。③阳性体征管理：避免剧烈活动、情绪激动或紧张等；有颈动脉窦晕厥史的患者，避免突然转头和穿高领衣服，避免迅速转头或改变体位；糖尿病患者注意随身携带糖果，避免低血糖发生所致晕厥；一旦有头晕、黑矇等先兆时立即平卧，以免跌倒受伤。如有不适及时告知医护人员。④心理：引导患者积极的心态对待疾病，保持情绪稳定，缓解患者的焦虑和紧张。

5. 按分级护理原则巡视 评估落实效果，是否达到预期目标，并做好记录。

三十四、抽搐与惊厥

【定义】

抽搐与惊厥均属于不随意运动。抽搐是指全身或局部成群骨骼肌非自主地抽动或强烈收缩，常可引起关节运动和强直。当肌群收缩表现为强直性和阵挛性时，称为惊厥。惊厥表现的抽搐一般为全身性、对称性、伴有或不伴有意识丧失。

【依据】

1. 问诊 患者诉有发热、寒战，剧烈头痛、呕吐等症状，既往有脑膜炎、颅内占位性病变、肾炎、蛛网膜下腔出血、高血压、铅中毒等疾病。

2. 体格检查 全身性抽搐者伴有意识模糊或丧失、全身强直、大小便失禁；局限性抽搐者可有口角、眼睑、手足等局部的肌肉收缩痉挛。

3. 辅助检查 颅脑 CT 和 MRI 提示脑结构异常或病变，如颅内占位性病变，脑电图检查示尖波、棘波等痫样放电等。

【预期目标】

1. 问诊 患者发热、寒战，剧烈头痛、呕吐等症状好转。

2. 体格检查 患者意识清楚，全身无异常肌肉收缩，大小便自控。

3. 患者及家属知晓抽搐时的应急处理方法，并掌握相关预防措施。

【护理措施】

1. 评估与紧急处理 评估患者，如出现抽搐惊厥，立即解开衣扣，取平卧位，头偏向一侧，放牙垫或口咽通气管，防止舌头咬伤，保持呼吸道通畅，建立人工气道，抽搐时勿用力按压肢体，以免骨折或脱臼，拉起床栏防坠床。

2. 告知医生，进行综合评估。

3. 准确执行医嘱 如给予镇静剂，抗炎、糖皮质激素、降压类药物、抗癫痫药物等对症支持治疗，纠正代谢障碍和水电解质紊乱。必要时静脉补充白蛋白等营养制剂，预防并发症。

4. 健康指导 ①饮食：抽搐中的患者禁止喂食，患者意识清醒后饮食宜清淡，少量多餐，避免辛辣刺激性食物，戒烟酒。②药物：服用抗癫痫药物者指导其遵医嘱长期、规律用药，如药物减量后病情有反复或加重的迹象，应尽快就诊。告知患者坚持定期复查，动态观察抗癫痫药物的血药浓度和药物不良反应。③阳性体征管理：给患者创造安全、安静的休养环境，保持室内光线柔和、无刺激，床旁桌上不放置热水瓶、玻璃杯等危险物品；出现抽搐惊厥时指导家属将患者头偏向一侧，用软布包裹压舌板放在上下磨牙间，防止舌咬伤，保持呼吸道通畅；如有不适及时告知医护人员。④心理：鼓励其家属给予心理上的安慰与支持，使患者保持情绪稳定并增加信心，配合治疗。

5. 按分级护理原则巡视 评估落实效果，是否达到预期目标，并做好记录。

三十五、意识障碍

【定义】

意识障碍是指人对周围环境及自身状态的识别和觉察能力出现障碍。多由于高级神经中枢功能活动（意识、感觉和运动）受损所引起，可表现为嗜睡、意识模糊、昏睡和谵妄，严重的意识障碍为昏迷。

【依据】

1. 问诊　患者呼之不应，询问家属有发热、头痛、呕吐、腹泻、皮肤黏膜出血等症状；有急性感染、休克、高血压、动脉硬化、糖尿病、肝肾疾病、肺源性心脏病、癫痫、颅脑外伤、肿瘤等病史；有服毒及毒物接触史。

2. 体格检查　体温≥37.5℃，患者瞳孔及对光反射异常；颅脑有明显外伤；患者可出现口眼歪斜、肢体活动、对疼痛刺激反应、肌张力和腱反射可异常；可出现病理征、脑膜刺激征阳性；患者衣服有毒物残留异味等。

3. 辅助检查　血常规、血糖、心电图、动脉血气分析、肝功能（血氨）和肾功能等检查异常；血、尿毒理学检查异常；颅脑 CT、磁共振成像（MRI）检查提升有脑出血、脑梗死病灶。

4. 评估量表　格拉斯哥昏迷量表（Glasgow coma scale，GCS）评价，GCS≤8 分。意识障碍分级标准中度或重度。

【预期目标】

1. 问诊　患者意识障碍程度逐渐减轻直至神志清楚。

2. 体格检查　体温正常，双侧瞳孔等大等圆、对光反射存在、口眼无歪斜、四肢活动及对疼痛刺激反应正常、无病理征及脑膜刺激征，肌张力正常等。

3. 辅助检查　实验室检查指标正常，颅脑 CT、MRI 检查提示病灶吸收。

4. 评估量表　意识障碍分级标准逐渐减轻直至恢复正常。GCS 评分在 8 分以上。

5. 患者家属知晓并掌握翻身等生活护理及相关护理并发症预防措施。患者未发生与意识障碍、长期卧床有关的各种并发症，如压力性损伤等。

【护理措施】

1. 评估与紧急处理　评估患者，如出现意识障碍，立即将头偏向一侧，防止舌根后坠，保持呼吸道通畅，拉起床栏防坠床，给予氧气吸入。

2. 告知医生，进行综合评估。

3. 准确执行医嘱　如给予速尿、甘露醇等降低颅内压，给予硝普钠降血压，给予抗炎、糖皮质激素等对症支持治疗。有条件可用高压氧治疗。

4. 健康指导　①饮食：肠内营养患者给予高维生素、高热量饮食，补充足够的水分；定时喂食，鼻饲时抬高床头 30°～45°，鼻饲后维持原体位＞30 分钟，防止呕吐或食物反流；肠内营养者应注意加温输注。注意口腔卫生，不能经口进食或禁食者每天行口腔护理 2～3 次。②康复：长期卧床者每天定时进行肢体被动运动，预防下肢深静脉血栓形成。③阳性体征管理：2 小时给予翻身、拍背，按摩骨突受压处；做好大小便护理，预防尿路感染；体温不升或肢端发凉者注意保暖，慎用热水袋，防止烫伤；谵妄躁动者给予适当约束并告知家属或照顾者，防止患者坠床、自伤或伤人。记录 24 小时出入量。

5. 按分级护理原则巡视　评估落实效果，是否达到预期目标，并做好记录。

三十六、抑　郁

【定义】

抑郁是以显著而持久的情绪低落为主要特征的综合征，其核心症状包括情绪低落、兴趣缺乏、快感缺失，可伴有躯体症状、自杀观念或行为等。抑郁可见于多种精神疾病，如心境障碍的抑郁发作、环境性心境障碍、恶劣心境等，也可继发于躯体疾病、脑器质性疾病、使用某些药物或精神活性物质，以及某些社会心理因素如失恋、亲人离世等。

【依据】

1. 问诊　患者诉兴趣减退，快感缺失、思维过程缓慢，自责自罪、生活懒散、失望和无助甚至有自杀倾向。

2. 体格检查　情绪低落、懒言少语、运动性迟滞、自杀行为、睡眠障碍。

3. 评估量表　抑郁评估量表（SDS）；自杀风险评估量表（NGASR）；ICD-11 抑郁严重程度分级标准中、重度。

【预期目标】

1. 问诊　患者兴趣增加，能正常入睡，无自杀想法。

2. 体格检查　情绪平稳，睡眠障碍等不适症状逐渐减轻或消失。

3. 评估量表　ICD-11 抑郁严重程度分级标准为轻度。

4. 患者与家属知晓抑郁症的危害及心理疏导的方法。

【护理措施】

1. 评估与紧急处理　评估患者，ICD-11 抑郁严重程度分级标准中、重度，立即与家属沟通 24 小时留陪，检查病区环境，撤除具有伤害的用物，如水果刀叉、绳索等；有效识别患者心理痛苦加剧或升级的预警信号，如烦躁、发脾气等，防止患者存在自我伤害的危险。

2. 告知医生，进行综合评估。

3. 准确执行医嘱　给予抗抑郁药使用，如 5-羟色胺再摄取抑制剂等。注意观察疗效及不良反应。

4. 健康指导　①饮食：健康的常规膳食，减少并避免烟酒等物质使用。②药物：遵医嘱按时按量服用药物，告知患者及家属治疗的疗程及不良反应。药物联合心理治疗（认知行为治疗及人际心理治疗）更加有效。③康复：定期锻炼，增强机体抵抗力及心理抗压能力。鼓励患者制订自我管理策略增强其权利感，积极参与社区活动，获取更多社会支持。④阳性体征管理：每天进行情绪记录，每天至少进行一次愉快的活动。与患者建立合作治疗关系，给予关怀、尊重和支持，并尽力帮助他们解决问题。如有不适，及时告知医护人员。⑤心理：给予患者心理支持，调动其积极性，逐渐减轻过重的心理负担，减轻负性情绪，促进康复，预防复发。

5. 按分级护理原则巡视　评估落实效果，是否达到预期目标，并做好记录。

三十七、焦　虑

【定义】

焦虑是一种源于内心的紧张、压力感，常表现为内心不安、心烦意乱，有莫名的恐惧感和对未来的不良预感，常伴有憋气、心悸、出汗、手抖、尿频等自主神经功能紊乱症状。

【依据】

1. 问诊　患者主诉胸闷气短、担心、紧张、恐惧、害怕、尿频、腹泻、厌食、失眠、思维障碍，定向力障碍等。生理上出现心跳加快、呼吸困难、胃部不适、头痛、出汗或颤抖等。伴随症状包括失眠、食欲改变、疲劳、烦躁、易怒、注意力集中困难、认知范围缩小、生活和工作能力下降。

2. 体格检查　呼吸频率与心率加快、心悸、血压增高；肌肉紧张、运动不安、搓手顿足、不能静坐、来回走动。无法集中注意力，声音颤抖或声调改变，听力减弱。

3. 评估量表　汉密尔顿焦虑量表（HAMA）评分≥7 分。

【预期目标】

1. 问诊　患者情绪平稳，注意力集中，认知、工作和生活能力逐渐恢复正常。

2. 体格检查　生命体征正常，肌肉紧张、运动不安等症状体征缓解或消失。

3. 评估量表　汉密尔顿焦虑量表评分＜7 分。

4. 患者及家属能知晓疾病相关知识，掌握自我疏解情绪的办法，并进行自我管理。

【护理措施】

1. 评估与紧急处理　评估患者，如出现汉密尔顿焦虑量表评分≥7 分，立即安抚患者，使用简短语言，表达理解的情感，除去多余的刺激，做好心理安抚，缓解患者焦虑情绪。再次评估患者，并做好记录。

2. 告知医生，进行综合评估。

3. 准确执行医嘱　如苯二氮䓬类药物（阿普唑仑、氯硝西泮）、β 受体阻滞剂（普萘洛尔、阿替洛尔）等，观察药物疗效及不良反应。

4. 健康指导　保持病室环境安静，热情、主动接待患者，介绍病区环境和管床医生、护士等情况，消除紧张感，避免独处或单独活动，警惕突然“症状好转”的消极患者伪装痊愈。指导并协助患者进行正念舒缓疗法，多倾听患者的声音，并满足合理诉求，听五音疗愈音乐，缓解焦虑情绪，保证充足的睡眠。出现任何不适及时告知医护人员，请心理科医生进行焦虑评估及应对策略的实施。

5. 按分级护理原则巡视　评估落实效果，是否达到预期目标，并做好记录。

三十八、成人呼吸机依赖

【定义】

成人呼吸机依赖是指患者在一定时间内，无法通过自身的呼吸功能维持足够的供氧和二氧化碳排出，导致患者不容易或不能脱离呼吸机的情况，需要依靠呼吸机来维持正常呼吸功能的状态。主要原因包括呼吸肌功能下降、脱离呼吸机的困难加大，心理依赖，患者对呼吸机的需求情况与其实际肺功能情况不一致，绝大部分呼吸机依赖两种情况同时存在。

【依据】

1. 问诊　应用呼吸机＞72 小时；患者有呼吸机相关性肺炎（VAP），感染难以控制，使机械通气时间延长；患者有营养不足，呼吸肌肌力和功能下降，呼吸作功能力减退；以及患者存在低蛋白血症和贫血等，使机械通气时间延长，或拔管失败。

2. 体格检查　患者脱机后情绪激动、焦虑，血压较前升高大于 20mmHg，心率较前增快大于 20 次/分，呼吸急促，可伴胸闷、大汗等。

3. 辅助检查　动脉血气分析、肺功能试验等检查提示患者的呼吸功能和氧合状况异常。脱机试验、吸气阻力试验提示患者存在呼吸机依赖。

【预期目标】

1. 问诊　患者呼吸机撤机成功。

2. 体格检查　患者脱机后情绪稳定，血压、心率、呼吸等生命体征稳定。

3. 患者及家属知晓呼吸机依赖危险因素，并掌握相关预防和呼吸康复训练措施。

【护理措施】

1. 评估与紧急处理　评估患者，如脱机过程中出现呼吸机报警、心率快、血压高、呼吸窘迫、血氧饱和度下降等紧急情况，及时清理呼吸道分泌物，保持呼吸道通畅，紧急呼叫医生，协助调整机械通气参数，急查动脉血气分析等措施。

2. 告知医生，进行综合评估。

3. 准确执行医嘱　如给予氧疗，以提高患者的氧供和改善组织缺氧；完善相关辅助检查，积极进行抗感染治疗，控制原发病。

4. 健康指导　①饮食：机械通气患者早期进行肠内营养，改善患者负氮平衡。机械通气后即刻给予留置胃管，采用 24 小时持续静脉滴注的方式，用营养泵均匀鼻饲能全力溶液，开始为 25～35ml/h，肠内营养耐受情况下逐渐增加至 50～100ml/h，无法耐受时可经中心静脉缓慢匀速给予全胃肠外静脉营养（TPN），保证患者每天所需热量。②药物：遵医嘱给予祛痰、抗炎、营养支持对症治疗。③阳性体征管理：2 小时给予翻身、拍背，病情允许情况下床头抬高 30°～45°按摩骨突受压处；做好大小便护理，预防尿路感染；体温不升或肢端发凉者注意保暖，慎用热水袋，防止烫伤；谵妄躁动者给予适当约束并告知家属或照顾者，防止患者坠床、自伤或伤人。记录 24 小时出入量。④康复：指导早期心肺康复，深呼吸训练、慢呼吸训练、呼吸肌锻炼等呼吸康复训练，床上主动运动，增强患者的呼吸肌力量和肺活量。⑤心理：介绍机械通气治疗的目的及撤机的意义，增强战胜疾病的信心，减轻对呼吸机依赖程度，使撤机时间前移。

5. 按分级护理原则巡视　评估落实效果，是否达到预期目标，并做好记录。

三十九、口腔黏膜完整性受损

【定义】

口腔黏膜完整性受损指个体口腔黏膜组织已发生破损。

【依据】

1. 问诊　患者诉口腔内疼痛不适。

2. 体格检查　口腔黏膜、牙龈、舌面发生糜烂、溃疡、干裂、出血、充血、水肿、结痂、疱疹等。

3. 评估量表　疼痛评估≥3 分。

【预期目标】

1. 问诊　患者口腔内疼痛等症状减轻或消失。

2. 体格检查　患者口腔黏膜完好无破损。

3. 评估量表　疼痛评分降低；疼痛程度减轻或者消失。

4. 患者能自觉配合并落实口腔护理，保持口腔清洁，健康管理依从性提高。

【护理措施】

1. 评估与紧急处理　评估患者，如出现口腔黏膜破损，用生理盐水或漱口液含漱。遵医嘱做咽拭子培养。

2. 告知医生，进行综合评估。

3. 准确执行医嘱 如使用外用药，促进黏膜愈合。

4. 健康指导 ①饮食：提供温度适宜的食物和饮水，避免高温或酸性食物，禁烟酒等刺激性物质；②阳性体征管理：给予口腔清洁护理，改善口腔卫生（根据病情指导患者采取刷牙、清洁、漱口冲洗等不同方式）；③心理：向患者介绍口腔卫生保健知识，减轻患者焦虑情绪。

5. 按分级护理原则巡视 评估落实效果，是否达到预期目标，并做好记录。

四十、活动耐力下降

【定义】

活动耐力下降是个体处于生理能力降低，不能耐受日常所希望或必要的活动状态。

【依据】

1. 问诊 患者诉活动耐力水平下降，不能完成日常活动，活动中感到气促、胸闷、出汗、虚弱、头晕、呼吸困难，食欲下降、疲乏等。

2. 体格检查 患者在活动中出现面色苍白、发绀、呼吸浅快、心率增快、血压升高，严重时有缩唇呼吸。

3. 辅助检查 心电监护提示呼吸频率＞24 次/分、脉搏＞100 次/分。肺活量（VC）、肺功能减弱。胸部 X 线提示有肺纹理增粗、紊乱。胸部 CT 提示有敏感性和特异性改变。

4. 评估量表 改良呼吸困难评估量表（mMRC）评分≥2 级、运动耐量评估＜4METs、活动无耐力分级（Gordon）≥Ⅲ级、6 分钟步行试验（6MWT）为中重度心力衰竭、简易疲乏评分≥7 分。

【预期目标】

1. 问诊 患者诉头晕、疲乏、呼吸困难、活动无耐力等症状缓解。

2. 体格检查 呼吸、脉搏逐步维持在正常范围。

3. 评估量表 运动耐量评估≥7 分。

4. 患者知晓活动耐力下降的危险因素，并掌握降低活动耐力下降的方法。

【护理措施】

1. 评估与处理 评估患者，如出现 Gordon 分级≥Ⅲ级、6MWT 为中重度心力衰竭、mMRC≥2 级，伴随面色苍白、发绀、虚弱等症状，立即协助患者卧床休息，取舒适半卧位，预防压力性损伤、预防跌倒。予以吸氧及心电监护，建立静脉通路。

2. 告知医生，进行综合评估。

3. 准确执行医嘱 遵医嘱予以对症支持治疗，预防并发症，观察疗效。

4. 健康指导 ①饮食：进高热量、优质蛋白质、高维生素易消化食物，避免辛辣刺激性食物的摄入。②药物：指导患者遵医嘱规范服药，观察药物疗效和不良反应。③康复：制订个体化运动处方，包括运动方式、强度及持续时间等；指导并协助患者渐进式下床活动，预防跌倒。④阳性体征管理：进行床上主动或被动的肢体活动，预防下肢静脉血栓形成；在活动耐力可及的范围内，指导患者使用病房中的辅助设备（如床栏杆、椅背、扶手等），以节省体力和保证安全；将经常使用的物品放在患者容易取放的位置；教给患者保存体力、减少氧耗的技巧，如以均衡的速度进行生活自理或其他活动；在较长活动中穿插休息，有些自理活动（如刷牙、洗脸等）可坐着进行。⑤心理：保持情绪稳定，注意休息，劳逸结合。

5. 按分级护理原则巡视 评估落实效果，是否达到预期目标，并做好记录。

四十一、躯体移动障碍

【定义】

躯体移动障碍是指身体的一个或多个肢体的独立和有目的的身体运动受到限制。

【依据】

1. 问诊 患者主诉疼痛、自主翻身、运动受限。既往有关节炎、重症肌无力、脑卒中、脊髓损伤等病史。

2. 体格检查 患者有目的地活动如：床上活动、移动、行走、关节运动等能力受到一定范围的限制，存在不自主的、异常的肌肉收缩、扭曲、抖动、颤动等。

3. 评估量表 肢体肌力评估≤3 级，Barthel 指数评定量表（BI）评分≤40 分。

【预期目标】

1. 问诊 患者躯体移动能力逐步增强，未发生不良事件。

2. 评估量表 肢体肌力评估>3 级，BI 评分>40 分。

3. 患者及家属知晓肢体功能康复训练方法并配合。

【护理措施】

1. 评估与紧急处理 评估患者，如出现肌力评估≤3 级，BI 评分≤40 分，立即协助患者卧床休息为主，保持肢体功能位，关节受压处垫软枕预防压力性损伤，预防坠床，提供生活护理。

2. 告知医生，进行综合评估。

3. 准确执行医嘱 遵医嘱对症支持治疗，观察药物疗效及不良反应。

4. 健康指导 ①饮食：进优质蛋白、高维生素和纤维素食物，多饮水，保持皮肤清洁和大便通畅。②药物：指导患者规范服药，观察药物疗效及不良反应。③康复：配合康复理疗师落实力量训练、体位治疗、关节运动等康复训练，预防肢体废用综合征。④阳性体征管理：指导患者正确变换体位，进行床上主被动运动，预防肌肉萎缩、垂足、血栓等。协助渐进式下床活动，下床时扶助支撑物，选用合适的助行工具，预防跌倒。⑤心理：稳定情绪，增强自我照顾能力和自信心。

5. 按分级护理原则巡视 评估落实效果，是否达到预期目标，并做好记录。

四十二、知识缺乏

【定义】

知识缺乏是指个体缺乏与某种特定内容有关的认知方面的知识，常见于患者对疾病、治疗、预防等方面的知识缺乏。

【依据】

主要依据为问诊。患者主诉缺乏疾病相关知识和技能，知识水平受限或智能低下，无法理解和接受知识有关的病史。

【预期目标】

1. 问诊 患者能正确描述疾病与治疗相关知识，掌握获取知识的有效途径。

2. 患者及家属对疾病有正确认知，无焦虑、恐惧心理，主动配合治疗与护理。

3. 患者及家属知晓疾病及相关危险因素，养成良好的饮食与生活习惯，健康与安全管理依从性提高。

【护理措施】

1. 评估与处理　评估患者及家属疾病相关知识缺乏，立即给予疾病相关防治知识的健康宣教指导，包括疾病基本知识、病情、治疗方式、用药方法、并发症、注意事项等。根据患者的文化背景、语言习惯和文化程度来制订个性化的健康指导。

2. 告知医生，综合评估。

3. 健康教育　如发放健康宣教手册和健康宣教视频，鼓励患者和家属参与到健康讲堂活动及工作坊活动中，为患者及家属提供相关疾病、治疗、饮食、心理、疾病预防等方面相关知识指导，消除其紧张、焦虑情绪。

4. 按分级护理原则巡视　评估落实效果，是否达到预期目标，并做好记录。

四十三、健康自我管理无效

【定义】

健康自我管理无效是指个人通过一系列保持身体和心理健康状态的行动和措施没有起到作用，反而更加危害身体健康。

【依据】

1. 问诊　在开展自我健康管理的过程中，存在一些事与愿违的情况，如运动强度过低、没有达到预期锻炼效果，属于无效健身。长时间大强度的运动，则过犹不及，导致身体机能失调、免疫功能下降、运动损伤增加。

2. 体格检查　血压、体重、体温、心率、呼吸、大小便未做好自我检测及掌握基础指标的正常范围。

【预期目标】

1. 问诊　患者知晓疾病相关知识与危险因素。

2. 体格检查　做好血压、体重、体温、心率、呼吸、大小便自我检测及掌握基础指标的正常范围。

3. 掌握健康的饮食和生活习惯，积极配合治疗，健康管理依从性提高。

【护理措施】

1. 评估与处理　评估患者健康自我管理无效，立即与患者及家属沟通，改变不良行为和不健康的生活方式，建立健康科学的生活方式（生活规律、经常运动、不吸烟、少饮酒、戒毒、戒赌）。

2. 告知医生，进行综合评估。

3. 健康指导　指导正确利用健康信息，选择好生活方式，减少健康危险因素，维护和促进健康。帮助个人和家庭正确利用健康信息，改善患者的健康，预防疾病恶化，满足患者复杂的看病需求，在临床上、经济上和心理上达到好的效果。

4. 按分级护理原则巡视　评估落实效果，是否达到预期目标，并做好记录。

四十四、营养失衡：低于机体需要量

【定义】

营养失衡：低于机体需要量是指由于缺乏营养物质的摄入或摄取，营养低于机体需要量，机体处于营养不足，无法满足机体需要量，导致身体成分和身体细胞质量改变，使身体和精神功能受损的一种状态。

【依据】

1. 问诊　患者诉近一周内体重低于标准体重范围的 10%～20%，既往有感染、外伤、甲状腺功能亢进症、慢性肠炎、脑性瘫痪、肌肉萎缩及帕金森病等疾病史。

2. 体格检查　患者出现四肢皮皱、背部及腹部皮下脂肪少等衰弱状态。

3. 辅助检查　人体成分分析异常。

4. 评估量表　营养风险评估（NRS-2002）评估≥3 分。标准吞咽功能评价量表（SSA）评分为 18～46 分。

【预期目标】

1. 问诊　患者自述食欲好转。

2. 评估量表　营养风险评估（NRS-2002）评分＜3 分直至无营养风险。

3. 患者及家属知晓并掌握良好的营养与生活习惯，健康与营养管理依从性提高。

【护理措施】

1. 评估与紧急处理　评估患者，如出现（NRS-2002）营养风险评估≥3 分，伴随乏力、食欲下降等症状，立即协助患者卧床休息，预防坠床、防跌倒。

2. 告知医生，进行综合评估。

3. 准确执行医嘱　如补充能量合剂，输注脂肪乳剂、氨基酸、白蛋白、血浆、多特等肠外营养制剂，请营养科会诊制订个性化营养支持治疗方案。

4. 健康指导　①饮食：进食高热量、高维生素、高纤维素、低盐、低脂、适量优质蛋白的易消化饮食，戒烟、酒；指导患者每天口腔护理 2 次，预防感染，增进食欲。②药物：遵医嘱规范服药，如使用益生菌及促进食欲的药物治疗。③康复：鼓励适当活动，以增加营养物质的吸收与代谢。④阳性体征管理：根据病情需要给予鼻饲流食、经胃管（胃造瘘管）进食或静脉置管（CVC、PICC 或 PORT）胃肠外营养；遵医嘱静脉补充足够的营养，如葡萄糖、电解质、脂肪乳等。如有不适及时告知医务人员。⑤心理：安抚患者的情绪，保持均衡的营养的摄入。

5. 按分级护理原则巡视　评估落实效果，是否达到预期目标，并做好记录。

四十五、母乳喂养无效

【定义】

母乳喂养无效是指母亲、婴儿或儿童处于对母乳喂养过程不满意或困难的状态。这一诊断描述的是母乳分泌正常、新生儿吃奶正常，但新生儿摄入奶量不足的个体。

【依据】

1. 问诊　产妇诉哺乳后乳房排空不足，胀痛。新生儿吸吮母乳后仍烦躁不安，每天母乳喂养＜8 次；每天婴儿排尿＜5 次，排便＜3 次。

2. 体格检查　产妇喂奶后乳房仍肿胀，手法挤奶或乳房按摩仍有大量乳汁；产妇母乳喂养信心不足；母乳喂养姿势不正确；新生儿在哺乳后 1 小时内出现烦躁不安或苦恼。

3. 评估量表　疼痛评分增高。

【预期目标】

1. 问诊　产妇无乳房胀痛，新生儿吸吮母乳后能安静入睡、大小便正常。

2. 体格检查　产妇哺乳后乳房无肿胀，行手法挤奶或乳房按摩仅有少量乳汁分泌；产妇掌握正确的母乳喂养姿势；体温正常。

3. 评估量表　疼痛评分降低。

4. 产妇及家属接受并掌握母乳喂养技巧　每天母乳喂养至少 8 次，平均每次半小时左右；婴儿每天排尿 5～6 次，排便 3～4 次；婴儿体重增长情况和睡眠情况良好（生理性体重下降除外）。

【护理措施】

1. 评估与紧急处理　评估产妇，如出现喂奶后乳房肿胀，新生儿在哺乳后 1 小时内出现烦躁不安，立即查看母乳喂养姿势，协助新生儿正确含接乳头有效吸吮，指导母乳喂养技巧，对乳头异常者使用乳贴或吸奶器辅助疏通。

2. 告知医生，进行综合评估。

3. 准确执行医嘱　遵医嘱给予乳房按摩，指导母乳喂养技巧，观察新生儿吸吮情况。

4. 健康指导　①饮食：进高蛋白高纤维素的饮食，多喝汤类，促进乳汁分泌。②阳性体征管理：实行 24 小时母婴同室，鼓励按需哺乳，让新生儿多吸吮、频繁吸吮，以促进乳汁分泌。③向产妇宣教母乳喂养技巧及体位，乳房及乳头的护理。④心理：向产妇及家属行母乳喂养相关健康知识宣教，鼓励产妇树立母乳喂养的信心。

5. 按分级护理原则巡视　评估落实效果，是否达到预期目标，并做好记录。

第二章　潜在的护理诊断

一、有跌倒的危险

【定义】

有跌倒的危险是指身体的任何部位因失去平衡而意外触地导致个体处于一种易发生跌倒的危险状态。

【依据】

1. 问诊　患者诉乏力、食欲下降等，平衡能力障碍，既往有跌倒史、脑梗死、低血糖、体位性低血压、视听障碍、肌肉骨骼疾病、神经认知障碍等病史。

2. 体格检查　年龄≥65 岁，步态不稳、营养不良，携带管路，行走拄拐或搀扶。

3. 评估量表　Morse 跌倒风险评估≥45 分。

【预期目标】

1. 问诊　患者住院期间未发生意外跌倒事件。

2. 患者及其家属知晓跌倒危险因素，积极参与预防跌倒的各种措施。

【护理措施】

1. 按分级护理原则巡视及评估　识别中高风险人群。

2. 预防　Morse 跌倒风险评估≥45 分的跌倒高危人群，床头卡、就餐区、卫生间、盥洗间等跌倒高危区域及腕带上作防跌倒警示标识；告知患者及家属跌倒的风险；协助患者取舒适的良肢体位，指导渐进式下床活动，醒、坐、站各 30 秒，下床活动时扶支撑物，正确使用助行器和坐便椅，穿防滑鞋，过道无障碍；跌倒高风险人群签署防跌倒风险告知书；24 小时留陪。

3. 健康指导　①饮食：改善营养不良，食物中增加钙及维生素 D 的摄入。②康复：提供适合患者的运动，如打太极拳及其他多种类联合运动方式；为患者提供多种形式的防跌倒宣教材料，共同参与防跌倒行动等。③阳性体征管理：患者出现跌倒时，就地观察，及时告知医务人员。④心理：向患者讲解防跌倒的措施，缓解患者紧张的情绪。

4. 识别及紧急处理　发现患者跌倒，立即进行全面病情评估，伤情允许时扶助患者于床上，监测生命体征，告知医生，准确执行医嘱，落实止痛、补液、包扎固定等对症处理，做好心理护理，观察效果并记录。

二、有误吸的危险

【定义】

有误吸的危险是指个体处于容易将分泌物、固体或液体吸入气管、支气管的一种危险状态。

【依据】

1. 问诊　有癫痫、脑卒中发作史，老年痴呆患者、颅脑损伤患者、口咽部肿瘤切除术患者、胃食管反流、使用镇静或肌松药物。

2. 体格检查　意识障碍、躁动不安、昏迷、携带人工气道、机械通气、鼻饲喂养患者剧烈呛咳、发绀、喘鸣、呼吸困难、窒息、痰液带有食物残渣。

3. 评估量表　误吸风险评估≥13 分。

【预期目标】

1. 问诊 预防误吸措施落实有效，未发生误吸事件。

2. 患者或家属知晓误吸的危险因素并掌握预防措施，掌握正确的进食方式。

【护理措施】

1. 按分级护理原则巡视及评估 识别风险人群。

2. 预防 对于老年人，以及有误吸史、意识障碍、长期卧床、留置人工气道、吞咽困难等高危人群应动态评估误吸风险；协助存在高误吸风险的患者尽量取半卧位、侧卧位或头偏向一侧，及时清理口腔及气道分泌物，保持呼吸道通畅；存在胃食管反流或胃动力障碍的患者采取幽门后喂养，动态监测患者面色、生命体征、意识、胃管位置、胃残余量、腹内压等，并做好记录。

3. 健康指导 ①饮食：鼻饲管喂养抬高床头 30°～45°，采取低流量、匀速方式。②观察痰液是否带有食物的残渣，每 4～6 小时监测胃残余量，胃残余量＜200ml，维持原速度；胃残余量≤100ml 则需要加速 20ml；胃残余量＞200ml，对患者进行肠内营养耐受评估并使用促胃动力药。③肠内营养喂养过程中避免翻身、叩背、吸痰等操作，鼻饲结束后保持半卧位 30～60 分钟。④患者携带人工气道及鼻饲管时，妥善固定，每班检查管道位置，置入深度及通畅情况，确保在位、通畅，确保人工气道气囊压力 25～30cmH_2O。⑤患者意识障碍、舌后坠、咳嗽反射减弱时，使用合适的口咽通气导管并固定，保持气道畅通，及时清理口鼻腔及气道分泌物，头偏向一侧。人工气道患者每 4 小时进行 1 次口腔、深咽部分泌物的吸引，减少微误吸。若患者意识清楚，评估吞咽功能，进行洼田饮水实验，指导早期开展吞咽功能训练。⑥全身麻醉及区域组织麻醉前 2 小时禁饮、新生儿和婴儿 4 小时禁母乳、禁食 6 小时，以防发生术后呕吐误吸。

4. 评估与紧急处理 评估患者，出现误吸，神志清醒患者，护士使用海姆利希手法让患者咳出异物；神志不清患者，应立即采取侧卧位，头偏向一侧，迅速使用负压吸引器快速吸出口鼻及呼吸道吸入的异物，暂停喂食；必要时行气管镜肺泡灌洗等；患者出现心跳、呼吸骤停时，立即行胸外心脏按压、气管插管等抢救，根据患者情况联系相关科室会诊协助处理，动态观察其生命体征并记录。

三、有自我伤害的危险

【定义】

有自我伤害的危险是指个体处于一种有造成直接自我伤害的危险状态，这种伤害包括自虐、自残、自杀等多种行为。

【依据】

1. 问诊 患者有孤独感，过度担心，睡眠障碍，自我怀疑，反复倾诉。曾有自我伤害、滥用药物、吸毒的行为。存在风险因素，如酒精中毒、自闭症、双向性人格障碍、抑郁症、精神分裂症、创伤后应激障碍等。

2. 体格检查 存在情绪低落、焦虑、紧张、抑郁等不良情绪。

3. 评估量表 焦虑自评量表（SAS）或抑郁自评量表（SDS）：SAS 评分≥32 分为轻度焦虑症，SDS 评分≥53 分。

【预期目标】

1. 问诊 患者情绪稳定，能正确面对疾病和压力，未发生自我伤害行为。

2. 体格检查 情绪低落、焦虑、紧张、抑郁等不良情绪好转。

3. 评估量表 焦虑自评量表（SAS）或抑郁自评量表（SDS）：评分降低。

4. 患者家属知晓预防患者自我伤害的预防措施。

【护理措施】

1. 按分级护理原则巡视及评估 识别风险人群。

2. 预防 对于情绪低落、认知障碍、失眠、躯体不适及肿瘤患者常规进行心理护理，关注患者情绪、心理等动态变化并记录；对于存在轻度抑郁的患者采取倾听、共情、疏导、宣泄、叙事疗法、积极心理、音乐及放松疗法等方式，给予患者心理支持，告知医生及家属，做好记录；对于中到重度抑郁的患者，病房内危险物品妥善保管，24 小时留陪并严密看护，做好记录和交接，床尾悬挂“绿色笑脸”标识警示；书面告知家属，签署《患者自杀风险告知书》，遵医嘱指导患者按时服用抗焦虑抑郁药物，观察疗效并记录，关注情绪及心理变化，请心理咨询师做好心理疏导，动态进行焦虑抑郁评估，必要时请精神心理医生会诊。

3. 健康指导 ①药物：遵医嘱服用抗焦虑抑郁药物，不能自行停药或减药，注意药物不良反应，如有不适及时告知医务人员。②康复：听舒缓音乐，指导正念冥想练习，舒缓内心压力，改变心境，消除自我伤害的意念。指导家属正确对待患者，主动参加对患者有利的医疗康复活动中，减轻患者压抑情绪和心理负担，帮助患者恢复积极的生活态度。③阳性体征管理：患者出现焦虑或抑郁，告知家属，签署知情同意书，采取听音乐、阅读、定期锻炼、与大自然互动等措施缓解症状。④心理：运用叙事护理，倾听患者的心声，缓解其低落情绪与焦虑，向家属宣教与患者有效沟通的技巧及解决问题的方法。

4. 评估与紧急处理 评估患者，出现自我伤害时，立即评估伤情，监测生命体征，同时报告医生并给予止血、包扎、固定等紧急处置，必要时通知相关科室会诊协助处置。

四、有压力性损伤的危险

【定义】

有发生压力性损伤的危险是指由于强烈和（或）长期存在的压力或压力联合剪切力导致，发生在皮肤和（或）皮下组织的局限性损伤，通常发生骨隆突处或与医疗器械及其他设备有关的损伤。

【依据】

1. 问诊 患者诉无力翻身或术后被迫体位不便翻身。

2. 体格检查 局部组织发红、水泡等表皮和真皮组织受损。患者意识丧失、运动限制、营养不良、认知障碍、体温升高、血氧饱和度降低、皮肤潮湿度增加、皮肤水肿。

3. 辅助检查 血清总蛋白≤60g/L，白蛋白≤35g/L。

4. 评估量表 压力性损伤风险评估量表（Braden）评分≤18 分；Norton 评分≤14 分；NRS-2002 营养风险筛查评分≥3 分。

【预期目标】

1. 问诊 患者皮肤完好，未发生 2 期及以上压力性损伤。

2. 体格检查 局部组织无发红、水疱等表皮和真皮组织受损。

3. 辅助检查 血清总蛋白＞60g/L，白蛋白＞35g/L。

4. 评估量表 Braden 评分＞18 分，营养风险评估（NRS-2002）＜3 分。

5. 患者及其家属知晓压力性损伤的相关预防措施，能主动配合。

【护理措施】

1. 按分级护理原则巡视及评估 识别风险人群。

2. 预防 压力性损伤高危患者床边悬挂“防压力性损伤”警示标识，给予软垫或气垫床，每 2 小时变换体位，受压部位及骨突处给予减压措施，保持受压部位皮肤清洁、干燥，避免床单位潮湿和皱褶，动态评估生命体征、自理能力、营养状态改善及皮肤受压、红肿、破溃等情况，积极给予早期干预并记录。遵医嘱给予抗炎、补液、营养支持等治疗，观察疗效并记录。

3. 健康指导 ①饮食：增进优质蛋白质、碳水化合物、维生素、矿物质的摄入，每天热量30～35kcal/kg、蛋白质1.25～1.50g/kg。②康复：指导床上肢体功能运动，病情允许，协助患者早期下床活动，预防压力性损伤发生。③阳性体征管理：保持肛周皮肤清洁、干燥，避免局部刺激，每2小时翻身一次，使用减压贴进行保护性干预，选择合适的减压器具或软垫支撑受压部位。对于使用医疗器械的患者，定期监测医疗器械固定装置的松紧度。④心理：引导患者积极的心态对待疾病，缓解焦虑情绪。

4. 评估与紧急处理 评估患者，出现压力性损伤，①立即协助患者更换体位、翻身，避免长期坐位；②抬高床头不超过30°，减少皮肤与接触面的剪切力；③使用合适的减压器具进行干预、采用高规格泡沫床垫，高危患者骶尾部、足跟部、枕部可使用预防性敷料；④高危手术患者在术中使用高规格记忆支撑棉，在手术体位的骨突隆处使用预防性敷料。同时告诉医生给予综合处理。

五、有洋地黄中毒的危险

【定义】

有洋地黄中毒的危险，是指过量使用洋地黄药物出现胃肠道反应、神经系统症状及心脏毒性反应。

【依据】

1. 问诊 患者服用洋地黄类药物，诉恶心、呕吐、腹胀等胃肠道反应；视物模糊、黄视、绿视、倦怠、乏力、头疼等中枢神经系统反应。

2. 辅助检查 心电图检查各类心律失常，最常见者为室性期前收缩，多呈二联律或三联律。

【预期目标】

1. 问诊 患者无恶心、呕吐、头痛、倦怠、视物模糊、黄视、绿视。

2. 辅助检查 心电图检查正常。

3. 未发生洋地黄中毒，患者及家属知晓洋地黄的不良反应及紧急处理措施，掌握自测心率的方法。

【护理措施】

1. 按分级护理原则巡视及评估 识别风险人群。

2. 预防 遵医嘱给药，每天监测患者心率、心律、呼吸、胃肠道反应、视物模糊，黄视、绿视、定向力障碍、意识等神经系统症状、心电图变化等变化，当心率＜60次/分时，或出现上述不适应立即告诉医生。

3. 健康指导 ①饮食：指导给予进低盐低脂饮食、富含钾、镁、清淡易消化饮食。②药物：指导患者规范服药，观察有无洋地黄的中毒表现，如心律失常。③阳性体征管理：教会患者及家属监测心率，出现任何不适及时告知医护人员。④心理：稳定患者情绪，消除紧张、焦虑。

4. 评估与紧急处理 评估患者，若患者洋地黄中毒，应立即停止给药，遵医嘱纠正心律失常。

六、有休克的危险

【定义】

有休克的危险是指全身有效循环血容量绝对或相对不足，导致重要脏器和组织灌注严重不足，引起全身微循环功能障碍，从而出现一系列以缺血、缺氧、代谢障碍及重要脏器损害为特征的一种临床综合征。

【依据】

体格检查：患者血压下降、尿量减少。

【预期目标】

1. 患者未发生休克。

2. 患者及家属知晓并掌握休克相关预防措施，具有自护的健康意识，能遵医嘱服药并配合进行休克的抢救与护理。

【护理措施】

1. 按分级护理原则巡视及评估 评估患者，是否出现面色苍白，表情淡漠，烦躁不安，成人呼吸频率＞24 次/分，脉搏＞100 次/分，血压＜90/60mmHg，或低于日常的 30%，脉压差＜20mmHg，平均动脉压＜65mmHg；四肢湿冷等情况。

2. 预防 准确记录尿量及 24 小时出入量；使用大剂量血管活性药物及既往续泵过程中发生过不良事件、对血管活性药物特别敏感的患者应采用双泵法续泵；根据血压等情况动态调整血管活性药物剂量及补液速度，评估护理措施落实效果并记录。

3. 健康指导 ①饮食：进清淡、易消化的食物，少量多餐，避免刺激性食物的摄入，禁食的患者注意口腔清洁。②指导患者遵医嘱用药。注意观察心率、心律、血压、中心静脉压及药物的不良反应。③康复：在病情允许的情况下，鼓励患者进行深呼吸训练，协助叩背并进行有效咳嗽、排痰，避免误吸导致的肺部感染。协助患者进行双上肢和胸廓运动，以促进肺扩张。④阳性体征管理：注意保暖，表情淡漠或神志昏迷者，将头偏向一侧或置入通气导管，以防舌后坠或呕吐物、气道分泌物等引起误吸气管插管或气管切开者应及时吸痰。定时观察呼吸音变化，若有肺部湿啰音或喉头痰鸣者，及时清除呼吸道分泌物。记录 24 小时出入量。病情许可，每 2 小时翻身 1 次，防止受压部位压力性损伤。⑤心理：清醒患者给予心理安慰，任何不适及时告知医护人员。

4. 评估与紧急处理 评估患者，若出现休克表现，立即协助患者取休克卧位，头偏向一侧，保持呼吸道通畅；遵医嘱立即行心电监测，氧气吸入，建立 2 条静脉通路，给予快速补液、升压、动脉动脉血气分析、血乳酸检测等抢救措施，并针对休克的病因进行有针对性治疗；监测神志、生命体征、CVP、尿量等病情变化，并做好记录。

【休克的诊断】

1. 问诊 口渴心慌、乏力、恶心、呕吐。

2. 体格检查 面色及皮肤苍白，口唇及甲床发绀，表情淡漠，烦躁不安，意识进行性改变，成人呼吸频率＞24 次/分，成人脉搏频率＞100 次/分，脉率增快，四肢湿冷，毛细血管充盈时间延长＞5 秒。成人血压＜90/60mmHg，低于日常的 30%，脉压差＜20mmHg，平均动脉压＜65mmHg；少尿（尿量＜400ml/24h 或＜17ml/h）或无尿（尿量＜100ml/24h）。

3. 辅助检查 血乳酸＞2mmol/L；

4. 休克指数 休克指数（脉搏/收缩压）：≥1.0 提示休克，≥2.0 提示严重休克。

七、有感染的危险

【定义】

有感染的危险是指个体处于易受机会性或致病性病原体（病毒、真菌、细菌、原生动物或其他寄生虫）侵犯的一种危险状态。

【依据】

患者行侵入性诊疗操作、手术治疗，患者免疫功能低下等。

【预期目标】

1. 患者未发生感染。

2. 患者及家属知晓疾病与预防相关健康知识指导，掌握如有效咳嗽、排痰等措施。

【护理措施】

1. 按分级护理原则巡视及评估 识别风险人群。

2. 预防 动态观察神志、生命体征、痰液及各种引流液的颜色、性状及量，切口敷料情况等阳性症状体征变化并做好记录；根据病情落实基础护理、疾病专科护理及相应隔离措施；严格执行手卫生、标准预防、终末消毒等感染预防措施；人工气道、留置尿管、中心静脉置管等患者严格落实三管感染预防措施，严防 VAP、导尿管相关尿路感染、中心静脉导管相关血流感染的发生。

3. 健康指导 ①饮食：进高热量优质蛋白质高维生素饮食，多饮水，保持口腔清洁；戒烟限酒。②服药：指导患者遵医嘱服药，注意观察药物疗效及不良反应。③康复：协助患者早期下床活动，渐进式下床，预防跌倒，出现任何不适及时告知医护人员。④阳性体征管理：鼓励病情稳定的患者进行有效呼吸和咳嗽训练；指导留置尿管患者及家属倒尿指征，及时排空尿袋；手术部位发生感染者指导患者控制血糖；对患者及家属进行手卫生宣教，指导正确的洗手方法。⑤心理：安抚患者，保持情绪稳定。

4. 识别与紧急处理 评估患者，若出现头晕、乏力、食欲下降等症状，腋下体温≥37.5℃，且持续性升高，高热者给予物理降温，绝对卧床休息；告诉医生，遵医嘱采集血、痰液、尿液等标本，建立静脉通路，给予补液扩容、抗炎对症支持治疗；保持病室安静，备齐急救药械，拉起床栏预防坠床，并记录。

八、有创伤综合征的危险

【定义】

创伤综合征是指人体遭受外力作用发生的创伤，而产生的特异性反应和非特异性反应，包括生理、心理、行为等方面的变化。一种是由外力造成身体创伤带来的，另一种是个体身体虽未受到实际伤害，但由于恐惧受伤，引起的应激反应。

【依据】

1. 问诊 患者诉有产生应激反应的诱发因素，如灾害、亲人离世等。

2. 体格检查 患者认知反应异常：自我意识狭窄、记忆外伤、提取困难、注意力涣散；情绪反应异常：焦虑、恐惧、抑郁、愤怒；行为反应异常：逃避与回避、退化与依赖、物质滥用；生理反应：瞳孔扩大、排汗增加、气管扩张、心跳加速等。

3. 创伤后应激障碍自评量表 采取量表评估创伤事件发生后的心理感受得分＞1 分。

【预期目标】

1. 问诊 患者能正常面对、接纳创伤，认知、情绪、行为正常。

2. 体格检查 患者瞳孔、心率等生命体征恢复正常。

3. 评估量表 创伤后应激障碍自评逐渐恢复至没有影响。

4. 患者及家属知晓创伤后危险因素，并掌握相关预防措施，未发生意外。

【护理措施】

1. 按分级护理原则巡视及评估 监测生命体征、意识、精神状态，关注患者情绪。

2. 预防 指导并协助患者进行正念舒缓疗法，多倾听患者的声音，并满足合理诉求，听五音疗愈音乐，缓解焦虑情绪，保证充足的睡眠；出现任何不适及时告知医护人员。

3. 健康指导　①饮食：进食可口、营养丰富的软食，尊重患者的饮食习惯和宗教信仰。②药物：指导遵医嘱正确规范服用镇静、抗焦虑等药物，一周左右逐渐减量至停药，知晓并会观察药物不良反应。③康复：教患者进行正念呼吸调节、肌肉放松和想象放松练习。④阳性体征管理：取舒适、安静治疗环境，有亲近的家属陪伴，使患者感受家庭的温暖和朋友的关怀，采用暗示和鼓励性语言，使其振奋精神、充满信心、减轻疼痛。⑤心理：鼓励患者倾诉内心体验，给予患者心理上的支持、理解和同情，进行心理疏导和宣泄干预，消除紧张和焦虑，提高患者恢复健康的信心。有任何不适及时告知医护人员。

4. 识别与紧急处理　评估患者，如出现因创伤、亲人离世等因素诱发的应激反应，进而出现注意力涣散、焦虑、恐惧、抑郁、愤怒、逃避与回避、排汗增加、气管扩张、心跳加速等认知、情绪及生理反应异常症状时，立即进行心理干预，家属积极参与，促进患者对应激性生活事件的适应。并遵医嘱使用咪达唑仑、丙泊酚、右美托咪定等镇静类药物，观察治疗效果及不良反应。

九、有窒息（成人）的危险

【定义】

窒息是指人体的呼吸过程由于某种原因受阻或异常，所产生的全身各器官组织缺氧，二氧化碳潴留而引起的组织细胞代谢障碍、功能紊乱和形态结构损伤的病理状态称为窒息。当人体内严重缺氧时，器官和组织会因为缺氧而广泛损伤、坏死，尤其是大脑。气道完全阻塞造成不能呼吸只要1分钟，心跳就会停止，只要抢救及时，解除气道阻塞，呼吸恢复，心跳随之恢复。窒息是危重症患者最重要的死亡原因之一。

【依据】

1. 问诊　气道梗阻或痉挛、呼吸困难、烦躁不安等症状。

2. 体格检查　呼吸急促、面色发绀、心动过速等症状，伴有呼吸系统疾病或气道异物等。呼吸频率＞24次/分，心率＞100次/分。

3. 辅助检查　血氧饱和度急速下降。

【预期目标】

1. 问诊　气道梗阻或痉挛、呼吸困难、烦躁不安等症状减轻或消失，未发生窒息。

2. 体格检查　呼吸、心率平稳，面色转红润，未发生窒息。

3. 辅助检查　呼吸频率恢复正常18～22次/分，心率恢复正常60～100次/分，$SpO_2 \geqslant 95\%$。

4. 患者及家属知晓疾病知识及危险因素，并掌握相关预防措施，健康与安全管理依从性高。

【护理措施】

1. 按分级护理原则巡视及评估　动态评估患者神志、面色、生命体征，血氧饱和度、切口渗血、肌力等病情。

2. 预防　高误吸风险的患者尽量取半卧位、侧卧位或头偏向一侧，及时清理口腔及气道分泌物，保持呼吸道通畅；存在胃食管反流或胃动力障碍的患者采取幽门后喂养，动态监测患者面色、生命体征、意识、胃管位置、胃残余量、腹内压等，并做好记录。

3. 健康指导　①饮食：指导患者进食糊状或半流质饮食，避免油炸、坚硬、刺激性食物的摄入。②药物：泵入镇静及肌松剂应注意保护血管，缓慢注射，观察疗效及不良反应。③康复：根据病情，指导并协助床上主被动运动及呼吸功能训练每天2次，指导吞咽功能训练，预防误吸，指导渐进式下床活动，预防跌倒，早期开展规范化康复训练。④阳性体征管理：保持气道通畅，教会患者及家属知晓窒息的症状及体征，正确使用海姆利希手法，出现呼吸困难等任何不适及时告知医护人员。⑤心理：安慰患者消除紧张，稳定情绪，增进治疗的信心。

4. 识别与紧急处理 评估患者，若出现窒息，立即将患者头偏向一侧，并查看口腔及呼吸道，术后患者查看颈部切开渗血，评估肌力，了解窒息原因。如为误吸导致，神志清醒者，采用海姆利希手法排除异物；神志不清者，取侧卧位，头偏向一侧，必要时采用负压吸引快速清除口鼻及呼吸道异物；给予氧气吸入、心电监护、建立静脉通道、遵医嘱给药、患者出现心搏骤停时立即行胸外心脏按压；如为局部血肿压迫导致，在畅通气道、气管插管、机械通气的同时立即配合医生手术减压解除局部压迫等。

十、有深静脉血栓栓塞的危险

【定义】

深静脉血栓是指血液在深层静脉、肌肉深层的静脉血栓，因血流速度减慢、外伤、血管炎性改变、血液黏稠、导致血流抑制的一种状态，不正常地凝结，使血管完全或不完全阻塞，静脉回流障碍。

【依据】

1. 问诊 肢体疼痛、麻木感、活动障碍等。

2. 体格检查 肢体肿胀、浅静脉扩张，肢体色素沉着、肢体远端溃疡；皮温升高。

3. 辅助检查 多普勒超声检查提示有静脉血栓形成，计算机体层血管成像（CTA），D-二聚体进行性升高。

4. 评估量表 手术患者 Caprini 评分≥5 分或非手术患者 Padua 评分≥4 分。

【预期目标】

1. 问诊 患者无肢体疼痛、麻木感、活动障碍，未发生深静脉血栓栓塞。

2. 体格检查 肢体无肿胀。

3. 评估量表 Caprini 评分＜5 分或 Padua 评分＜4 分。

4. 患者及家属知晓并掌握预防静脉血栓相关措施，参与自我安全管理。

【护理措施】

1. 按分级护理原则进行巡视与评估 动态监测呼吸、血压、心率、血脂、血糖、凝血功能等，观察患肢肿胀、疼痛、皮肤颜色及温度、出血倾向等。

2. 预防 血栓高危人群根据医嘱采取预防措施，指导活动、保护静脉、术中保暖、间歇充气加压装置治疗、低分子肝素钠 2500U 腹部皮下注射等预防措施，观察药物疗效及不良反应；中高危患者按期做好出院随访。

3. 健康指导 ①饮食：以优质蛋白为主，多食用新鲜水果蔬菜，多饮水，病情允许，饮水量≥2000ml，戒烟、戒酒、控制血糖、血脂。②药物：观察药物不良反应，关注牙龈、皮肤黏膜出血、黑便等。③康复：鼓励卧床患者早期活动和腿部锻炼，指导踝泵运动；活动期间，注意床栏的使用，防止坠床；根据患者恢复情况建议尽早下床活动，避免久站、久卧，预防跌倒。④阳性体征管理：出现深静脉血栓，指导抬高患肢高于心脏水平 20～30cm，制动，禁止按摩、热敷；PICC 置管患者置管侧上肢可行握拳、松拳运动；出现任何不适及时告知医务人员。

4. 识别与紧急处理 评估患者，如出现肢体肿胀、疼痛、麻木感、活动障碍、皮温升高呈青紫色，未触及足背动脉搏动，严重时会发生股青肿或股白肿等深静脉血栓征象时，立即绝对卧床，抬高患肢高于心脏水平 20～30cm；避免下肢静脉穿刺，禁止按摩热敷患肢；监测腿围，皮温、足背动脉搏动及肢体血运情况；观察皮肤黏膜是否出现瘀斑，有无牙龈出血、血尿、便血、消化道溃疡出血；病情允许的情况下多饮水，每天饮水量≥2000ml；戒烟酒，保持大便通畅，避免屏气用力；给予心电监护及氧气吸入。观察患者意识瞳孔、有无呼吸困难、咯血及尿量；观察呼吸困难、胸腔刺痛感、咳嗽、咳血等，警惕肺栓塞的发生。

第三篇　专科疾病护理诊断

第一章　呼吸系统常见疾病临床护理诊断

一、肺炎临床护理诊断

疾病简介

肺炎指非肺泡、远端气道和肺间质的感染性炎症。根据发病的场所不同，分为社区获得性和医院获得性肺炎。肺炎可由细菌、病毒、非典型病原体、真菌或寄生虫等引起，其中以细菌最为常见。是否发生肺炎取决于病原体和宿主两个因素，当病原体数量增多、毒力增强和（或）宿主呼吸道局部和全身免疫防疫系统损坏，即可发生肺炎。

护理诊断	护理措施	护理目标跟踪
发热 1. 问诊　发热、寒战，乏力或肌肉酸痛。 2. 体格检查　体温增高，呼吸急促。呼吸≥24 次/分，体温≥37.5℃。 3. 辅助检查　炎性标志物结果异常，血培养报阳。细菌学检测、病毒与寄生虫等筛查检出相关致病菌	1. 评估与紧急处理　①评估患者体温＞37.5℃，鼓励多饮水，行温水擦浴或使用退热贴，监测体温、呼吸。②体温＞38.0℃，并持续升高、寒战、呼吸急促、意识模糊等，立即协助患者绝对卧床休息，取舒适功能位，指导并协助五点冰敷或遵医嘱使用退热药，心电监护和吸氧，保持静脉通畅，维持水、电解质和酸碱平衡，监测体温并记录。③根据血培养、细菌学检测结果，遵医嘱合理使用抗生素，做好接触隔离与标准预防并记录。 2. 告知医生进行综合评估。 3. 准确执行医嘱　如采集血培养标本，查找病原微生物，双氯芬酸钠退热栓直肠给药，给予抗感染、静脉补液等对症支持治疗，观察疗效及不良反应。 4. 健康指导　①饮食：指导患者进食高热量、高蛋白、富含维生素、易消化的饮食，少量多餐，鼓励多饮水 2000ml/d，饮水量根据病情而定。②药物：教会患者或家属正确使用双氯芬酸钠退热栓直肠给药方法。③阳性体征管理：教会患者或家属正确掌握物理降温和读取腋温计的方法。④心理：安慰患者，稳定情绪，消除紧张与焦虑。出现任何不适及时告知医护人员。 5. 按分级护理原则进行巡视　评估措施落实效果，并做好记录	1. 问诊　发热、乏力、肌肉酸痛和寒战等症状好转或消失。 2. 体格检查　皮肤干燥、温暖，生命体征稳定。 3. 辅助检查　炎性标志物结果正常。细菌学检测、病毒与寄生虫等筛查未检出致病菌。 4. 患者及家属知晓疾病相关知识，并进行自我管理

续表

护理诊断	护理措施	护理目标跟踪
咳嗽与咳痰 1. 问诊　咳嗽、咳痰，痰液黏稠不易咳出。 2. 体格检查　双肺可闻及痰鸣音。 3. 辅助检查　痰培养检出致病菌。 4. 评估量表　咳嗽力量分级 2 级，痰液黏稠度分级为Ⅲ度	1. 评估与紧急处理　立即协助患者取半坐卧位，畅通呼吸道，吸氧，必要时吸痰护理。 2. 告知医生进行综合评估。 3. 准确执行医嘱　如乙酰半胱氨酸溶液雾化吸入，必要时使用排痰仪，观察效果及不良反应。 4. 健康指导　①药物：指导患者正确掌握平喘吸入剂与雾化吸入治疗的方法，雾化治疗后进行温水漱口。②康复：指导有效咳嗽、咳痰，教会家属用空心掌拍背，观察患者耐受及咳痰情况。③阳性体征管理：教会患者及家属观察痰液的性状和量。出现任何不适时及时告知医护人员。④心理：保持积极的心态，稳定情绪。 5. 按分级护理原则进行巡视　评估措施落实效果，并做好记录	1. 问诊　咳嗽减轻或消失，痰液易于咳出。 2. 体格检查　听诊双肺未闻及痰鸣音。 3. 辅助检查　痰培养未检出致病菌。 4. 评估量表　咳嗽力量为 3 级、痰液黏稠度为Ⅰ度。 5. 患者及家属知晓疾病相关知识，掌握有效咳嗽方法，并进行自我管理
呼吸困难 1. 问诊　呼吸费力、憋闷。 2. 体格检查　听诊双肺呼吸音减弱及胸膜摩擦音，或湿啰音、支气管呼吸音。叩诊浊音等。 3. 辅助检查　SpO_2<95%	1. 评估与紧急处理　立即抬高床头 30°～45°，取舒适功能卧位，畅通呼吸道，心电监护和吸氧，必要时行文丘里面罩吸氧，观察氧疗效果及呼吸困难改善情况并记录。 2. 告知医生进行综合评估。 3. 准确执行医嘱　如给予支气管舒张剂治疗等，观察疗效及不良反应。 4. 健康指导　①药物：指导患者正确掌握雾化吸入治疗的方法。②阳性体征管理：指导患者保持半坐卧位及呼吸道通畅，出现任何不适及时告知医护人员。③康复：病情允许下，进行呼吸功能锻炼，每天 1～2 次，每次 15～30 分钟。④心理：给予心理疏导，缓解紧张情绪。 5. 按分级护理原则进行巡视　评估措施落实效果，并做好记录	1. 问诊　呼吸费力、憋闷等症状好转或消失。 2. 体格检查　听诊双肺未闻及湿啰音、呼吸音等，叩诊清音。 3. 辅助检查　SpO_2 95%～100%。 4. 患者及家属知晓疾病相关知识，并进行自我管理
胸痛 1. 问诊　患者主诉胸痛。 2. 评估量表　疼痛数字评分增高	1. 评估与紧急处理　协助患者卧床休息，吸氧，评估患者疼痛情况，并做好记录。 2. 告知医生进行综合评估。 3. 准确执行医嘱　如合理使用抗生素和补液治疗，对于疼痛评分≥4 分的中度、重度疼痛者，遵医嘱正确使用药物止痛，观察药物疗效及不良反应。	1. 问诊　胸痛缓解或消失。 2. 评估量表　疼痛评分降低。 3. 患者及家属能知晓疾病相关知识，并进行自我管理

续表

护理诊断	护理措施	护理目标跟踪
	4. 健康指导　①饮食：指导患者及家属均衡饮食，给予高蛋白、高热量、高维生素、易消化的食物，提供良好就餐环境。②药物：遵医嘱给予双氯芬酸钠栓或曲马多注射液等药物控制疼痛，指导患者观察用药后反应，出现任何不适及时告知医务人员。③阳性体征管理：告知患者可能诱发或加重疼痛的因素，如情绪紧张、进食某些食物、饮酒等，指导患者减轻咳嗽时疼痛的方法，如可用双手或枕头轻压疼痛部位两侧，减轻咳嗽时胸廓牵拉引起的疼痛。 5. 按分级护理原则进行巡视　评估措施落实效果，并做好记录	

二、支气管哮喘临床护理诊断

疾病简介

支气管哮喘简称哮喘，是一种以慢性气道炎症和气道高反应性为特征的异质性疾病。主要特征包括气道慢性炎症，气道对多种刺激因素呈现高反应性，多变的可逆性气流受限，以及随病程延长而导致的一系列气道重构。临床表现为反复发作的喘息、气急、胸闷或咳嗽等症状。

护理诊断	护理措施	护理目标跟踪
呼吸困难 1. 问诊　反复喘息、气急、呼气性呼吸困难，伴胸闷或咳嗽。 2. 体格检查　听诊双肺闻及弥漫性哮鸣音，呼气音延长。呼吸≥24 次/分，SpO_2 异常。 3. 评估量表　呼吸困难严重程度（mMRC）2～4 级	1. 评估与紧急处理　立即抬高床头 30°～45°，取舒适功能位，给予氧气吸入，心电监护，有明确变应原者，尽快脱离变应原，建立静脉通路。 2. 告知医生进行综合评估。 3. 准确执行医嘱　如遵医嘱使用吸入性平喘剂，布地奈德雾化吸入，多索茶碱组、甲强龙组静脉泵入等，观察疗效及不良反应。 4. 健康指导　①饮食：指导患者戒烟酒，避免摄入易引起过敏的食物（如海鲜等）。②药物：教会患者掌握吸入剂的正确使用方法。③阳性体征管理：指导患者避免持续喊叫等过度换气动作，避免接触刺激性气体及预防呼吸道感染，指	1. 问诊　喘息、气急、呼气性呼吸困难及胸闷、咳嗽等症状好转或消失。 2. 体格检查　听诊双肺未闻及弥漫性哮鸣音，呼气音正常。呼吸 16～20 次/分，SpO_2≥95%。 3. 评估量表　呼吸困难严重程度（mMRC）低于 2 级。 4. 患者及家属知晓疾病相关知识，并进行自我管理

续表

护理诊断	护理措施	护理目标跟踪
	导患者掌握出现呼吸困难时紧急自我处理方法，出现任何不适及时告知医护人员。④康复：指导呼吸功能锻炼，缩唇呼吸每天 2～3 次，每次 10～15 分钟。⑤心理：安慰鼓励患者，心理疏导，消除紧张、焦虑情绪。 5. 按分级护理原则进行巡视　评估措施的落实效果，并做好记录	
咳嗽与咳痰 1. 问诊　咳嗽，痰液黏稠不易咳出。 2. 体格检查　面色及口唇青紫，甲床苍白，呼吸增快＞24 次/分，听诊双肺痰鸣音。 3. 评估量表　咳嗽力量分级 2 级，痰液黏稠度分级为Ⅲ度	1. 评估与紧急处理　立即协助患者取侧卧位，叩背排痰，畅通气道，给氧，必要时吸痰护理，根据痰液性状调节气道湿化程度。 2. 告知医生进行综合评估。 3. 准确执行医嘱　如乙酰半胱氨酸溶液雾化吸入，气道湿化治疗，机械辅助排痰治疗，观察疗效及不良反应。 4. 健康指导　①药物：指导患者掌握正确使用吸入剂的方法。②康复：指导家属掌握空心掌拍背，会观察患者耐受及咳痰情况。③阳性体征管理：教会患者及家属自我监测血氧饱和度，会观察痰液的性状。出现任何不适时及时告知医护人员。④心理：保持积极的心态，消除焦虑和紧张情绪。 5. 按分级护理原则进行巡视　评估措施落实效果，并做好记录	1. 问诊　痰液易于咳出，痰液总量变少。 2. 体格检查　呼吸 16～20 次/分，听诊双肺痰鸣音消失。 3. 评估量表　咳嗽力量分级超过 3 级、痰液黏稠度为Ⅰ度。 4. 患者及家属知晓疾病相关知识，掌握有效咳嗽、咳痰的方法，并进行自我管理
焦虑 1. 问诊　失眠，对自己反复发作的病情表示担忧。 2. 体格检查　呼吸＞24 次/分，血压≥140/90mmHg。 3. 评估量表　汉密尔顿焦虑量表评分≥7 分	1. 评估与紧急处理　立即协助家属对患者进行心理疏导，稳定情绪，提高战胜疾病的信心。 2. 告知医生进行综合评估　必要时请神经内科或心理科会诊。 3. 准确执行医嘱　如口服佐匹克隆，或镇静、催眠等药物治疗，观察疗效及不良反应。 4. 健康指导　①药物：指导患者或者家属掌握正确服药方法和注意事项，勿擅自漏服或减量。②心理：指导并实施缓解焦虑的心理舒缓疗法，如听舒缓音乐、正念冥想等，分散注意力，消除焦虑情绪。出现任何不适及时告知医护人员。 5. 按分级护理原则进行巡视　评估措施落实效果，并做好记录	1. 问诊　情绪平稳，失眠好转。 2. 体格检查　呼吸 16～20 次/分、血压 140/90mmHg 至 90/60mmHg。 3. 评估量表　汉密尔顿焦虑量表评分＜7 分。 4. 患者及家属知晓疾病相关知识，掌握自我疏解情绪的办法，并进行自我管理

续表

护理诊断	护理措施	护理目标跟踪
知识缺乏 问诊 知识水平受限或智能低下，无法理解和接受疾病	1. 评估与紧急处理 立即给予疾病相关防治知识的健康宣教指导。根据患者的文化背景和语言习惯制订个性化的宣教方式。 2. 医护共同落实健康宣教。 3. 健康教育 ①药物：掌握正确使用定量雾化吸入器的方法。②康复：发放健康宣教资料，鼓励患者和家属参与健康讲堂或工作坊活动，教会患者及家属知晓疾病防治、饮食、心理等相关知识。③心理：心理护理，消除紧张、焦虑情绪，鼓励增进治疗的信心。 4. 按分级护理原则巡视 评估落实效果，是否达到预期目标，并做好记录	1. 问诊 能正确描述疾病预防相关知识。 2. 患者及家属知晓疾病及相关危险因素，并进行自我管理

三、慢性阻塞性肺疾病临床护理诊断

疾病简介

慢性阻塞性肺疾病（chronic obstructive pulmonary disease，COPD）简称慢阻肺，是一种常见的、可以预防和治疗的疾病，其特征是持续存在的呼吸系统症状和气流受限，通常与暴露于有害颗粒或气体引起的气道和（或）肺泡异常有关。主要表现为慢性咳嗽、咳痰、气短、呼吸困难。

护理诊断	护理措施	护理目标跟踪
呼吸困难 1. 问诊 呼吸费力、胸闷。 2. 体格检查 桶状胸，缩唇呼吸，听诊双肺语颤减弱，肺部过清音，双肺呼吸音减弱，呼气延长。呼吸＞24 次/分，SpO_2＜90%。 3. 辅助检查 肺功能检测提示持续气流受阻。 4. 评估量表 呼吸困难程度（mMRC）3 级，慢性阻塞性肺疾病评估测试≥20 分，GOLD 分级中度以上	1. 评估与紧急处理 立即抬高床头 30°～45°，畅通气道，低流量吸氧，建立静脉通路。必要时给予无创呼吸机辅助通气。 2. 告知医生进行综合评估。 3. 准确执行医嘱 如遵医嘱给予异丙托溴铵气雾剂、抗生素和激素类等治疗，观察疗效及不良反应。 4. 健康指导 ①饮食：指导患者戒烟，制订足够热量和蛋白质的饮食计划，少量多餐，进食前和进餐时避免过多饮水。②药物：教会患者正确使用吸入剂的方法，掌握疗效观察与注意事项。③康复：指导患者掌握缩唇呼吸和膈式或腹式呼吸方法，每天 2～3 次，每次 10～15 分钟。④阳性体征管理：指导患者减少有害气体或粉尘的吸入，预防呼吸道感染，教会患者及家属掌握家庭氧疗装置	1. 问诊 呼吸平稳，胸闷好转或消失。 2. 体格检查 听诊双肺呼吸音逐渐恢复正常。SpO_2≥90%，呼吸 16～20 次/分。 3. 辅助检查 肺功能检测气流受阻改善。 4. 评估量表 呼吸困难严重程度（mMRC）低于 2 级，慢性阻塞性肺疾病评估测试≤10 分，GOLD 分级在中度以下。 5. 患者及家属知晓疾病相关知识，并进行自我管理

续表

护理诊断	护理措施	护理目标跟踪
	的使用方法、注意事项以及氧疗装置的清洁消毒方法等。 5. 按分级护理原则进行巡视　评估措施落实效果，积极预防二氧化碳潴留、呼吸衰竭等严重并发症，并做好记录	
咳嗽与咳痰 1. 问诊　晨起咳嗽剧烈，痰液为白色黏液痰。 2. 体格检查　口唇发绀，听诊双肺痰鸣音或干湿啰音。 3. 评估量表　咳嗽力量分级2级，痰液黏稠度分级Ⅲ度	1. 评估与紧急处理　患者发生剧烈咳嗽，痰不易咳出者，立即协助患者取半坐卧位，叩背排痰，畅通气道，氧气吸入，必要时机械辅助排痰治疗，根据痰液性状调节气道湿化程度。 2. 告知医生进行综合评估。 3. 准确执行医嘱　如乙酰半胱氨酸、盐酸氨溴索等，观察疗效及不良反应。 4. 健康指导　①饮食：进食高热量、高蛋白、高维生素、易消化饮食，戒烟限酒。②药物：指导患者正确服用止咳、祛痰药的方法，观察有无不良反应和用药效果，掌握雾化治疗时的正确呼吸方式，雾化治疗后进行温水漱口。③康复：指导空心掌拍背咳痰和有效咳嗽，观察患者耐受及咳痰情况。 5. 按分级护理原则进行巡视　评估措施落实效果，并做好记录	1. 问诊　咳嗽减轻、痰液减少或消失。 2. 体格检查　口唇转红润，双肺听诊痰鸣音或干湿啰音逐渐消失。 3. 评估量表　咳嗽力量分级>2级，痰液黏稠度分级Ⅰ度
发绀 1. 体格检查　面色口唇发绀，甲床苍白，肢端发绀部位皮肤温度低，杵状指（趾）。呼吸>24次/分，SpO_2<90%。 2. 评估量表　咳嗽力量分级2级，痰液黏稠度分级>Ⅱ度	1. 评估与紧急处理　立即畅通气道，调节吸氧方式及浓度，必要时无创呼吸机辅助通气，做好抢救准备。 2. 告知医生进行综合评估。 3. 准确执行医嘱　如氨茶碱、肾上腺皮质激素等缓慢静脉滴注，观察疗效及不良反应。 4. 健康指导　①阳性体征管理：教会患者及家属监测血氧饱和度，出现呼吸困难或其他不适时及时告知医护人员。②心理：引导患者积极的心态对待疾病，保持情绪稳定，缓解患者的焦虑和紧张。 5. 按分级护理原则进行巡视　评估措施落实效果，并做好记录	1. 体格检查　呼吸平稳，面色口唇转红润，肢端皮肤温暖。呼吸16～20次/分，SpO_2≥90%。 2. 评估量表　咳嗽力量>2级、痰液黏稠度Ⅰ度。 3. 患者及家属知晓疾病相关知识，掌握有效咳嗽的方法，并进行自我管理
消瘦 1. 体格检查　体重减轻，皮下脂肪与肌肉减少。	1. 评估与紧急处理　鼓励患者少量多餐增进饮食，必要时置入留置胃管和中长线静脉导管，早期开展肠内外营养支持治疗。	1. 体格检查　面色红润，皮下脂肪与肌肉逐渐增多，体重增加。

续表

护理诊断	护理措施	护理目标跟踪
2. 辅助检查　血清总蛋白与白蛋白异常。 3. 评估量表　营养风险评估（NRS-2002）≥3分，BMI＜18.5kg/m^2	2. 告知医生进行综合评估　必要时请营养科会诊。 3. 准确执行医嘱　如氨基酸18AA注射液、脂肪乳剂、多特等高营养制剂静脉滴注。口服益生菌，能全力胃管内注入，观察疗效及不良反应。 4. 健康指导　①饮食：制订足够热量和蛋白质的饮食计划，少量多餐，避免进食产气食物和摄入高碳水、高热量饮食，以免产生过多二氧化碳，保持大便通畅，防止便秘。②心理：安抚患者的情绪，保持积极乐观心态，配合营养治疗。 5. 按分级护理原则进行巡视　评估措施落实效果，并做好记录	2. 辅助检查　血清总蛋白与白蛋白恢复正常。 3. 评估量表　营养风险评估（NRS-2002）＜3分，BMI 18.5～23.9kg/m^2。 4. 患者及家属知晓消瘦的相关知识，掌握补充营养方法，并进行自我管理
焦虑 1. 问诊　紧张、失眠，担心疾病预后。 2. 评估量表　汉密尔顿焦虑量表评分≥7分	1. 评估与紧急处理　安抚患者，让患者感到安全和舒适，使用简短语言，表达理解的情感，做好心理疏导。再次评估患者，并做好记录。 2. 告知医生进行综合评估。 3. 准确执行医嘱　如口服佐匹克隆，观察疗效及不良反应。 4. 健康指导　指导患者解焦虑的办法，听舒缓音乐，分散注意力，减轻焦虑，出现任何不适及时告知医护人员。 5. 按分级护理原则进行巡视　评估措施落实效果，并做好记录	1. 问诊　情绪平稳，失眠好转，积极配合治疗。 2. 评估量表　汉密尔顿焦虑量表评分＜7分。 3. 患者及家属知晓疾病相关知识，掌握自我疏解情绪的办法，并进行自我管理
有呼吸衰竭的危险 1. 体格检查　口唇及末梢发绀，表情痛苦、烦躁、呼吸急促等急性病容。心率＞100次/分，血压进行性升高。 2. 辅助检查　PaO_2＜60mmHg，$PaCO_2$＞50mmHg，电解质紊乱	1. 评估　按分级护理原则进行巡视与评估。 2. 预防　①协助患者取半坐卧位，通畅气道，机械辅助通气顺畅，持续湿化治疗，高危患者定期监测肺功能。②准确执行医嘱，维持电解质、酸碱平衡，正确使用抗生素，维持心率、血压、血氧饱和度在正常范围。观察疗效及不良反应，做好记录。 3. 健康指导　心理护理，稳定情绪，增进治疗信心。 4. 识别与紧急处理　如监测动脉血气分析，多索茶碱组、甲强龙组静脉滴注，无创或有创辅助通气，抗感染治疗，观察疗效及不良反应。评估措施落实效果，必要时进行抢救	1. 体格检查　呼吸急促等急性病容逐渐好转。呼吸16～20次/分，心率60～100次/分，血压140/90mmHg至90/60mmHg。 2. 辅助检查　PaO_2＞60mmHg，$PaCO_2$＜50mmHg，电解质逐渐达到平衡

四、肺癌临床护理诊断

疾病简介

肺癌为起源于呼吸上皮细胞（支气管、细支气管和肺泡）恶性肿瘤。根据组织病变，肺癌可分成小细胞癌和非小细胞癌。特征为约 75%患者就诊时已是肺癌晚期，故其 5 年生存率低于 20%。病因与发病机制至今不详，但证据显示与吸烟、职业致癌因子、空气污染等因素有关。临床症状多隐匿，以咳嗽、咳痰、咯血和消瘦等为主要表现。

护理诊断	护理措施	护理目标跟踪
咳嗽与咳痰 1. 问诊　深吸气后继续剧烈咳嗽，并咳嗽排出痰液。 2. 体格检查　双肺听诊可闻及痰鸣音。 3. 评估量表　咳嗽程度评分异常，痰液黏稠度分级大于Ⅱ度	1. 评估与紧急处理　立即协助患者半卧位，通畅呼吸道，氧气吸入，必要时雾化吸入和吸痰护理。 2. 告知医生进行综合评估。 3. 准确执行医嘱　如布地奈德混悬液雾化吸入，氨溴索、可待因等祛痰止咳治疗，观察疗效及不良反应。 4. 健康指导　①饮食：指导患者选择清淡、富含丰富胡萝卜素的食物，须戒烟酒，勿进食辛辣刺激性饮食。②药物：教会患者正确使用布地奈德等吸入剂的方法，按时、按量口服可待因、靶向药等，注意观察疗效及不良反应。③康复：指导患者正确进行有效咳嗽、气道湿化和叩背排痰训练。④阳性体征管理：教会家属叩背排痰的方法、观察痰液的性状，出现任何不适及时告知医护人员。⑤心理：安慰鼓励患者，减少紧张情绪。 5. 按分级护理原则进行巡视　评估措施落实效果，并做好记录	1. 问诊　呼吸平稳，咳嗽咳痰减轻或消失。 2. 体格检查　听诊双肺未闻及痰鸣音。 3. 评估量表　咳嗽程度评分正常，痰液黏稠度分级小于Ⅱ度。 4. 患者及家属知晓疾病相关知识，并进行自我管理
咯血 1. 问诊　喉部痒感、咳嗽、咯血。 2. 体格检查　面色苍白、端坐呼吸，咳出的痰中带血。脉搏细速，呼吸急促，双肺听诊哮鸣音或啰音。24 小时咯血总量＞30ml	1. 评估及紧急处理　立即将头偏向一侧，清除口鼻血性分泌物，畅通呼吸道，心电监护和氧气吸入，建立静脉通道。备齐急救药械，随时做好抢救准备。 2. 告知医生进行综合评估。 3. 准确执行医嘱　如抗感染、止血、支气管扩张、扩容、升压等治疗，观察疗效及不良反应。 4. 健康指导　①药物：指导规范、按时服药治疗，会观察疗效及不良反应。②阳性体征管理：指导患者及家属识别咯血与呕血，出现咯血立即将头偏向一侧，保持呼吸道通畅和口腔清洁。出现任何	1. 问诊　咳嗽、咯血好转或消失。 2. 体格检查　生命体征平稳，双肺听诊哮鸣音或啰音逐渐消失。24 小时咯血总量＜30ml 或无咯血。 3. 患者及家属知晓疾病相关知识，并进行自我管理

续表

护理诊断	护理措施	护理目标跟踪
	不适及时告知医护人员。③心理：安抚患者，消除焦虑、紧张情绪，增进治疗信心。 5. 按分级护理原则巡视　评估落实效果，并做好记录	
消瘦 1. 问诊　吞咽困难、进食量减少，体重减轻。 2. 体格检查　体形消瘦、精神萎靡，慢性病容。 3. 辅助检查　血清总蛋白＜60g/L、白蛋白＜35g/L。 4. 评估量表　营养风险评估（NRS-2002）≥3分，BMI＜18.5kg/m²	1. 评估与紧急处理　取舒适卧位，进行营养风险筛查与评估，观察有无恶心与呕吐、便秘与腹泻、吞咽困难等情况，建立静脉通路或中长线导管。 2. 告知医生进行综合评估，必要时请营养科会诊。 3. 准确执行医嘱　根据病情早期开展营养支持治疗，如静脉输注氨基酸18AA注射液、脂肪乳剂、多特等高营养制剂，能全力胃管内注入，观察疗效及不良反应。 4. 健康指导　①饮食：尊重患者的饮食习惯，给予高热量、高蛋白、高维生素、易消化的食物，少食多餐，多食富含胡萝卜素的水果蔬菜。②药物：开展脂肪乳剂、复方氨基酸、多特、全血、血浆或白蛋白等肠外营养治疗时，注意保护血管，控制流速，出现任何不适及时告知医务人员。③阳性体征管理：指导患者进行营养监测，开展肠内营养治疗的患者，监测胃残余量，抬高床头30°～45°，预防误吸。④心理：安抚患者的情绪，开展正念心理疏导，鼓励战胜疾病的信心，保证营养的均衡摄入。 5. 按分级护理原则进行巡视　评估落实效果，并做好记录	1. 问诊　食欲及体重逐渐增加。 2. 辅助检查　血清总蛋白＞60g/L、白蛋白＞35g/L。 3. 评估量表　营养风险评估（NRS-2002）＜1分，BMI 18.5～23.9kg/m²。 4. 患者及家属知晓消瘦的相关知识，掌握均衡营养方法，并进行自我管理
焦虑 1. 问诊　紧张、失眠、尿频，担心疾病预后。呼吸与血压异常。 2. 评估量表　汉密尔顿焦虑量表评分≥7分	1. 评估与紧急处理　安抚患者，介绍肺癌手术相关知识，让患者感到放心和舒适，说话平缓，使用简短语言，表达理解的情感，除去多余的刺激，做好心理安抚。再次评估患者，并做好记录。 2. 告知医生进行综合评估。 3. 准确执行医嘱　如口服佐匹克隆，观察疗效及不良反应。 4. 健康指导　指导患者听轻音乐，缓解焦	1. 问诊　患者情绪平稳，积极配合治疗。呼吸与血压正常。 2. 评估量表　汉密尔顿焦虑量表评分＜7分。 3. 患者及家属能知晓疾病相关知识，掌握自我疏解情绪的办法，并进行自我管理

续表

护理诊断	护理措施	护理目标跟踪
	虑情绪，增进治疗信心。出现任何不适及时告知医护人员。 5. 按分级护理原则进行巡视　评估措施落实效果，并做好记录	
有发生气胸的危险 1. 问诊　胸痛、胸闷、呼吸困难。 2. 体格检查　胸部膨隆，肋间隙增宽，呼吸运动与触觉语颤减弱，叩诊过清音或鼓音，听诊呼吸音减弱或消失。 3. 辅助检查　胸部X线片表现为典型外凸弧形的细条形阴影的气胸线，或圆球形阴影。胸部CT示极低密度气体影	1. 按分级护理原则进行巡视与评估　动态监测呼吸、血压、心率、血氧饱和度等，观察患者胸廓起伏，有无反常呼吸、叩诊有无过清音、鼓音，听诊患者有无呼吸音减弱或消失。 2. 预防　①指导患者半卧位休息，勿剧烈活动，确保引流管在位及伤口敷料清洁、干燥，观察手术后疗效及不良反应。②指导患者保持大便通畅，避免用力咳嗽和排便。必要时遵医嘱给予镇咳药，观察疗效及不良反应。 3. 健康指导　①饮食：指导进食高蛋白、高热量、高维生素、易消化的食物，避免产气和辛辣刺激性食物。②康复：患者及家属知晓预防胸管滑脱相关措施和注意事项，确保管道在位和通畅，保持敷料清洁、干燥。掌握保持水封瓶立位放置位置和方法。指导深呼吸、咳嗽、吹气球练习。③心理：安抚患者情绪，增进治疗信心。出现任何不适及时告知医护人员。 4. 识别与紧急处理　患者出现呼吸困难，胸闷，发绀，反常呼吸等情况时，绝对卧床休息，心电监护和吸氧，积极配合进行胸腔闭式引流术。遵医嘱给予镇静、镇痛治疗，观察疗效及不良反应，并评估措施落实效果，做好记录	1. 未发生气胸。 2. 患者及家属知晓消瘦的相关知识，知晓气胸常规护理知识及胸腔闭式引流管护理知识，并进行自我管理
有深静脉血栓栓塞的危险 1. 体格检查　肢体肿胀、疼痛。 2. 辅助检查　D-二聚体异常。 3. 评估量表　血栓评分中高风险	1. 按分级护理原则进行巡视与评估　动态监测呼吸、血压、心率、血脂、血糖、凝血功能等，观察患肢肿胀、疼痛、皮肤颜色及温度、出血倾向等。 2. 预防　①根据病情行物理预防，如踝泵运动、主被动运动等。②遵医嘱予以低分子肝素钠2500U皮下注射等药物，观察疗效及不良反应，积极预防并发症。	1. 未发生深静脉血栓。 2. 患者及家属知晓并掌握预防静脉血栓相关措施，参与自我安全管理

续表

护理诊断	护理措施	护理目标跟踪
	3. 健康指导　①饮食：优质蛋白为主，增加新鲜水果蔬菜，多饮水，病情允许，饮水量＞2000ml/d，戒烟、戒酒、控制血糖、血脂。②药物：指导患者及家属在进行抗凝治疗期间，关注牙龈、皮肤黏膜出血、黑便等，知晓药物不良反应和注意事项。出现任何不适及时告知医务人员。 4. 识别与紧急处理　患者出现呼吸困难或肢体疼痛、肿胀等情况立即制动，抬高患肢高于心脏水平20～30cm，禁止按摩、热敷，测量腿围，再次评估患者，同时告诉医生，执行医嘱，并做好记录	
有引流管滑脱/移位的危险 1. 问诊　手术切口渗血渗液，伤口疼痛。 2. 体格检查　泡沫敷料隆起，管型消失，周围渗血、渗液，引流量减少或无，引流瓶内水柱波动变小或无，有漏气声	1. 按分级护理原则进行巡视与评估　动态评估患者伤口渗血、渗液情况，胸腔引流管连接与移位情况。 2. 预防　指导患者保持胸腔引流管连接在位，活动及翻身时动作轻柔，确保导管连接处连接紧密。 3. 健康指导　①饮食：指导患者高蛋白质、富含维生素的软食。②阳性体征管理：患者及家属知晓引流管防脱措施及注意事项，出现任何不适及时告知医护人员。③心理护理：保持情绪稳定。 4. 识别与紧急处理　评估引流管或引流装置有松脱，立即用双钳夹闭胸腔引流管，立即用无菌纱布捏闭胸壁伤口处皮肤，告知医生，协助重新置管，再评估并记录	1. 问诊　敷料干燥、切口无渗血渗液，未发生引流管滑脱/移位。 2. 体格检查　胸腔引流管在位且密闭性完好，引流瓶内波动正常。 3. 患者及家属知晓胸腔引流相关知识，掌握防止引流管滑脱、移位的措施，并进行自我管理

五、呼吸衰竭临床护理诊断

疾病简介

呼吸衰竭简称呼衰，由各种原因引起的肺通气和（或）换气功能严重障碍，以致在静息状态下亦不能维持足够的气体交换，导致缺氧伴（或不伴）二氧化碳潴留，从而引起一系列生理功能和代谢紊乱的临床综合征。临床表现为呼吸困难、发绀等。

护理诊断	护理措施	护理目标跟踪
呼吸困难 1. 体格检查　烦躁不安、易激动。端坐呼吸、鼻翼扇动、面色发绀等呼吸困难症状，可见“三凹征”。听诊双肺闻及湿啰音。SpO_2<90%。 2. 辅助检查　PaO_2<80mmHg、$PaCO_2$>45mmHg。肺功能测定呼吸系统弥散功能障碍。 3. 评估量表　呼吸困难程度（mMRC）4 级	1. 评估与紧急处理　立即协助患者取坐位或半坐卧位，清除呼吸道分泌物，畅通气道，Ⅰ型呼吸衰竭患者给予高浓度>35%吸氧，Ⅱ型呼吸衰竭患者给予低浓度<35%吸氧，必要时建立人工气道行呼吸机辅助通气。 2. 告知医生进行病情综合评估。 3. 准确执行医嘱　如急查动脉血气分析，静脉泵入多索茶碱组、甲强龙组、呼吸兴奋剂等，根据病情调节泵入速度，根据药敏结果合理使用抗生素，维持电解质和酸碱平衡，观察疗效及不良反应。 4. 健康指导　①饮食：指导患者进食高蛋白、高维生素、丰富维生素食物，少量多餐，必要时行肠内营养支持治疗，预防误吸。②康复：病情允许下，开展呼吸功能锻炼、缩唇呼吸及腹式呼吸，每天 2～3 次，每次 10～15 分钟。指导患者进行有效的咳嗽咳痰。③阳性体征管理：指导患者出现气急、发绀等呼吸困难等症状时，及时告知医护人员。④心理：安慰鼓励患者，减少患者紧张。 5. 按分级护理原则进行巡视　评估措施落实效果，并做好记录	1. 体格检查　呼吸平稳，情绪稳定，呼吸困难等症状逐渐恢复或消失，听诊双肺湿啰音逐渐消失，呼吸频率正常。 2. 辅助检查　动脉动脉血气分析指标正常，SpO_2≥90%。 3. 评估量表　呼吸困难程度（mMRC）2 级以下。 4. 患者及家属能知晓疾病相关知识，并进行自我管理
发绀 1. 体格检查　面色灰白，口唇发绀，甲床苍白，皮肤湿冷，肢端发绀部位皮肤温度低。呼吸>24 次/分，SpO_2<90%。 2. 评估量表　咳嗽力量分级>2 级，痰液黏稠度分级>Ⅱ度	1. 评估与紧急处理　立即畅通气道，调节文丘里面罩吸氧浓度，维持呼吸机正压通气，做好抢救准备。 2. 告知医生进行综合评估。 3. 准确执行医嘱　如氨茶碱、肾上腺皮质激素、扩管剂、利尿剂等治疗，观察疗效及不良反应。 4. 健康指导　①阳性体征管理：教会患者及家属监测血氧饱和度，出现呼吸困难或其他不适时及时告知医护人员。②心理：引导患者积极的心态对待疾病，保持情绪稳定，缓解焦虑和紧张。 5. 按分级护理原则进行巡视　评估措施落实效果，并做好记录	1. 体格检查　呼吸平稳，面色口唇转红润，肢端皮肤温暖。呼吸 16～20 次/分，SpO_2≥90%。 2. 评估量表　咳嗽力量<2 级、痰液黏稠度Ⅰ度。 3. 患者及家属知晓疾病相关知识，掌握有效咳嗽的方法，并进行自我管理
消瘦 1. 问诊　患者呼吸困难、吞咽困难、进食量减少，体重减轻。	1. 评估与紧急处理　营养风险筛查与评估，鼓励少量多餐进食，尊重患者的饮食习惯。建立静脉通路或中长线导管，早期开展肠内外营养支持治疗。	1. 问诊　患者食欲增加，体重增加。 2. 体格检查　面色红润，皮下脂肪与肌肉

续表

护理诊断	护理措施	护理目标跟踪
2. 体格检查　体形消瘦、面色苍白、精神萎靡。 3. 辅助检查　血清总蛋白与白蛋白指标异常。 4. 评估量表　营养风险评估（NRS-2002）≤3 分，BMI＜18.5kg/m^2	2. 告知医生进行综合评估　必要时请营养科会诊。 3. 准确执行医嘱　如氨基酸 18AA 注射液、脂肪乳剂、多特等高营养制剂静脉滴注，口服益生菌，管内注入能全力胃，观察疗效及不良反应。 4. 健康指导　①饮食：指导患者及家属均衡饮食，给予高蛋白、高热量、高维生素、易消化的食物，少食多餐，多食富含胡萝卜素的水果蔬菜。②药物：给予脂肪乳剂、复方氨基酸、全血、血浆或白蛋白等肠外营养治疗时，注意保护血管，控制流速，出现任何不适及时告知医务人员。③阳性体征管理：指导患者进行营养监测，开展肠内营养治疗的患者，监测胃残余量，抬高床头 30°～45°，预防误吸。④心理：安抚患者的情绪，开展心理疏导，鼓励战胜疾病的信心，确保营养的均衡摄入。 5. 按分级护理原则进行巡视　评估落实效果，并做好记录	逐渐增多。 3. 辅助检查　血清总蛋白与白蛋白恢复正常。 4. 评估量表　营养风险评估（NRS-2002）＞3 分，BMI 18.5～23.9kg/m^2。 5. 患者及家属知晓消瘦的相关知识，掌握均衡营养方法，并进行自我管理
焦虑 1. 问诊　紧张、出汗、失眠、尿频，担心疾病预后。 2. 评估量表　汉密尔顿焦虑量表评分≥7 分	1. 评估与紧急处理　安抚患者，让患者感到放心和舒适，说话平缓，使用简短语言，表达理解的情感，除去多余的刺激，做好心理安抚。再次评估患者，并做好记录。 2. 告知医生，进行综合评估　必要时请心理科会诊。 3. 准确执行医嘱　如口服佐匹克隆，观察疗效及不良反应。 4. 健康指导　指导患者听轻松音乐，分散注意力，减轻焦虑，出现任何不适及时告知医护人员。 5. 按分级护理原则进行巡视　评估措施落实效果，并做好记录	1. 问诊　情绪稳定，出汗、失眠等症状好转，积极配合治疗。 2. 评估量表　汉密尔顿焦虑量表评分＜7 分。 3. 患者及家属知晓疾病相关知识，掌握自我疏解情绪的办法，并进行自我管理
成人呼吸机依赖 1. 体格检查　①呼吸窘迫、气道阻塞、呼吸机报警，或拔管失败，伴胸闷、大汗等。②血压＞正常水平 20mmHg，呼吸＞24 次/分，心率＞100 次/分。	1. 评估与紧急处理　评估患者出现气道阻塞、呼吸窘迫，立即清理呼吸道分泌物，畅通呼吸道，配合呼吸治疗小组进行紧急处理，进行机械通气参数的调整与评估，并记录。 2. 告知医生进行综合评估。 3. 准确执行医嘱。	1. 体格检查　①脱机后情绪稳定。②机械通气时间＜72 小时，呼吸机撤机成功，未发生 VAP。③生命体征恢复正常。

续表

护理诊断	护理措施	护理目标跟踪
2. 辅助检查 ①动脉血气分析、肺功能试验等提示呼吸功能和氧合异常。②呼吸机模拟试验等检测提示存在呼吸机依赖。 3. 评估量表 呼吸机依赖中、重程度	4. 健康指导 ①饮食：早期实施肠内营养治疗，采用24小时持续滴注的方式，保证每天所需热卡。机械通气后48小时实施肠外营养治疗，采用全胃肠外营养（TPN），维持负氮平衡。②药物：维持电解质及酸碱平衡，根据24小时出入量有效控制入量和静脉治疗速度，观察疗效及不良反应。③心理：心理护理，消除患者的紧张情绪，并教会患者用非语言方式进行交流，增强治疗信心。出现任何不适及时告知医护人员。 5. 按分级护理原则巡视 评估措施落实效果，并做好记录	2. 辅助检查 动脉血气分析、肺功能试验等结果逐渐恢复正常。 3. 评估量表 呼吸机依赖程度分级轻度或正常。 4. 患者及家属知晓呼吸机依赖危险因素，并掌握相关预防和呼吸康复训练措施
有窒息的危险 1. 问诊 气道梗阻或痉挛、呼吸困难、烦躁不安等。 2. 体格检查 呼吸急促、面色发绀、心动过速等，伴有呼吸系统疾病。血氧饱和度急速下降，呼吸＞24次/分，心率＞100次/分	1. 按分级护理原则巡视 监测呼吸、心率、心律，评估患者有无恶心、呕吐、气道痉挛等情况。 2. 预防 ①保持气道通畅，及时清理口鼻分泌物，预防误吸。②维持呼吸机正压通气功能，减少气道阻塞等报警。③维持电解质和酸碱平衡，预防多器官功能障碍等并发症。 3. 健康指导 ①饮食：早期实施肠内营养治疗，维持基本营养摄入和负氮平衡。②药物：泵入呼吸兴奋剂、丙泊酚、安定等松弛平滑肌及镇静治疗时应防止药物外渗，缓慢注射，保护血管，观察疗效及不良反应。③阳性体征管理：保持气道通畅，教会患者及家属知晓窒息的症状及体征，出现呼吸困难等任何不适及时告知医护人员。④心理：安慰患者消除紧张，稳定情绪，增进治疗的信心。 4. 评估与紧急处理 评估患者窒息，立即将头偏向一侧，清除口鼻及气道分泌物及异物，心肺复苏等紧急抢救处理。再次评估患者，同时告知医生，执行医嘱，并做好记录	1. 问诊 气道梗阻或痉挛、呼吸困难、烦躁不安等症状减轻或消失。 2. 体格检查 呼吸、心率平稳，面色转红润，未发生窒息。呼吸16～20次/分，心率60～100次/分，SpO_2≥95%。 3. 患者及家属知晓疾病知识及危险因素，并掌握相关预防措施

第二章　循环系统常见疾病临床护理诊断

一、心力衰竭临床护理诊断

疾病简介

心力衰竭是各种心脏结构或功能性疾病导致心室充盈和（或）射血功能受损，心肌收缩力减弱，外周静脉血过度充盈，心排血量不能满足机体组织代谢需要，以肺循环淤血，器官、组织血液灌注不足为临床表现的一组全身血液循环障碍的综合征，主要表现为呼吸困难、体力活动受限和体液潴留。

护理诊断	护理措施	护理目标跟踪
水肿 1. 问诊　患者主诉食欲下降、皮肤水肿、腹水、尿量减少、心悸。 2. 体格检查　呼吸＞24 次/分，SpO_2＜90%，双下肢水肿。 3. 辅助检查　BNP 或 NT-proBNP 异常改变，超声心动图左室射血分数≤40%	1. 评估与紧急处理　立即协助患者采取半卧位，有明显呼吸困难者，取端坐位，必要时双腿下垂。下肢水肿无明显呼吸困难者，抬高患肢。给氧。 2. 告知医生，进行综合评估。 3. 准确执行医嘱　如遵医嘱予以速尿静脉注射，观察治疗效果及药物不良反应。 4. 健康指导　①饮食：指导患者戒烟酒，低盐低脂清淡饮食，控制入量，每天限制在 1.5～2.0L/d，钠摄入量＜2g/d。②药物：指导患者遵医嘱正确使用利尿剂，服用时间选择早晨或日间为宜。③康复：教会患者及家属准确记录 24 小时出入量或尿量。④阳性体征管理：水肿皮肤禁止热敷，保持皮肤清洁干燥，避免局部皮肤长期受压，出现任何不适或血压异常时及时告知医护人员。 5. 按分级护理原则进行巡视　评估措施落实效果，并做好记录	1. 问诊　患者食欲增加、尿量增多，腹胀、水肿、腹水消失。 2. 体格检查　呼吸 16～20 次/分、SpO_2≥90%。 3. 患者及家属能合理控制液体入量，知晓疾病相关知识，并进行自我管理
呼吸困难 1. 问诊　患者主诉呼吸困难、不能平卧、咳嗽无力。 2. 体格检查　面色灰白或发绀；呼吸频率增快，呼吸＞24 次/分，缩唇呼吸，双肺听诊可闻及痰鸣音；	1. 评估与紧急处理　患者呼吸急促、端坐呼吸，立即协助患者高枕卧位或半卧位，吸氧，建立静脉通路。 2. 告知医生，进行综合评估。 3. 准确执行医嘱　如遵嘱予以甲强龙 40mg 静脉滴注，镇静等治疗，观察治疗效果及药物不良反应。 4. 健康指导　①康复：加强呼吸功能锻炼，缩唇呼吸及腹式呼吸，每天	1. 问诊　呼吸平稳，夜间能平卧休息。 2. 体格检查　呼吸 16～20 次/分；PCO_2：35～45mmHg；PO_2 ＞ 80mmHg ；SpO_2≥90%。 3. 患者及家属能知晓疾病相关知识，并进行自我管理

续表

护理诊断	护理措施	护理目标跟踪
SpO_2＜90%。 3. 辅助检查　动脉血气分析 PCO_2＞50mmHg、PO_2＜60mmHg	2～3 次，每次 10～15 分钟。指导有效咳嗽咳痰，如翻身叩背，气道湿化，自下而上，从外向内。准确记录 24 小时出入量或尿量。②阳性体征管理：教会患者及家属进行长期家庭氧疗，监测血氧饱和度，出现呼吸困难或其他不适时及时告知医护人员。 5. 按分级护理原则进行巡视　评估措施落实效果，并做好记录	
活动耐力下降 1. 问诊　患者主诉乏力，活动时感胸闷、心悸、头晕等。 2. 体格检查　呼吸＞20 次/分，心率＞100 次/分。 3. 评估量表　①ADL 评分≤40 分重度依赖。②运动耐量分级差＜4METs，（6MWT）6 分钟步行试验分级中重度	1. 评估与紧急处理　患者出现心悸、胸闷，立即停止活动，绝对卧床休息、吸氧，心电监护监测生命体征。 2. 告知医生进行综合评估。 3. 准确执行医嘱　如西地兰静脉缓慢注射，用药前、中、后监测心率、心律的变化，观察疗效及不良反应。 4. 健康指导　①饮食：指导患者进食低盐低脂低糖饮食，勿进食辛辣刺激性食物，戒烟酒，少食多餐，保持大便通畅。②药物：指导患者规范服用强心、利尿、正性肌力的药物，勿漏服或自行停药。③康复：鼓励患者及家属共同制订休息与活动计划，病情好转后逐渐增加活动量，需在患者活动耐力范围内从事部分生活自理活动和主动运动，避免劳累，保证充分的休息与睡眠。④阳性体征管理：教会患者及家属正确监测脉搏的方法，勿用力排便，出现任何不适时及时告知医护人员。⑤心理：安慰鼓励患者，保持情绪稳定，避免焦虑紧张。 5. 按分级护理原则进行巡视　评估措施落实效果，并做好记录	1. 问诊　活动时未诉胸闷、心悸、头晕、呼吸困难。 2. 体格检查　呼吸 16～20 次/分，心率 60～100 次/分。 3. 评估量表　①ADL 评分＞60 轻度依赖或 ADL＞40 分中度依赖。②运动耐量分级及 6 分钟步行试验分级逐渐转好。 4. 患者及家属能合理安排休息与活动，并进行自我管理
有洋地黄中毒的危险 1. 问诊　患者主诉食欲下降、恶心、呕吐、视物模糊、黄视、绿视；	1. 按分级护理原则进行巡视及评估，监测心率、心律，评估患者有无恶心、呕吐、头痛、视物模糊、黄视、绿视等情况。	1. 未发生洋地黄中毒。 2. 患者及家属能知晓疾病相关知识及自测脉搏的方法，并进行自我管理

续表

护理诊断	护理措施	护理目标跟踪
2. 辅助检查　内生肌酐清除率＜80ml/min、心电图提示室性早搏、房室传导阻滞	2. 预防　指导患者严格按时按医嘱给药，同时监测心率、心律及心电图变化给药前询问评估患者是否使用胺碘酮、阿司匹林，避免合用。 3. 健康指导　①饮食：指导患者及家属均衡饮食，给予低盐低脂饮食，避免摄入刺激性食物，如咖啡、浓茶等，戒烟限酒。②药物：指导患者规范服药，观察治疗效果及药物不良反应。③康复：教会患者及家属自测脉搏的方法。④阳性体征管理：监测患者心率、心律、心电图变化，观察有无视觉异常、消化系统及神经系统症状，勿用力排便，出现任何不适时及时告知医护人员。⑤心理：安抚患者的情绪，避免焦虑紧张。 4. 识别与紧急处理　患者出现视物模糊、黄视、绿视、心电监护提示房室传导阻滞等情况，立即停用洋地黄类药物，同时告知医生，执行医嘱，并做好记录	

二、心律失常临床护理诊断

疾病简介

心律失常是指心脏冲动的频率、节律、起源部位、传导速度或激动次序的异常，见于生理情况，更多见于病理性状态，包括心脏本身疾病和非心脏疾病。心律失常按发生部位分为室上性（包括窦性、房性、房室交界性）和室性心律失常两大类；按发生时心率的快慢，分为快速型与缓慢型心律失常两大类；按发生机制分为冲动形成异常和冲动传导异常两大类。

护理诊断	护理措施	护理目标跟踪
心悸 1. 问诊　心慌、心悸，心前区突然的漏跳感。 2. 辅助检查　心电图提示异常改变	1. 评估与紧急处理　立即协助患者卧床休息，心电监护和氧气吸入。必要时监测24小时心动图。 2. 告知医生进行综合评估。 3. 准确执行医嘱　如胺碘酮、美托洛尔、利多卡因微泵注射，用药前、中、后监测心率、心律变化，观察疗效及不良反应。 4. 健康指导　①饮食：指导患者进食低盐低脂饮食，避免摄入刺激性食物，如咖啡、	1. 问诊　心慌、心悸，心前区不适感好转或消失。 2. 辅助检查　心电图提示窦性心律。 3. 患者及家属知晓脉搏监测方法并进行自我管理

续表

护理诊断	护理措施	护理目标跟踪
	浓茶等，戒烟限酒。②药物：指导患者规范服用控制心室率的药物，会自我监测心率、心律，知晓心率的正常范围。出现任何不适时及时告知医护人员。③心理：稳定情绪，消除紧张情绪，增进治疗信心。 5. 按分级护理原则进行巡视　评估措施落实效果，并做好记录	
焦虑 1. 问诊　紧张、出汗、失眠。 2. 评估量表　汉密尔顿焦虑量表评分≥7 分	1. 评估与紧急处理　安抚患者，告知患者医护人员正在积极治疗，增加患者战胜疾病的信心除去多余的刺激，做好心理安抚。 2. 告知医生，进行综合评估。必要时请心理科会诊。 3. 准确执行医嘱　如静脉滴注胺碘酮等抗心律失常药物，观察疗效及不良反应。 4. 健康指导　指导患者听轻松音乐或正念冥想音频，分散注意力，减轻焦虑，出现任何不适及时告知医护人员。 5. 按分级护理原则进行巡视　评估措施落实效果，并做好记录	1. 问诊　情绪稳定，出汗、失眠等症状好转，积极配合治疗。 2. 评估量表　汉密尔顿焦虑量表评分<7 分。 3. 患者及家属知晓疾病相关知识，掌握自我疏解情绪的办法，并进行自我管理
有猝死的风险 1. 问诊　呼吸困难、心悸或晕厥。 2. 辅助检查　心电图、血清电解质提示异常改变	1. 按分级护理原则进行巡视及评估，评估患者有无严重胸闷、胸痛等心肌缺血表现，以及血压、心率、心律、血氧饱和度、意识、皮温、尿量等变化。 2. 预防　①卧床休息，稳定情绪，监测 24 小时动态心电图，合理氧疗。②遵医嘱缓慢静脉滴注腺苷、胺碘酮等，维持电解质和酸碱平衡，备好抗心律失常药物及抢救用物。③寻找并去除诱因，积极纠正存在的心力衰竭、心肌缺血、贫血、低氧血症、发热、血容量不足等情况。 3. 健康指导　①饮食：低盐低脂饮食，避免摄入刺激性食物，如咖啡、浓茶等，戒烟酒，避免饱餐。②药物：指导规范服用控制心律的药物，勿自行停药或漏服。③阳性体征管理：教会患者自我监测血压、心率、心律，勿用力排便，教会家属初级心肺复苏以备应急。④心理：安慰鼓励患者，保持情绪稳定，避免焦虑紧张。 4. 识别及紧急处理　患者发生猝死，立即畅通气道、心肺复苏、电击除颤，协助医生抢救，再评估，必要时转重症监护室行高级生命支持，做好记录	1. 未发生猝死。 2. 患者及家属知晓相关危险因素及预防猝死的自我管理方法

续表

护理诊断	护理措施	护理目标跟踪
有受伤的危险 1. 问诊　患者主诉头晕、眼花、耳鸣、视物模糊、黑矇等。 2. 评估量表　Morse 评分≥45 分	1. 按分级护理原则进行巡视及评估，评估患者有无头晕、眼花、耳鸣、视力模糊、黑矇等。 2. 预防　指导患者避免剧烈活动、情绪激动或紧张、快速改变体位等，24 小时留陪。 3. 健康指导　①康复：家属 24 小时留陪，指导患者及家属渐进下床方法，扶支撑物，建议使用坐便椅床边排便，避免迅速改变体位；②阳性体征管理：教会患者及家属自我监测脉搏及血压方法，出现任何不适时及时告知医护人员；③心理：安慰鼓励患者，保持情绪稳定，避免焦虑紧张。 4. 识别及紧急处理　患者出现头晕、眼花、耳鸣、视力模糊、黑矇等情况，立即协助患者卧床休息，测量血压，给予心电监护，再次评估患者，同时告知医生，执行医嘱，并做好记录	1. 未发生受伤。 2. 患者及家属知晓预防跌倒的相关知识，并进行自我管理

三、冠状动脉粥样硬化性心脏病临床护理诊断

疾病简介

冠状动脉粥样硬化性心脏病指冠状动脉（冠脉）发生粥样硬化引起管腔狭窄或闭塞，导致心肌缺血缺氧或坏死而引起的心脏病，简称冠状动脉粥样硬化性心脏病，也称缺血性心脏病。由于病理解剖和病理生理变化的不同，冠状动脉粥样硬化性心脏病有不同的临床表现。根据发病特点和治疗原则不同分为两大类：①慢性冠脉疾病，也称慢性心肌缺血综合征；②急性冠脉综合征。前者包括稳定型心绞痛、缺血性心肌病和隐匿性冠状动脉粥样硬化性心脏病等；后者包括不稳定型心绞痛、非 ST 段抬高型心肌梗死和 ST 段抬高型心肌梗死，也将冠状动脉粥样硬化性心脏病猝死包括在内。

护理诊断	护理措施	护理目标跟踪
胸痛 1. 问诊　心前区及胸骨后疼痛，可放射至左肩、左臂内侧达环指和小指，或至颈、咽、下颌部。疼痛持续 3～5 分钟，不超过 30 分钟。 2. 体格检查　表情焦虑，皮肤湿冷和出汗，心率＞100 次/分、血压≥140/90mmHg。	1. 评估及紧急处理　立即协助患者卧床休息，监测血压、心率、心律等，心电监护和吸氧。 2. 告知医生进行综合评估。 3. 准确执行医嘱　如舌下含服硝酸甘油，口服美托洛尔、硝酸酯类、维拉帕米缓释剂等，观察疗效及不良反应。 4. 健康指导　①饮食：指导进食低盐低脂低糖饮食，钠盐摄入量＜6g/d，胆固醇摄入量＜300mg/d，增加食物纤维、新鲜果蔬等，补充叶酸和 B 族维生素，戒	1. 问诊　心前区及胸骨后疼痛缓解或消失。 2. 体格检查　情绪稳定，皮肤温暖、干燥，心率 60～100 次/分，节律整齐，血压 140/90mmHg 至 90/60mmHg。 3. 评估量表　疼痛评分降低。 4. 患者及家属知晓疾病

续表

护理诊断	护理措施	护理目标跟踪
3. 辅助检查　心电图、心肌标志物结果异常改变。 4. 评估量表　疼痛评分增高	烟酒。②药物：指导患者按医嘱规范服药，掌握正确含服硝酸甘油的方法，掌握阿司匹林治疗期间不良反应的观察和注意事项。③阳性体征管理：教会患者及家属胸痛时立即休息或舌下含服硝酸甘油，勿用力排便，出现任何不适时及时告知医护人员。④心理：保持情绪稳定，安慰鼓励患者，避免焦虑和紧张。 5. 按分级护理原则进行巡视　评估措施落实效果，并做好记录	相关知识，并进行自我管理
心悸 1. 问诊　心慌、心悸，心前区突然的漏跳感。 2. 辅助检查　心电图提示异常改变	1. 评估与紧急处理　协助患者卧床休息，心电监护和吸氧。 2. 告知医生进行综合评估。 3. 准确执行医嘱　如胺碘酮、美托洛尔、利多卡因微泵注射，用药前、中、后监测心率、心律变化，观察疗效及不良反应。 4. 健康指导　①饮食：指导患者进食低盐低脂饮食，避免摄入刺激性食物，如咖啡、浓茶等，戒烟限酒。②药物：指导患者按医嘱规范服用地高辛等控制心室率的药物，会自我监测心率和心律，知晓药物不良反应和注意事项。③阳性体征管理：保持情绪稳定，出现心悸不适时，立即卧床休息，吸氧，控制心率<65 次/分，以减少心肌耗氧。出现任何不适时及时告知医护人员。④心理：给予心理护理，消除紧张情绪，增进治疗信心。 5. 按分级护理原则进行巡视　评估措施落实效果，并做好记录	1. 问诊　心慌、心悸、心前区不适感好转或消失。 2. 辅助检查　心电图提示窦性心律。 3. 患者及家属知晓疾病相关知识，并进行自我管理
有出血的危险 1. 问诊　乏力，心慌、嗜睡。 2. 体格检查　面色苍白，口唇发绀。牙龈出血、黑便或全身散在出血点。 3. 辅助检查　血小板<100×10^9/L；凝血酶原时间（PT）<11 秒；凝血酶时间（TT）<14 秒	1. 按分级护理原则巡视与评估，评估患者有无皮肤、黏膜、牙龈出血，血尿、便血、咯血等消化道出血症状，观察 PCI 术后穿刺点有无渗血、皮下出血、血肿等。 2. 预防　监测凝血功能，合理用药，避免发生碰撞、受伤等情况。 3. 健康指导　①饮食：指导患者进低盐低脂低糖、清淡易消化饮食，戒烟限酒。②药物：教会患者正确服用抗血小板药物，如阿司匹林、氯吡格雷片，观察疗	1. 未发生出血。 2. 患者及家属知晓出血倾向的相关知识，掌握观察出血倾向的方法，并进行自我管理

续表

护理诊断	护理措施	护理目标跟踪
	效及不良反应。③阳性体征管理：抗凝治疗期间注意观察有无牙龈出血，皮肤发绀，黑便等出血倾向。出现任何不适及出血情况及时告知医护人员。④心理：稳定情绪，引导患者积极的心态对待疾病，避免焦虑和紧张。 4. 识别及紧急处理　患者出现穿刺点上方皮下血肿等情况，立即按压穿刺点上方，同时告知医生，协助医生加压包扎止血，执行医嘱，并做好记录	
有急性心肌梗死的危险 1. 问诊　胸痛加剧，持续不缓解，含服硝酸甘油疗效差。 2. 体格检查　血压下降，出现第三心音、第四心音奔马律。 3. 辅助检查　心电图、心肌标志物提示异常改变。 4. 评估量表　疼痛评分增高	1. 按分级护理原则进行巡视及评估，评估患者血压、心律及胸痛改善等情况，备好除颤仪，做好随时抢救的准备。 2. 预防　①指导患者按医嘱规范服药，观察疗效及不良反应。②保持情绪稳定，注意保暖，少食多餐，保持大便通畅，勿用力排便等。③控制心率、血压在正常范围内。 3. 健康指导　①饮食：指导患者戒烟酒，低盐低脂低糖饮食，避免摄入刺激性食物，如咖啡、浓茶等。②药物：指导患者规范服药，正确含服硝酸甘油片，掌握不良反应及注意事项。③阳性体征管理：教会患者及家属胸痛时立即卧床休息，舌下含服硝酸甘油，勿用力排便，出现任何不适时及时告知医护人员。④心理：安慰鼓励患者，保持情绪稳定，避免焦虑和紧张。 4. 识别及紧急处理　患者出现胸痛加剧，持续不缓解，舌下含服硝酸甘油疗效差等情况，立即协助患者立刻停止一切活动，绝对卧床休息，心电监护和氧疗，维持静脉通畅，备好除颤仪，执行医嘱，并做好记录	1. 未发生急性心肌梗死。 2. 患者及家属知晓心肌梗死早期症状及相关应对措施，进行疾病自我管理
有深静脉血栓的危险 1. 问诊　下肢局部肿胀、疼痛、皮肤颜色及温度改变等。 2. 辅助检查　血浆 D-二聚体浓度升高＞0.5μg/ml。	1. 按分级护理原则进行巡视与评估，评估患者活动能力、日常饮食、血标本检验结果等，动态观察患肢皮温、皮色、有无肢体肿胀、疼痛等并记录。 2. 预防　①物理预防，如踝泵运动，选择合适的弹力袜等。②药物预防，如遵医	1. 未发生深静脉血栓。 2. 患者及家属知晓预防深静脉血栓的相关知识，并进行自我管理

续表

护理诊断	护理措施	护理目标跟踪
3. 评估量表　Padua 评分≥3 分	嘱予低分子肝素钠 2500U 皮下注射等，观察疗效及不良反应。 3. 健康指导　①饮食：指导进食低盐低脂低糖饮食，补充维生素，多饮水，每天 2000ml/d，戒烟限酒。②药物：指导患者及家属在抗凝治疗期间，掌握不良反应和注意事项，会观察牙龈、皮肤出血情况和大便颜色，出现任何不适时及时告知医护人员。③康复：教会患者及家属知晓踝泵运动的方法，每天 2～3 次，每次 30 组。正确选择和穿脱弹力袜，掌握方法和注意事项。④阳性体征管理。患者出现肢体肿胀、疼痛，皮色加深，皮温升高时，立即抬高患肢，禁止热敷和按摩，每天监测患肢臂围或腿围。⑤心理：稳定情绪，避免焦虑和紧张。 4. 识别及紧急处理　患者出现肢体疼痛、肿胀或呼吸困难等情况，立即制动，抬高患肢，测量腿围，再次评估患者，同时告知医生，执行医嘱，并做好记录	
有便秘的危险 1. 问诊　食欲下降，排便困难，排便间隔时间≥3 天。 2. 体格检查　下腹部饱胀、腹部硬，叩诊鼓音。 3. 辅助检查　肛门直肠测压、电子结肠镜、钡灌肠、排粪造影等提示异常改变。 4. 评估量表　便秘患者生活质量（PAC-QOL）评分≤8 分	1. 按分级护理原则巡视与评估。评估患者 PAC-QOL≤8 分，伴粪便干硬不易排出，协助按摩腹部，遵医嘱给予 80ml 开塞露+0.9%盐水灌肠，观察疗效并记录。 2. 预防　①指导患者增加纤维素食物的摄入，包括新鲜蔬菜、水果等，鼓励多饮水，每天两餐之间进行腹部按摩。②制订个性化治疗方案，如遵医嘱正确服用肠道促动力剂、益生菌、泻剂、麻仁丸、四物汤等，根据病情实施骶神经调节和穴位刺激等替代疗法，避免长期使用刺激性泻剂，积极预防并发症。③择期手术治疗，如顽固性慢性便秘、肠梗阻等。 3. 健康指导　①饮食：每天增加水（1500～2000ml）和膳食纤维（总量 18～30g）的摄入。②药物：教会患者及家属正确使用缓泻剂的方法。③康复：教会患者养成良好的排便习惯，排便时间＜10 分	1. 未发生便秘。 2. 患者及家属知晓预防便秘的方法，并进行自我管理

续表

护理诊断	护理措施	护理目标跟踪
	钟，勿用力排便，每天按摩脐周或腹部热敷 2～3 次。④阳性体征管理：患者出现腹胀、排便困难时，避免用力，及时告知医护人员。⑤心理：消除紧张和焦虑情绪，鼓励增强治疗信心。 4. 识别及紧急处理　患者出现排便困难等情况，立即指导患者勿用力排便，同时告知医生，执行医嘱，再次评估并做好记录	
有猝死的危险 1. 问诊　严重胸痛、急性呼吸困难、突发心悸或晕厥。 2. 体格检查　呼吸＞24 次/分、心率＞100 次/分、BP≥140/90mmHg　，SpO_2＜90%。 3. 辅助检查　心电图、电解质及心肌酶学检测结果提示异常改变。 4. 评估量表　疼痛评分增高	1. 按分级护理原则进行巡视及评估，评估患者有无严重胸闷、胸痛等心肌灌注缺血表现，动态监测血压、心率、心律、意识、皮色、皮温、尿量、血氧饱和度等有无异常，持续心电监护和吸氧。备好除颤器，做好随时抢救的准备。 2. 预防　①积极纠正诱因，治疗原发疾病。②维持电解质和酸碱平衡，防治心肌耗氧和低氧血症，观察疗效及不良反应。 3. 健康指导　①饮食：指导患者戒烟酒，低盐低脂饮食，避免摄入刺激性食物，如咖啡、浓茶等。②药物：指导患者按医嘱规范服药，掌握不良反应和注意事项。③阳性体征管理：教会患者及家属胸痛时立即卧床休息，自我监测血压、心率、血氧饱和度，勿用力排便，出现任何不适时及时告知医护人员。④心理：安慰鼓励患者，保持情绪稳定，避免焦虑紧张。 4. 识别及紧急处理　患者发生猝死，立即予心肺复苏，呼叫医生备除颤仪，持续心电监测和吸氧，建立至少 2 条有效静脉通路，协助医生抢救，执行医嘱，并做好记录	1. 未发生猝死。 2. 患者家属知晓猝死的早期识别，进行疾病自我管理

四、高血压临床护理诊断

疾病简介

高血压是以体循环动脉压升高为主要临床表现的心血管综合征，可分为原发性高血压和继发性高血压。原发性高血压又称高血压病，是心脑血管病最重要的危险因素，可损伤心、脑、肾等重要脏器的结构和功能，最终导致这些器官功能衰竭，继发性高血压是由某些确定疾病或病因引起的血压升高。高血压的定义为未使用降压药物的情况下诊室收缩压≥140mmHg 和(或)舒张压≥90mmHg。

护理诊断	护理措施	护理目标跟踪
头痛 1. 问诊　头痛、头晕，伴视物模糊、鼻出血、恶心、呕吐等。 2. 体格检查　BP ≥140/90mmHg。 3. 评估量表　疼痛评分升高	1. 评估及紧急处理　立即协助患者卧床休息，抬高床头 30°～45°，心电监护和吸氧，动态监测血压、呼吸、心率。 2. 告知医生进行综合评估。 3. 准确执行医嘱　如硝苯地平缓释剂等降压药，观察疗效及不良反应。 4. 健康指导　①饮食：指导进食低盐低脂低糖饮食，每天钠盐摄入量低于 6g，勿进食辛辣刺激性饮食和暴饮暴食，戒烟限酒，保持大便通畅，控制体重。②药物：指导患者严格遵医嘱规范服用降血压药，不可随意减量或漏服，掌握不良反应和注意事项。③康复：指导患者自我血压监测。保证充足的睡眠和作息规律。④阳性体征管理：控制日间血压均值＜135/85mmHg，夜间血压均值＜120/70mmHg，出现任何不适及时告知医护人员。⑤心理：保持情绪稳定，避免焦虑和紧张。 5. 按分级护理原则进行巡视　评估措施落实效果，并做好记录	1. 问诊　头痛、头晕，伴视物模糊、鼻出血、恶心、呕吐等症状缓解或消失。 2. 体格检查　血压 140/90mmHg 至 90/60mmHg。 3. 评估量表　疼痛评分降低。 4. 患者及家属知晓疾病相关知识，掌握缓解头痛的相关措施，并进行自我管理
健康自我管理无效 1. 问诊　①饮食辛辣、暴饮暴食、熬夜等不良生活习惯；②体重控制不佳；③降血压治疗期间，随意漏服或减量。 2. 体格检查　心率、血压、体重未达到基础指标的正常范围。 3. 评估量表　BMI ＜ 18.5kg/m² 提示体重过低，BMI＞23.9kg/m² 提示肥胖	1. 评估与紧急处理　评估患者健康自我管理无效，立即配合医生，对患者及家属采取多种方式的疾病知识科普宣教，改善不健康的生活方式。 2. 告知医生进行综合评估。 3. 健康指导　鼓励参与工作坊活动，通过个人和家庭成员的帮助，落实均衡饮食，控制体重，戒烟限酒，不熬夜，保持情绪稳定，规范服用降压药，并进行有效控制，定期复诊。掌握自我监测血压、血糖的方法。出现任何不适及时告知医护人员。 4. 按分级护理原则巡视　评估落实效果，是否达到预期目标，并做好记录	1. 问诊　掌握疾病相关知识与危险因素。 2. 体格检查　BMI 为 18.5～23.9kg/m²，心率 60～100 次/分、血压 140/90mmHg 至 90/60mmHg，掌握基础指标的正常范围并进行自我监测。 3. 掌握健康的饮食和生活习惯，积极配合治疗，健康管理依从性提高

续表

护理诊断	护理措施	护理目标跟踪
有血压不稳定的危险 1. 问诊　①头晕、头痛、耳鸣、鼻出血、视物模糊、鼻出血等；②未按时服药，有高血压、体位性低血压发生史；③不良生活习惯未持续改善。 2. 体格检查　血压波动大，超过或低于正常范围，体位改变后血压过度下降（收缩压/舒张压下降≥20/10mmHg，或下降大于原来血压30%以上）	1. 按分级护理原则巡视，动态监测血压，以及伴随症状改善情况，做好记录。 2. 预防　①配合医生，对患者及家属采取多种方式的疾病知识科普宣教，改善不健康的生活方式；②住院期间严格按医嘱规范服用降压药，观察疗效及不良反应。 3. 健康指导　①饮食：进低盐低脂低糖、富含维生素饮食，戒烟限酒，控制体重，保持大便通畅；②药物：遵医嘱规范服药，勿擅自换药或停药，掌握不良反应和注意事项；③阳性体征管理：血压不稳定时应卧床休息为主，改变姿势时动作缓慢，避免用过热的水洗澡，防止直立性低血压发生。教会患者和家属正确监测血压的方法，如有不适及时告知医务人员。 4. 评估与紧急处理　评估患者血压超过或低于正常范围140/90mmHg至90/60mmHg，立即卧床休息，稳定情绪，心电监护和吸氧。告知医生，执行医嘱，如缬沙坦、卡托普利等血管紧张素抑制剂，氢氯噻嗪、吲达帕胺等排钠利尿剂，静脉泵入硝普钠时应注意避光、缓慢注射，注意保护血管，低血压患者给予升压药物。评估措施落实效果，做好记录	1. 未发生血压异常波动。 2. 患者知晓相关疾病知识及危险因素，并进行自我管理
有高血压急症的危险 1. 问诊　剧烈头痛、呕吐、视物模糊。 2. 体格检查　面色潮红、大汗、血压急剧升高达180/120mmHg，神志改变、肢体运动障碍。 3. 评估量表　疼痛评分增高	1. 按分级护理原则进行巡视，动态监测血压，一旦发现血压急剧升高、剧烈头痛、呕吐、大汗、视物模糊、面色及意识状态改变、肢体运动障碍等情况，立即通知医生。 2. 预防　遵医嘱严格服用降压药，维持血压在正常范围，避免情绪激动、劳累、寒冷刺激等诱发因素。 3. 健康指导　①饮食：指导患者进食低盐低脂饮食，每天钠盐摄入量低于6g，勿进食辛辣刺激性饮食，戒烟限酒。②药物：指导患者严格遵医嘱服用降压药，勿随意减量或漏服，掌握不良反应和注意事项。③阳性体征管理：指导患者及家属知晓控制性降压方法，初始阶段（数分	1. 问诊　剧烈头痛、呕吐、视物模糊等症状减轻或消失。 2. 体格检查　生命体征稳定，呼吸16～20次/分，血压140/90mmHg至90/60mmHg。 3. 评估量表　疼痛评分降低。 4. 患者及家属能知晓疾病危险因素，并进行自我管理

续表

护理诊断	护理措施	护理目标跟踪
	钟到 1 小时内）血压控制的目标为平均动脉压的降低幅度不超过治疗前水平的 25%，随后的 2～6 小时 160/100mmHg 左右，24～48 小时逐步降至正常水平，勿用力排便，出现任何不适及时告知医护人员。④心理：安抚患者情绪，避免焦虑和紧张。 4. 识别及紧急处理　患者出现血压急剧升高超过 180/120mmHg，伴剧烈头痛、呕吐、大汗等，立即协助患者绝对卧床休息，监测血压和吸氧，告知医生，执行医嘱，并做好记录	

五、主动脉夹层临床护理诊断

疾病简介

主动脉夹层也称主动脉夹层动脉瘤，是一种严重的心血管急症。是由各种病理因素（高血压、动脉硬化、先天性血管发育不良等）导致动脉壁内膜撕裂，血液在主动脉压力作用下进入裂开间隙，形成血肿并向远端延伸扩大，形成一个新的向外突出的血管腔，称为“假腔”，当病变累及升主动脉，且夹层远端可终止于不同部位时，为 Stanford A 型，其表现为突发前胸、后背、腰或腹部呈撕裂样或刀割样刺痛；当病变起源于降主动脉未累及升主动脉者为 Stanford B 型。疼痛多在背部、腹部，呈刀割样或撕裂样，约占疾病的三分之一，通常进行介入治疗或者保守治疗。

护理诊断	护理措施	护理目标跟踪
胸痛 1. 问诊　突发剧烈胸痛，撕裂样疼痛，放射至左肩胛及后背或腹部及下肢。 2. 体格检查　①面色苍白、四肢皮肤湿冷和灌注不良等类似休克的症状；②四肢血压差别增大。 3. 辅助检查　D-二聚体异常，CT 及 MRI 提示主动脉夹层动脉瘤。	1. 评估与紧急处理　绝对卧床休息，持续心电监测及吸氧，监测四肢血压，观察双侧足背动脉搏动，迅速建立静脉通路，维持血压稳定及电解质平衡。 2. 告知医生进行综合评估。 3. 准确执行医嘱　如吗啡 10mg 静脉泵入治疗，并行降压、控制心率等对症处理，观察疗效及不良反应。急性 Stanford A 型 AD 一经发现，立即做好术前准备行紧急外科手术治疗。 4 健康指导。①阳性体征管理：绝对静卧休息，患者及家属知晓血压、心率的正常范围。保持大便通畅，勿用力排便。出现任何不适及时告知医护人员。②心理：稳定情绪，消除紧张和焦虑。	1. 问诊　疼痛症状缓解或消失。 2. 体格检查　面色转红润，休克症状改善，双侧肢体血压差变小，维持正常范围 140/90mmHg 至 90/60mmHg。 3. 辅助检查　D-二聚体恢复正常，CT 及 MRI 检查未显示主动脉夹层动脉瘤。 4. 评估量表　疼痛评分减低。

续表

护理诊断	护理措施	护理目标跟踪
4. 评估量表　疼痛评分增高	5. 按分级护理原则进行巡视　评估措施落实效果，并做好记录	5. 患者及家属能知晓疾病相关知识与危险因素，并进行自我管理
少尿与无尿 1. 问诊　心慌、胸闷、乏力。 2. 体格检查　少尿或无尿，连续3小时＜0.5ml（kg·h），眼睑、颜面部水肿。 3. 辅助检查　尿比重、血肌酐、尿素氮超过正常范围，电解质平衡紊乱	1. 评估与紧急处理　绝对卧床休息，心电监测及氧气吸入，限制入量及输液速度≤30gtt/min，维持电解质与酸碱平衡，并做好记录。 2. 告知医生进行综合评估。 3. 准确执行医嘱　如托拉塞米、呋塞米静脉泵入，5%碳酸氢钠溶液静脉滴注，纠正酸碱平衡及电解质紊乱。必要时行床旁血液透析。 4. 健康指导　①饮食：指导患者低蛋白饮食，限制水和钠摄入，避免进食含钾高的食物。②药物：掌握利尿剂的不良反应及注意事项。出现任何不适及时告知医务人员。③心理：保持情绪稳定。 5. 按分级护理原则进行巡视　动态监测尿量、电解质、动脉血气等，评估措施落实效果，并做好记录	1. 问诊　心慌、胸闷、乏力症状好转。 2. 体格检查　眼睑、颜面部水肿逐渐消失，尿量增多40～80ml/h。 3. 辅助检查　尿比重、血肌酐、尿素氮、电解质逐渐恢复正常范围。 4. 患者及家属知晓疾病相关知识，并进行自我管理
焦虑 1. 问诊　紧张、心悸、失眠等，担心疾病预后。 2. 体格检查　呼吸＞24次/分，血压≥140/90mmHg。 3. 评估量表　汉密尔顿焦虑量表评分≥7分	1. 评估与紧急处理　主动了解患者需求，并积极予以解决，安抚患者，做好心理疏导。 2. 告知医生，进行综合评估。 3. 准确执行医嘱　如右美托咪定持续静脉泵入，观察药物疗效及不良反应。 4. 健康指导　关心患者，建立良好的护患关系，做好介入术前、术后宣教指导。予以一定的心理护理，保持情绪稳定。出现任何不适及时告知医护人员。 5. 按分级护理原则进行巡视　评估措施落实效果，并做好记录	1. 问诊　情绪平稳，紧张、失眠等症状消失，积极配合治疗。 2. 体格检查　呼吸16～20次/分、血压140/90mmHg至90/60mmHg。 3. 评估量表　汉密尔顿焦虑量表评分＜7分。 4. 患者及家属知晓疾病相关知识，掌握自我疏解情绪的办法，并进行自我管理
有感染的危险 患者行手术治疗	1. 按分级护理原则进行巡视及评估，动态监测生命体征，切口有无红、肿、热、痛等表现。 2. 预防　①注意保暖，预防感冒受凉。②保持伤口敷料清洁、干燥，每天在无菌技术性下常规换药。	1. 未发生感染。 2. 患者及家属知晓疾病相关知识，掌握体温监测的方法，并进行自我管理

续表

护理诊断	护理措施	护理目标跟踪
	3. 健康指导　①饮食：指导患者进食高热量、优质蛋白质、富含维生素、易消化饮食。②阳性体征管理：教会患者及家属自我监测体温，掌握物理降温的方法，注意保暖，避免受凉。保持口腔、皮肤、衣服及病床单位的清洁、干燥，预防感染。出现任何不适及时告知医护人员。③心理：安慰鼓励患者，保持情绪稳定。 4. 识别与紧急处理　评估患者体温＞37.5℃时，指导并协助行温水擦浴、五点冰敷等物理降温；体温≥38.5℃时，遵医嘱双氯芬酸钠直肠给药，采集双瓶血培养及其他生理标志物，并行补液扩容、抗感染等对症支持治疗，观察疗效及不良反应，做好记录	
心力衰竭 1. 问诊　咳嗽、咳痰、咯血、疲倦、乏力、头晕、心悸。 2. 体格检查　面色灰白、大汗、呼吸困难、皮肤湿冷等。 3. 辅助检查　①血浆NT-proBNP≥125ng/L，BNP＞105 pg/ml；②心脏彩超EF分值≤40%，舒张期E峰/A峰比值＜1.2秒提示左心衰竭；③有创性血流动力学检查心脏指数＜2.5 L/（min・m^2），肺毛细血管楔压＞12mmHg。 4. 评估量表　心力衰竭分级Ⅱ～Ⅳ级	1. 评估及紧急处理　患者出现咳嗽、咯血、呼吸困难、皮肤黏膜发绀等心力衰竭表现时，立即取端坐位、双腿下垂，保持呼吸道和静脉双通路通畅，心电监护和吸氧，留置导尿。备齐急救药械，随时做好抢救准备。 2. 告知医生进行综合评估。 3. 准确执行医嘱　如心电监护和吸氧，留置导尿。准确执行医嘱，速尿20～40mg静脉注射，吗啡2.5～5.0mg静脉缓慢注射，硝普钠、硝酸甘油静脉泵入，根据血压调整滴速观察药物疗效及不良反应。 4. 健康指导　①饮食：指导进食低盐低脂、优质蛋白质食物，少量多餐，钠摄入量2～3g/d，戒烟限酒。②药物：严格遵医嘱服药治疗，掌握不良反应和注意事项。③阳性体征管理：指导家属掌握每天摄入液体量不超过2000ml，会准确记录24小时出入量。每天测量腹围。出现任何不适及时告知医护人员。④心理：帮助患者战胜疾病的信心，稳定情绪。出现任何不适及时告知医护人员。 5. 按分级护理原则进行巡视　评估措施落实效果，并做好记录	1. 问诊　咳嗽、咳痰、咯血、疲倦、乏力、头晕、心悸等症状减轻或消失。 2. 体格检查　面色转红润，休克症状好转，呼吸16～20次/分、SpO_2≥95%、血压140/90mmHg至90/60mmHg。 3. 辅助检查　①血浆NT-proBNP、BNP逐渐恢复正常。②有创性血流动力学检查心脏指数＞2.5L/（min・m^2），肺毛细血管楔压＜12mmHg。 4. 评估量表　心力衰竭分级＜Ⅱ级。 5. 患者及家属知晓并掌握疾病相关预防知识，能配合完成心力衰竭发生期间的紧急处理措施，具有自我管理的健康意识

六、胸腺瘤临床护理诊断

疾病简介

胸腺瘤是一种起源于胸腺上皮细胞的肿瘤，通常位于前上纵隔。胸腺主要负责产生 T 淋巴细胞，因此胸腺瘤可能会影响人体的免疫功能；根据组织学特征分为皮质胸腺瘤、髓质胸腺瘤、混合型胸腺瘤、胸腺癌四种类型，胸腺瘤的症状取决于肿瘤的大小、位置和性质，常见的症状包括胸痛、咳嗽、呼吸困难、疲劳、体重减轻等；如果肿瘤压迫或浸润周围组织，会导致上腔静脉综合征、吞咽困难、声音嘶哑等。

护理诊断	护理措施	护理目标跟踪
胸痛 1. 问诊　胸部钝痛、咳嗽、气促等。 2. 评估量表　疼痛评分增高	1. 评估与紧急处理　立即协助患者卧床休息，抬高床头 15°～30°，畅通呼吸道，心电监护和吸氧。 2. 告知医生进行综合评估。 3. 准确执行医嘱　如布洛芬缓释胶囊口服、双氯芬酸钠缓释片口服或栓剂直肠给药，观察疗效及不良反应。必要时做好术前准备与宣教指导，择期手术治疗。 4. 健康指导　①饮食：进食清淡、可口的食物，注意营养均衡，食物多样化，补充维生素，保持大便通畅；②阳性体征的管理：卧床休息位置，掌握止痛栓剂直肠给药的方法，知晓不良反应和注意事项。出现任何不适及时告知医护人员；③心理：保持乐观的心态，消除紧张和焦虑。 5. 按分级护理原则进行巡视　评估措施落实效果，做好记录	1. 问诊　胸部钝痛、咳嗽、气促等症状减轻或消失。 2. 评估量表　疼痛评分减低。 3. 患者及家属知晓疾病相关危险因素，并进行自我管理
咳嗽与咳痰 1. 问诊　咳嗽、咳痰、声音嘶哑。 2. 评估量表　咳嗽力量分级 2 级，痰液黏稠度分级Ⅲ度	1. 评估与紧急处理　立即抬高床头 30°～40°，协助翻身叩背，清除患者口腔分泌物，畅通气道，心电监护和氧气吸入。必要时建立人工气道。 2. 告知医生进行综合评估。 3. 准确执行医嘱　如布地奈德+盐酸左沙丁胺醇氧气雾化吸入，二羟丙茶碱静脉滴注，规范留取痰培养标本，予高流量氧气湿化治疗，观察疗效及不良反应。 4. 健康指导　①康复：指导有效咳嗽、咳痰，掌握翻身叩背和雾化治疗的方法。②阳性体征管理：注意保暖，预防上呼吸道感染。患者及家属知晓呼吸、血氧饱和度的正常范围，会进行自我监测并观察痰液性状和量。掌握主动咳嗽时佩戴胸带、弯腰坐位	1. 问诊　咳嗽、痰液好转或消失。 2. 评估量表　咳嗽力量分级≥3 级，痰液黏稠度分级Ⅰ度。 3. 患者及家属知晓疾病相关知识，掌握有效咳嗽的方法，并进行自我管理

续表

护理诊断	护理措施	护理目标跟踪
	或屈膝侧卧位、用双手捂住手术切口的方式，减少因咳嗽引起的疼痛，出现呼吸困难或其他不适时及时告知医护人员。③心理：引导患者积极的心态对待疾病，保持情绪稳定，消除焦虑和紧张。 5. 按分级护理原则进行巡视　评估措施落实效果，并做好记录	
有感染的危险 患者行手术治疗	1. 按分级护理原则进行巡视及评估，观察患者生命体征，伤口有无红、肿、热、痛等表现。 2. 预防　注意保暖，避免受凉感冒。严格执行医嘱，观察疗效及不良反应。 3. 健康指导　①饮食：指导患者进食高热量、优质蛋白质、富含维生素、易消化饮食。②康复：发热期间卧床休息，保持口腔、皮肤、衣服及床单位的清洁、干燥，注意保暖，防止受凉和感染。③阳性体征管理：教会患者自我监测体温，家属掌握物理降温的方法，出现任何不适及时告知医护人员。④心理：安慰鼓励患者，保持情绪稳定。 4. 识别与紧急处理　体温＞37.5℃时，指导并协助行温水擦浴、五点冰敷等物理降温，体温≥38.5℃时，遵医嘱双氯芬酸钠直肠给药，采集双瓶血培养及其他生理标志物，遵医嘱行补液扩容、抗感染等对症支持治疗，再次评估并做好记录	1. 未发生感染。 2. 患者及家属知晓疾病相关知识，掌握体温监测的方法，并进行自我管理
有误吸的危险 1. 问诊　恶心、声音嘶哑、流口水、吞咽困难。 2. 评估量表　误吸风险评估评分≥13 分	1. 按分级护理原则巡视，动态监测生命体征、意识等，并观察患者进食情况，备好急救用物，随时做好抢救准备。 2. 预防　①保持半卧位，头偏向一侧，及时清除口腔分泌物，畅通气道。②必要时，遵医嘱留置胃管实施肠内营养治疗，每班检查管道位置、置入深度及通畅情况，确保胃管在位、通畅，及人工气道气囊压力 25～30cmH_2O。 3. 健康指导　①饮食：指导患者选择营养丰富的半流质或软食，确保实施肠内营养时，抬高床头 30°～45°，采取低流量、匀速喂养方式。②阳性体征管理：指导患者	1. 问诊　预防误吸措施落实有效，未发生误吸事件。 2. 评估量表　误吸风险评估≤12 分。 3. 患者或家属知晓误吸的危险因素并掌握预防措施，掌握正确的进食方式

续表

护理诊断	护理措施	护理目标跟踪
	手术后禁食 6 小时，防止发生术后呕吐误吸。指导家属掌握肠内营养耐受评估与喂养的正确方法，每 4 小时监测胃残余量，胃残余量＜200ml，维持原速度，观察口腔分泌物是否带有食物的残渣。掌握促胃动力药的正确服药方法，肠内营养喂养过程中避免翻身、叩背、吸痰等操作，鼻饲结束后保持半卧位 30～60 分钟。紧急情况下，会使用合适的口咽通气导管畅通气道。③康复：指导并教会家属掌握吞咽功能训练方法，做好口腔护理。④心理：安慰鼓励患者，保持情绪稳定，增进治疗信心。 4. 评估与紧急处理：患者发生误吸时，立即将头偏向一侧，清理口鼻腔分泌物，畅通气道，暂停鼻饲喂食。告知医生，准确执行医嘱。必要时行气管镜检查等，随时做好心肺复苏等抢救准备，动态监测生命体征并记录	

第三章　消化系统常见疾病临床护理诊断

一、肠息肉临床护理诊断

疾病简介

肠息肉是指肠黏膜表面突出的异常生长的组织，在没有确定病理性质前统称为息肉。其发生率随年龄增加而上升，男性多见。以结肠和直肠息肉为最多，小肠息肉较少。息肉主要分为炎症性和腺瘤性两种。炎症性息肉在炎症治愈后可自行消失，腺瘤性息肉一般不会自行消失，有恶变倾向。部分患者可有便血、腹痛、腹泻等临床表现。

护理诊断	护理措施	护理目标跟踪
腹痛 1. 问诊　患者主诉腹痛。 2. 体格检查　痛苦面容，腹部压痛，腹肌紧张和反跳痛。 3. 评估量表　疼痛评分增高	1. 评估与紧急处理　协助患者卧床休息，保持环境安静。评估患者腹痛部位和性质，并做好记录。 2. 告知医生进行综合评估。 3. 准确执行医嘱　如给予间苯三酚注射液解痉止疼，观察疗效并记录。 4. 健康指导　①饮食：根据术后恢复情况进行饮食指导，均衡营养，进食清淡易消化饮食，适量补充维生素，戒烟限酒，少食多餐，保持大便通畅，避免用力排便、剧烈咳嗽。②药物：教会患者及家属注意观察药物疗效及不良反应。③康复：指导进行有节律的呼吸运动、听音乐进行舒缓放松疗法，分散注意力，保持情绪稳定。④阳性体征管理：教会患者及家属识别疼痛的部位、程度及性质，异常及时报告医务人员处理。⑤心理：安慰鼓励患者，减少患者紧张。 5. 按分级护理原则进行巡视　评估措施落实效果，并做好记录	1. 问诊　患者疼痛减轻或缓解。 2. 体格检查　患者腹部平软，无压痛反跳痛。 3. 评估量表　疼痛评分减低。 4. 患者及家属能知晓疾病相关知识，并进行自我管理
有便血的危险 1. 问诊　患者诉腹部不适，继而排出黑便或血便。 2. 体格检查　大便呈柏油色、暗红色或鲜红色，腹部肠鸣音亢进，压痛、反跳痛和	1. 按分级护理原则进行巡视与评估。 2. 预防　嘱患者暂禁食，协助其卧床休息，评估患者大便的颜色、性状和量。 3. 健康指导　①饮食：患者病情稳定后可进食少量清淡易消化流质，避免进食粗糙、生冷、辛辣等刺激性食物。②药物：对有动脉硬化、高	1. 问诊　患者腹部无不适，大便颜色正常。 2. 体格检查　患者腹部平软，无压痛，反跳痛。 3. 患者及家属能知晓疾病相关知识，并进行自我管理

续表

护理诊断	护理措施	护理目标跟踪
腹肌紧张	血压的患者应给予降压药，以防止术后出血。③康复：若行手术治疗者术后 2 周内避免剧烈运动。④阳性体征管理：教会患者及家属识别血便和黑便，异常及时报告医务人员处理。⑤心理：安慰鼓励患者，减少患者紧张和焦虑。 4. 识别与紧急处理　患者大便呈柏油色、暗红色或鲜红色，应立即指导患者卧床休息，再次评估患者，遵医嘱使用止血、补液、输血、吸氧等对症治疗，观察疗效，同时告知医生进行综合评估，并做好记录	
有感染的危险 1. 问诊　患者行肠息肉切除术。 2. 体格检查　发热、腹痛等。 3. 辅助检查　白细胞计数增高	1. 按分级护理原则进行巡视与评估。 2. 预防　根据患者病情进行预防性使用抗生素抗炎、补液等对症支持治疗，观察效果并记录。 3. 健康指导　①饮食：指导均衡营养，少量多餐，先进食流质后若无不适，方可进食半流质，以碳水化合物为主，可逐渐加量过渡到软食。②药物：教会患者注意观察退烧药的疗效及不良反应。③阳性体征管理：教会患者及家属识别发热的程度，异常及时报告医务人员处理，退热后勤换衣物，保持干燥。④心理：安慰鼓励患者，减少患者紧张。 4. 识别与紧急处理　患者出现寒战、高热等情况立即协助患者卧床休息，暂禁食。评估患者体温、腹部疼痛、腹胀、恶心呕吐等情况，同时告知医生进行综合评估，并做好记录	1. 未发生感染。 2. 患者及家属能知晓疾病相关知识，并进行自我管理

二、胃癌临床护理诊断

疾病简介

胃癌是指发生于胃的癌症，一般源于胃上皮细胞，是指消化道最常见的恶性肿瘤。胃癌是我国最常见恶性肿瘤之一，死亡率居恶性肿瘤第二位。胃癌好发部位以胃窦部为主，淋巴转移是其主要转移途径，胃癌早期多无明显症状，部分患者可有上腹隐痛、嗳气、反酸、进食后饱胀、恶心等消化道症状，无特异性。胃癌早期可有上腹部深压不适或疼痛，晚期可扪及上腹部肿块。如出现远处转移时，可有肝大、腹水、锁骨上淋巴结肿大等。

护理诊断	护理措施	护理目标跟踪
疼痛 1. 问诊　患者主诉上腹部疼痛。 2. 体格检查　患者出现痛苦面容，有腹膜刺激征。 3. 评估量表　疼痛评分增高	1. 评估及紧急处理　评估患者腹痛部位和性质，严密监测生命体征，协助患者半卧位，禁食水，行急诊手术准备。 2. 告知医生进行综合评估　完善相关检查。 3. 准确执行医嘱　对于诊断明确或已决定手术者，遵医嘱给予解痉镇痛处理，及时应用有效抗生素。 4. 健康指导　①饮食：嘱患者术后暂禁食水，待肠功能恢复后遵医嘱进食。②药物：使用止痛药后注意观察疗效及不良反应。③康复：指导进行有节律的呼吸运动，保持情绪稳定，出现任何不适及时告知医护人员。④心理：安慰鼓励患者，减轻患者紧张情绪。 5. 按分级护理原则进行巡视　评估措施落实效果，并做好记录	1. 问诊　患者疼痛缓解。 2. 体格检查　患者开始排气、排便，切口疼痛症状消失，无腹膜刺激征。 3. 评估量表　疼痛评分减低。 4. 患者及家属能知晓疾病相关知识，并进行自我管理
消瘦 1. 问诊　患者诉食欲下降，体重减轻。 2. 体格检查　体形消瘦、面色苍白、精神萎靡。 3. 辅助检查　血清总蛋白＜60g/L、白蛋白＜35g/L。 4. 评估量表　营养风险评估（NRS-2002）≥3 分	1. 评估与紧急处理　进行营养风险筛查与评估，采取舒适卧位，鼓励进食。 2. 告知医生进行综合评估。 3. 准确执行医嘱　如给予肠外营养治疗，观察治疗效果及不良反应。 4. 健康指导　①饮食：术后暂禁食水，待肠功能恢复后指导患者及家属行肠内营养治疗。②药物：遵医嘱给予脂肪乳剂、复方氨基酸、全血、血浆或白蛋白等改善营养状况，出现任何不适及时告知医务人员。③阳性体征管理：指导患者进行营养监测，对于不能经口进食的患者首选肠外营养治疗。④心理：安抚患者的情绪，保持良好心态。 5. 按分级护理原则进行巡视　评估措施落实效果，并做好记录	1. 问诊　患者食欲增加，体重增加。 2. 体格检查　BMI 在 18.5～23.9kg/m^2，面色红润。 3. 评估量表　营养风险评估（NRS-2002）＜3 分。 4. 患者及家属知晓消瘦的相关知识，掌握均衡营养方法，并进行自我管理

续表

护理诊断	护理措施	护理目标跟踪
出血 1. 问诊　患者主诉便血。 2. 体格检查　患者切口敷料渗血，引流管引流出鲜红色血性液体大于200ml。 3. 辅助检查　血红蛋白值呈进行性下降	1. 评估与紧急处理　嘱患者禁食水，绝对卧床休息。动态监测生命体征的变化，建立两条静脉通路，做好记录。 2. 告知医生进行综合评估。 3. 准确执行医嘱。 4. 健康指导　①阳性体征管理：关注患者有无恶心、呕吐，大便的颜色、性状及量，若出现出血，及时通知医生。关注患者生命体征及血红蛋白动态变化。②心理：安抚患者，避免情绪紧张。 5. 按分级护理原则进行巡视　评估措施落实效果，并做好记录	1. 问诊　出血停止或出血量减少。 2. 患者及家属知晓出血的识别与管理
有切口感染的危险 1. 问诊　患者行手术治疗。 2. 体格检查　发热、腹痛等。 3. 辅助检查　白细胞计数增高	1. 按分级护理原则进行巡视与评估。 2. 预防　根据患者病情预防感染，保持切口敷料干燥。遵医嘱予抗炎、补液等对症支持治疗，积极预防并发症，高热患者遵医嘱查血培养，行退热处理。 3. 健康指导　①饮食：嘱患者暂禁食水，出现任何不适及时告知医护人员。②药物：术后遵医嘱给予抗生素预防感染，观察药物不良反应。③阳性体征管理：指导患者出现发热不适及时复测体温，保持引流管通畅及切口敷料干燥，行温水擦浴。④心理：安抚患者的情绪，保持良好心态。 4. 识别与紧急处理　患者出现高热、腹部切口红肿、疼痛等情况立即告诉医生，执行医嘱，并做好记录。同时进行综合评估及分析，完善相关检查	1. 患者未发生切口感染。 2. 患者及家属知晓疾病的相关知识，并进行自我管理

三、大肠癌临床护理诊断

疾病简介

大肠癌是结肠癌和直肠癌的总称，为常见的消化道恶性肿瘤之一。淋巴转移是大肠癌最常见的转移途径。结肠癌最早出现的症状为排便习惯和粪便性状改变，伴有腹痛或腹部不适。直肠癌早期无明显症状，癌肿破溃形成溃疡或感染时才出现以直肠刺激征和黏液血便为主的显著症状。

护理诊断	护理措施	护理目标跟踪
消瘦 1. 问诊　患者诉食欲下降，体重减轻。 2. 体格检查　体形消瘦、面色苍白、精神萎靡。 3. 辅助检查　血清总蛋白＜60g/L、白蛋白＜35g/L。 4. 评估量表　营养风险评估（NRS-2002）≥3 分	1. 评估与紧急处理　进行营养风险筛查与评估，采取舒适卧位，鼓励进食。 2. 告知医生进行综合评估。 3. 准确执行医嘱　给予营养支持治疗，观察治疗效果及不良反应。 4. 健康指导　①饮食：术后暂禁食水，待肠功能恢复后指导患者及家属均衡饮食，给予高蛋白、高热量、高维生素、易消化的食物，提供良好就餐环境。②药物：遵医嘱给予脂肪乳剂、复方氨基酸、全血、血浆或白蛋白等改善营养状况。③阳性体征管理：指导患者进行营养监测，对于不能经口进食的患者首选肠外营养治疗。④心理：安抚患者的情绪，保持均衡的营养的摄入。 5. 按分级护理原则进行巡视　评估措施落实效果，并做好记录	1. 问诊　患者食欲增加，体重增加。 2. 体格检查　BMI 为 18.5～23.9kg/m^2，面色红润。 3. 评估量表　营养风险评估（NRS-2002）＜3 分。 4. 患者及家属知晓消瘦的相关知识，掌握均衡营养方法，并进行自我管理
有肠瘘的危险 1. 问诊　患者行手术治疗 2. 体格检查　术后反复腹痛、发热、腹膜炎体征。脓性或粪性引流物自引流管、肛门等流出。 3. 辅助检查　盆腔 CT、MRI 提示异常	1. 按分级护理原则进行巡视与评估。 2. 预防　遵医嘱使用抗生素，禁食水期间行全胃肠外营养，关注患者电解质变化。 3. 健康指导　①饮食：嘱暂禁食水。②药物：遵医嘱给予脂肪乳剂、复方氨基酸、全血、血浆或白蛋白等改善营养状况，出现任何不适及时告知医务人员。③康复：指导患者及家属保持引流管引流通畅，妥善固定管道，保持皮肤干燥。④心理：行心理护理，消除患者顾虑情绪。 4. 识别与紧急处理　患者一旦发生肠瘘，配合医生行生理盐水持续腹腔双套管负压冲洗，保持负压 10～20kpa，防止压力过大引起出血，每天冲洗量 2000～4000ml，同时告知医生进行综合评估，并做好记录	1. 未发生肠瘘。 2. 患者及家属能知晓疾病相关知识，并进行自我管理

续表

护理诊断	护理措施	护理目标跟踪
出血 1. 问诊　患者主诉出现便血。 2. 体格检查　患者切口敷料渗血，引流管引流出鲜红色血性液体大于200ml，患者近日血红蛋白呈进行性下降	1. 评估与紧急处理　嘱患者禁食水，绝对卧床休息。患者出现切口/伤口敷料渗血及腹腔引流管引流出血性液体大于200ml，或者患者出现黑便、便血情况时给予吸氧、心电监护。建立两条静脉通路，做好记录。 2. 告知医生进行综合评估。 3. 准确执行医嘱。 4. 健康指导　①嘱患者暂禁食水，待医生评估无出血倾向，肠功能恢复者遵医嘱进食。②阳性体征管理：关注记录患者切口敷料及引流液的颜色、性状及量，关注患者生命体征及血红蛋白动态变化，及时通知医生。③心理：安抚患者，避免情绪紧张。 5. 按分级护理原则进行巡视　评估措施落实效果，并做好记录	1. 问诊　出血停止或出血量减少。 2. 患者及家属出血的识别与管理
有切口感染的危险 1. 问诊　主诉乏力、体温升高。 2. 体格检查　患者面色潮红，心率增快，体温≥37.5℃，切口敷料渗液多，切口红肿、疼痛。 3. 辅助检查　白细胞计数增高	1. 按分级护理原则进行巡视与评估。 2. 预防　严格遵循无菌原则进行操作，切口有渗液及时更换敷料。给予抗生素抗炎、补液等对症支持治疗，观察效果并记录，高热患者遵医嘱查血培养。 3. 健康指导　①饮食：嘱患者暂禁食水，出现任何不适及时告知医护人员。②药物：术后遵医嘱给予抗生素预防感染，观察药物不良反应。③阳性体征管理：指导患者出现发热不适及时复测体温，术后2～3天取肠造口侧卧位，避免伤口污染，保持引流管通畅及切口敷料干燥，出现任何不适或切口出血疼痛及时告知医护人员。④心理：安抚患者的情绪，保持良好心态。 4. 识别与紧急处理　患者出现发热，切口出现红肿热痛和出血等情况，协助患者卧床休息，进行物理降温，同时告知医生进行综合评估，执行医嘱，并做好记录	1. 问诊　患者无乏力。 2. 体格检查　患者体温＜37.5℃，切口无红肿及疼痛。 3. 患者及家属知晓疾病的相关知识，并进行自我管理

续表

护理诊断	护理措施	护理目标跟踪
有吻合口瘘的危险 1. 问诊　患者主诉腹痛或腹痛加剧。 2. 体格检查　患者腹腔引流管引流出浑浊液体，患者出现发热、腹痛、压痛、反跳痛等腹膜刺激征	1. 按分级护理原则进行巡视与评估。 2. 预防　遵医嘱给予抗炎、补液等对症支持治疗，做好记录，维持水、电解质平衡，禁食水期间遵医嘱行全胃肠外营养，关注患者电解质变化。 3. 健康指导　①饮食：嘱患者胃肠减压期间禁食水，防脱管。②康复：保持各引流管通畅及切口敷料干燥。③阳性体征管理：患者腹腔引流管引流出浑浊液体及时告知医护人员。④心理：安抚患者的情绪，避免情绪紧张。 4. 识别与紧急处理　患者出现腹痛加剧，引流管引流液呈浑浊时及时告知医生，配合医生行腹腔双套管冲洗、负压引流，维持有效负压，保持引流通畅	1. 问诊　患者未诉腹痛腹胀。 2. 体格检查　患者未出现发热、腹痛、压痛、反跳痛等腹膜刺激征，无吻合口瘘。 3. 患者及家属能知晓疾病相关知识，并进行自我管理

四、胆囊结石临床护理诊断

疾病简介

胆囊结石为发生在胆囊内的结石，主要为胆固醇结石和以胆固醇为主的混合性结石，常与急性胆囊炎并存。主要见于成年人，以女性多见。饱餐及进食油腻食物后引起胆囊收缩，或睡眠时体位改变致结石移位并嵌顿于胆囊颈部而导致胆汁排出受阻，胆囊强烈收缩而发生胆绞痛。较大的结石可引起肝总管狭窄或胆囊胆管瘘，临床可出现胆囊炎、胆管炎或梗阻性黄疸，进入小肠个别会引起胆石性肠梗阻。较小的结石可损伤 Oddi 括约肌或嵌顿于壶腹部引起胆源性胰腺炎。

护理诊断	护理措施	护理目标跟踪
腹痛 1. 问诊　患者主诉腹痛。 2. 体格检查　见痛苦面容，心率、呼吸超过正常范围。 3. 评估量表　疼痛评分增高	1. 评估与紧急处理　协助取舒适功能体位，保持环境安静，评估患者腹痛部位和性质，准确评估患者疼痛等级，并做好记录。 2. 告知医生进行综合评估。 3. 准确执行医嘱　如消炎利胆、解痉镇痛，注意不良反应的预防及观察。遵医嘱处理因疼痛产生的其他反应，如呕吐等。 4. 健康指导　①饮食：指导患者进食	1. 问诊　患者诉腹痛缓解。 2. 体格检查　心率、呼吸正常。 3. 评估量表　疼痛评分减低。 4. 患者及家属能知晓疾病相关知识，并进行自我管理

续表

护理诊断	护理措施	护理目标跟踪
	清淡饮食，避免引起胆囊收缩，多饮水。②康复：保持大便通畅，并观察大便颜色及性状。指导并协助放松练习，听音乐、深呼吸、放松按摩等分散注意力，减轻疼痛。指导并协助患者保持伤口周围皮肤清洁干燥，预防感染。③阳性体征管理：出现疼痛等任何不适及时告知医护人员。④心理：保持情绪稳定。 5. 按分级护理原则进行巡视　评估措施落实效果，并做好记录	
发热 1. 问诊　患者主诉发热。 2. 体格检查　测量患者体温≥37.5℃。 3. 辅助检查　血常规、血生化等炎性指标超过正常范围	1. 评估与紧急处理　评估患者出现发热、呼吸急促等，立即协助患者卧床休息，取舒适功能位，必要时吸氧，拉起床栏预防坠床。 2. 告知医生进行综合评估。 3. 准确执行医嘱　根据情况采用物理和（或）药物降温方法尽快降低患者体温，观察患者降温后的反应，避免发生虚脱；遵医嘱使用抗菌药物，定时监测体温并记录。 4. 健康指导　①饮食：补充营养及水分，根据病情每天饮水2000ml及以上。②药物：遵医嘱静脉补液，维持水和电解质平衡，心力衰竭则需限制液体摄入。③康复：维持室温在20～24℃，湿度55%～60%，通风换气。宜穿透气、棉质衣服，若有寒战应给予有效保暖。预防跌倒。④阳性体征管理：出现任何不适及时告知医护人员。⑤心理：保持情绪稳定。 5. 按分级护理原则进行巡视　评估措施落实效果，并做好记录	1. 问诊　患者无发热。 2. 体格检查　患者体温＜37.5℃。 3. 患者及家属能知晓发热相关知识，掌握正确测量体温的方法，并进行自我管理
有发生胆漏的危险 1. 问诊　患者主诉腹痛。 2. 体格检查　腹部膨隆、腹腔引流液呈黄绿色胆汁样。	1. 评估与紧急处理　立即协助患者卧床休息，取半卧位，合理氧疗，建立静脉通路，拉起床栏预防坠床，更换被胆汁浸湿的敷料，予氧化锌软膏或皮肤保护膜涂敷局部皮肤，并做好记录。	1. 问诊　患者诉腹痛缓解。 2. 体格检查　腹腔引流管胆汁样引流液逐渐减少，胆漏相关症状减轻。 3. 评估量表　疼痛评分减低。 4. 患者及家属能知晓疾病相关

续表

护理诊断	护理措施	护理目标跟踪
3. 评估量表　疼痛评分增高	2. 告知医生进行综合评估。 3. 准确执行医嘱　处理因胆漏引起的腹痛等不适症状，并行补液、抗感染等对症支持治疗，维持水、电解质平衡，关注患者电解质变化。 4. 健康指导　①阳性体征管理：防止胆汁刺激和损伤皮肤：及时更换敷料。渐进式下床，预防跌倒。②心理：保持情绪稳定。 5. 按分级护理原则进行巡视　评估措施落实效果，并做好记录	知识，并进行自我管理

五、肠梗阻临床护理诊断

疾病简介

肠内容物由于各种原因不能正常运行、顺利通过肠道，称为肠梗阻，是常见的外科急腹症之一。肠梗阻不但可引起肠管本身形态和功能的改变，还可导致全身性生理紊乱，临床表现复杂多变。不同类型肠梗阻的临床表现有其自身的特点，但存在腹痛、呕吐、腹胀及停止排便、排气等共同表现。对于绞窄性肠梗阻、由肿瘤或先天性肠道畸形引起的肠梗阻及非手术治疗无效者，可选择手术治疗。

护理诊断	护理措施	护理目标跟踪
疼痛 1. 问诊　患者主诉腹痛腹胀、肛门停止排气排便。 2. 体格检查　患者出现痛苦面容、呕吐、腹部膨隆，脉率增快。 3. 评估量表　疼痛评分增高	1. 评估及紧急处理　评估患者腹痛部位和性质，协助患者半卧位，禁食水。 2. 告知医生进行综合评估　根据患者病情及时开立医嘱。 3. 准确执行医嘱　确定无肠绞窄后，给予解痉镇痛处理，行胃肠减压，腹部芒硝外敷。 4. 健康指导　①饮食：胃肠减压期间禁食水。②药物：教会患者正确使用芒硝外敷，使用止痛药后注意观察疗效及不良反应。③康复：指导进行有节律的呼吸运动，保持情绪稳定，出现任何不适及时告知医护人员。④阳性体征管理：腹痛腹胀患者，胃肠减压期间保持引流通畅及减压装置有效负压。⑤心理：安慰鼓励患者，减轻患者紧张情绪。	1. 问诊　患者腹痛腹胀缓解。 2. 体格检查　患者开始排气、排便，腹胀、腹痛症状消失，腹部平软。 3. 评估量表　疼痛评分减低。 4. 患者及家属能知晓疾病相关知识，并进行自我管理

续表

护理诊断	护理措施	护理目标跟踪
	5. 按分级护理原则进行巡视　评估措施落实效果，并做好记录。观察患者腹痛部位、性质、持续时间、伴随症状，对患者疼痛进行动态评估。观察患者引流液颜色、性状、量	
恶心与呕吐 1. 问诊　主诉恶心、腹胀、乏力。 2. 体格检查　患者面色苍白。 3. 评估量表　营养风险评估（NRS-2002）≥3 分	1. 评估与紧急处理　患者头偏向一侧，床旁备吸痰器，建立静脉通道，给予补液处理。 2. 告知医生进行综合评估　完善相关实验室检查。 3. 准确执行医嘱　行补液治疗，观察疗效及不良反应，保持静脉通路通畅。 4. 健康指导　①饮食：禁食水，呕吐时头偏向一侧，呕吐后给予漱口，保持口腔清洁。②阳性体征管理：嘱患者出现心慌、乏力不适症状及时告知医护人员。③心理：引导患者以积极的心态对待疾病，保持情绪稳定，缓解患者的焦虑和紧张。 5. 按分级护理原则进行巡视　评估措施落实效果，并做好记录	1. 问诊　无恶心与呕吐，腹胀缓解，可经口进食。 2. 评估量表　营养风险评估（NRS-2002）＜3 分。 3. 患者及家属能知晓疾病相关知识，并进行自我管理
腹腔感染 1. 问诊　主诉乏力、体温升高。 2. 体格检查　面色潮红；体温≥37.5℃，切口红肿，患者出现局部或弥漫性腹膜炎表现。 3. 辅助检查　血常规、血生化等检查炎性指标异常	1. 评估与紧急处理　保持手术切口敷料干燥。 2. 告知医生进行综合评估。 3. 准确执行医嘱　体温高热患者遵医嘱查血培养，行退热处理。 4. 健康指导　①指导患者避免感冒受凉，出现任何不适及时告知医护人员。②药物：遵医嘱给予脂肪乳剂、复方氨基酸等肠外营养制剂改善营养状况。③阳性体征管理：指导患者出现发热不适及时复测体温，保持各引流管引流通畅及切口敷料干燥，行温水擦浴。④心理：安抚患者的情绪，保持良好心态。 5. 按分级护理原则进行巡视　评估措施落实效果，并做好记录	1. 问诊　患者无发热，无乏力。 2. 体格检查　患者体温＜37.5℃，切口无红肿。 3. 患者及家属能知晓疾病相关知识，并进行自我管理

续表

护理诊断	护理措施	护理目标跟踪
有发生肠粘连的危险 1. 问诊　患者主诉腹痛腹胀、恶心、呕吐，肛门停止排便、排气。 2. 体格检查　患者肠鸣音减弱或消失，腹部压痛、反跳痛 3. 辅助检查　腹部平片、CT 等提示肠管扩张积气、积液，甚至发生粘连等	1. 按分级护理原则进行巡视与评估。 2. 预防　鼓励患者早期下床活动。遵医嘱给予胃肠减压或腹部芒硝外敷，纠正患者水、电解质及酸碱失衡、防治感染，通过腹部按摩、灌肠等方式促进肛门排便排气。 3. 健康指导　①饮食：嘱患者暂禁食、水。②康复：鼓励患者术后早期活动，术后麻醉清醒即可开始床上活动，如病情平稳，术后 24 小时下床活动，促进机体和胃肠道功能的恢复，保持大便通畅。③阳性体征管理：指导患者出现腹痛腹胀、恶心呕吐等不适及时告知医护人员。④心理：安抚患者的情绪，保持良好心态。 4. 识别与紧急处理　嘱患者禁食水，必要时胃肠减压，做好急诊手术准备，同时告知医生进行综合评估，并做好记录	1. 问诊　患者腹痛、腹胀、恶心、呕吐症状缓解或减轻。 2. 体格检查　患者肠鸣音正常，肠道已排气排便。 3. 患者及家属能知晓疾病相关知识，并进行自我管理

六、急性胰腺炎临床护理诊断

疾病简介

急性胰腺炎是多种病因导致胰酶在胰腺内被激活后引起胰腺组织自身消化、水肿、出血甚至坏死的炎症反应。临床以急性上腹痛、恶心、呕吐、发热和胰淀粉酶增高等为特点。病变程度轻重不等，轻者以胰腺水肿为主，临床多见，病情常呈自限性，愈后良好，又称轻症急性胰腺炎。少数重者的胰腺出血坏死，常继发感染、腹膜炎和休克等，病死率高，称为重症急性胰腺炎。临床病理常把急性胰腺炎分为水肿型和出血坏死型两种。

护理诊断	护理措施	护理目标跟踪
腹痛 1. 问诊　患者主诉中上腹甚至全腹痛，向腰背部放射，呈钝痛、钻痛、绞痛或刀割样痛。 2. 体格检查　肠鸣音减弱或消失，痛苦面	1. 评估与紧急处理　协助患者卧床休息，禁食、水，保持环境安静。评估患者腹痛特点、部位、程度、持续时间、性质以及诱因。 2. 告知医生进行综合评估。 3. 准确执行医嘱　如给予胃肠减压，芒硝外敷解痉止疼、大黄水灌肠缓解腹胀等处理，观察疗效并记录。	1. 问诊　患者腹部疼痛缓解。 2. 体格检查　腹部平软，肠鸣音正常，腹部无压痛，反跳痛。 3. 评估量表　疼痛评分减低。 4. 患者及家属能知晓疾病相关知识，并进行自我管理

续表

护理诊断	护理措施	护理目标跟踪
容；出现格雷特纳征或卡伦征，腹胀，腹肌紧张、中上腹压痛和反跳痛。 3. 评估量表 疼痛评分增高	4. 健康指导 ①饮食：急性期指导患者禁食，康复期指导患者进食清淡、低脂、易消化的饮食。②药物：教会患者注意观察止痛药疗效及不良反应。③康复：指导患者取弯腰屈膝侧卧位以减轻腹痛，指导进行有节律的呼吸运动，分散注意力，保持情绪稳定。④阳性体征管理：教会患者及家属识别疼痛的部位、程度及性质，异常及时报告医务人员处理。⑤心理：安慰、鼓励患者，减轻患者紧张焦虑。 5. 按分级护理原则进行巡视 评估措施落实效果，并做好记录	
恶心与呕吐 1. 问诊 患者口渴、恶心、呕吐。 2. 体格检查 眼窝凹陷，皮肤弹性降低。 3. 辅助检查 血红蛋白、血细胞比容、尿比重升高，动脉血气分析、血清电解质、血尿淀粉酶及血糖检查结果异常	1. 评估与紧急处理 指导患者暂禁食，患者呕吐时头偏向一侧，及时清理口腔，避免误吸，床旁备吸引器。评估患者的生命体征，意识状态，呕吐次数、呕吐物的颜色、性状及量，观察患者皮肤的弹性、尿量、尿比重、血液浓缩程度、血清电解质、动脉血气分析结果、血尿淀粉酶。 2. 告知医生进行综合评估。 3. 准确执行医嘱 行胃肠减压，静脉补液治疗，给予肠外营养支持，观察疗效并记录，记录24小时出入量。 4. 健康指导 ①饮食：遵医嘱暂时禁食、水。②药物：遵医嘱使用胃复安、格拉司琼、奥美拉唑钠、地塞米松等，注意观察疗效及不良反应。③阳性体征管理：指导患者进行呕吐监测，及时给予止吐处理。④心理：安抚患者的情绪，出现不适或呕吐情况及时告知医护人员。 5. 按分级护理原则进行巡视 评估措施落实效果，并做好记录	1. 问诊 患者无恶心呕吐。 2. 体格检查 无眼窝凹陷，皮肤弹性可。 3. 辅助检查 水、电解质平衡得以维持，动脉血气分析、血清电解质、血尿淀粉酶、血糖检查结果无异常。 4. 患者及家属能知晓疾病相关知识，并进行自我管理

续表

护理诊断	护理措施	护理目标跟踪
消瘦 1. 问诊　患者诉呕吐，进食量明显减少，体重减轻。 2. 体格检查　体形消瘦、精神萎靡。 3. 辅助检查　血清总蛋白＜60g/L、白蛋白＜35g/L。 4. 评估量表　营养风险评估（NRS-2002）≥3 分	1. 评估与紧急处理　禁食患者给予补液治疗，保持正常营养需要量。进行营养风险筛查及营养测评，根据病情确定日常营养需要量。 2. 告知医生进行综合评估。 3. 准确执行医嘱　经静脉补充水、电解质及营养素，合并肠外营养治疗，观察疗效及不良反应，保持肠外营养静脉通路通畅。 4. 健康指导　①饮食：急性期指导患者禁食，康复期指导患者进食清淡、低脂、易消化的饮食。禁食患者给予补液治疗，保持正常营养需要量。②康复：对患者及家属进行均衡营养及相关风险预防健康知识指导，提高健康管理依从性。③阳性体征管理：指导患者进行营养监测，对于不能进食的患者首选肠内营养治疗。④心理：安抚患者的情绪，保持均衡营养的摄入。 5. 按分级护理原则进行巡视　评估措施落实效果，并做好记录	1. 问诊　患者无呕吐，食欲增加，体重增加。 2. 体格检查　BMI 在 18.5～23.9kg/m^2。 3. 评估量表　营养风险评估（NRS-2002）＜3 分。 4. 患者及家属知晓消瘦的相关知识，并进行自我管理
发热 1. 问诊　患者诉寒战，乏力，肌肉酸痛，全身发热。 2. 体格检查　面色潮红，皮肤灼热，心率增快，呼吸加深、加快，体温≥37.5℃ 3. 辅助检查　血常规检查白细胞、粒细胞计数异常	1. 评估与紧急处理　协助患者卧床休息，行物理降温退热处理。评估患者体温情况。 2. 告知医生进行综合评估。 3. 准确执行医嘱　给予抗生素控制感染，维持体液平衡等对症治疗，观察疗效并记录。必要时留取血培养标本。 4. 健康指导　①饮食：指导患者均衡营养，进食高热量、高蛋白、富含维生素、易消化的清淡饮食，少量多餐，多饮温水。②药物：教会患者注意观察退烧药的疗效及不良反应。③康复：指导患者发热期间卧床休息，保持口腔卫生，保持皮肤、衣服及床单位的清洁、干燥，注意保暖，避免受凉。④阳性体征管理：教会患者及家属识别发热的程度，	1. 问诊　患者无寒战，无乏力，无肌肉酸痛。 2. 体格检查　体温＜37.5℃，心率、呼吸正常。 3. 患者及家属知晓物理降温方法，并进行自我管理

续表

护理诊断	护理措施	护理目标跟踪
	异常及时报告医务人员处理。⑤心理：介绍疾病相关知识，安慰鼓励患者，减少患者紧张。 5. 按分级护理原则进行巡视　评估措施落实效果，并做好记录	
有发生胰瘘的危险 1. 问诊　患者主诉腹痛，持续腹胀，发热。 2. 体格检查　腹腔引流管或伤口流出无色清亮液体 3. 辅助检查　ERCP及窦道造影异常，血清淀粉酶增高	1. 按分级护理原则进行巡视与评估。 2. 预防　遵医嘱使用静脉泵入生长抑素等措施，必要时做腹腔灌洗引流，观察药物疗效及不良反应。 3. 健康指导　①康复：指导患者进行体温监测，保护腹壁瘘口周围皮肤，可用凡士林纱布覆盖、皮肤保护膜或氧化锌软膏涂抹。②阳性体征管理：严密观察引流液的颜色、性状和量，出现不适或剧烈腹痛情况及时告知医护人员。 4. 识别与紧急处理　患者出现腹痛、腹腔引流管或伤口流出无色清亮液体等情况应协助患者取半卧位，保持引流通畅，监测生命体征，再次评估患者，同时告知医生进行综合评估，执行医嘱，并做好记录	1. 问诊　患者诉腹痛缓解，无腹胀。 2. 体格检查　腹腔引流管、伤口未流出无色清亮液体。 3. 患者及家属知晓疾病及预防相关知识，自我管理能力提高

七、急性阑尾炎临床护理诊断

疾病简介

急性阑尾炎是因多种因素而形成的炎性改变，是外科常见的急腹症之一，发病期间可引起剧烈腹痛，导致酸碱平衡失调，如未及时处理可转化为慢性阑尾炎。急性阑尾炎典型表现为转移性右下腹痛，疼痛发作多始于上腹部，逐渐移向脐周。可在各个年龄段、不同人群中发病，多发生于青壮年，以20～30岁多见，男性发病率高于女性。

护理诊断	护理措施	护理目标跟踪
疼痛 1. 问诊　患者主诉腹痛难忍。 2. 体格检查　患者出现痛苦面容；结肠充气试验阳性，麦氏点有压痛，有腹膜刺激征。	1. 评估及紧急处理　评估患者腹痛部位和性质，严密监测生命体征，协助患者半卧位，禁食水，行急诊手术准备。 2. 告知医生进行综合评估　完善相关检查。 3. 准确执行医嘱　对于诊断明确或已	1. 问诊　患者疼痛缓解。 2. 体格检查　患者肠蠕动恢复，腹胀腹痛症状消失，无腹膜刺激征。 3. 评估量表　疼痛评分减低。 4. 患者及家属能知晓疾病相关知识，并进行自我管理

续表

护理诊断	护理措施	护理目标跟踪
3. 评估量表　疼痛评分增高	决定手术者，给予解痉镇痛处理，及时应用有效抗生素。 4. 健康指导　①饮食：嘱患者禁食水，做好急诊手术准备。②药物：使用止痛药后注意观察疗效及不良反应。③康复：指导进行有节律的呼吸运动，保持情绪稳定，出现任何不适及时告知医护人员。④心理：安慰鼓励患者，减少患者紧张。 5. 按分级护理原则进行巡视　评估措施落实效果，并做好记录	
发热 1. 问诊　主诉乏力、体温升高。 2. 体格检查　面色潮红，心率增快，体温≥37.5℃	1. 评估与紧急处理　评估患者体温情况，有无寒战。 2. 告知医生进行综合评估　完善相关实验室检查。 3. 准确执行医嘱　给予抗生素控制感染、维持体液平衡等对症支持治疗，体温≥38.5℃，行退热处理，指导并协助患者行温水擦浴等物理降温。 4. 健康指导　①饮食：嘱患者禁食水，肠道功能恢复后遵医嘱进食。②药物：使用退热药后注意观察疗效及不良反应。③康复：指导进行温水擦浴，患者发热期间卧床休息，保持口腔、皮肤、衣服及床单位的清洁、干燥，注意保暖，避免受凉。④心理：安慰鼓励患者，减少患者紧张。 5. 按分级护理原则进行巡视　评估措施落实效果，并做好记录	1. 问诊　患者无乏力、头晕，切口无红肿热痛。 2. 体格检查　体温＜37.5℃。 3. 患者及家属知晓物理降温方法，患者舒适感增加。患者及家属能知晓疾病相关知识，并进行自我管理
有发生粘连性肠梗阻的危险 1. 问诊　患者主诉腹痛腹胀、恶心、呕吐，肛门停止排便排气。 2. 体格检查　患者肠鸣音减弱或消失，腹部压痛、反跳痛	1. 按分级护理原则进行巡视及评估。 2. 预防　鼓励患者早期下床活动。 3. 健康指导　①饮食：嘱患者禁食、水。术后 1～2 天可根据患者情况尽快恢复经口进食。②药物：行补液治疗后注意观察疗效及不良反应。③康复：鼓励患者术后早期活动，术后麻醉清醒即可开始床上活动，如病情平稳，术后 6 小时下床活动，促进机体和胃肠道功能的恢复，减少肠粘连的发生。	1. 问诊　患者腹痛、腹胀、恶心、呕吐症状缓解或减轻。 2. 体格检查　患者肠鸣音正常，肠道已排气排便。 3. 患者及家属能知晓疾病相关知识，并进行自我管理

续表

护理诊断	护理措施	护理目标跟踪
	4. 识别与紧急处理　嘱患者禁食、水，患者有腹痛、腹胀、恶心、呕吐、肛门停止排便排气等肠梗阻症状时及时告知医生处理，并做好记录	

八、肝硬化门静脉高压临床护理诊断

疾病简介

肝硬化的患者在门静脉高压之后，主要是会出现腹壁静脉曲张的表现，能够明显地看到腹部的静脉向四周放射，并且也会进一步地导致胃底和食管的静脉出血，从而进一步地表现为呕血和长时间的腹部胀痛。部分患者也有可能会进一步的出现脾大，脾功能亢进，出现长时间的食欲增加，或者是见到腹腔积液和蜘蛛痣，肝掌等不适症状。主要临床表现为：腹水：侧支循环开放与脾肿大的症状可导致腹水增加。脾大：伴随着脾功能亢进，脾脏体积明显增大，血常规上白细胞、红细胞数量异常。

护理诊断	护理措施	护理目标跟踪
腹痛 1. 问诊　患者主诉腹胀、腹痛。 2. 体格检查　可见患者腹部膨隆。 3. 辅助检查　B超、CT检查提示腹水。 4. 评估量表　疼痛评分增高	1. 评估与紧急处理　立即协助取舒适功能体位，予以合理氧疗，评估患者腹胀、腹痛程度，做好记录。 2. 告知医生进行综合评估。 3. 准确执行医嘱　遵医嘱使用利尿剂，记录24小时出入量，观察有无低钾、低钠。放腹水一次性不超过500ml。遵医嘱处理其他不适如：呕吐等。 4. 健康指导　①饮食：补充蛋白纠正低蛋白血症，限制液体和钠的摄入（1.2～2.0g），少食咸肉、酱菜、味精等含钠高的食物。②康复：注意休息，尽量取平卧位。下肢水肿者抬高患肢。③阳性体征管理：出现任何不适及时告知医护人员。④心理：安慰鼓励患者，减少患者紧张。 5. 按分级护理原则进行巡视　评估措施落实效果，并做好记录	1. 问诊　患者诉腹痛减轻。 2. 体格检查　患者腹部膨隆减轻。 3. 辅助检查　B超、CT检查提示腹水减少。 4. 评估量表　疼痛评分减低。 5. 患者及家属能知晓疾病相关知识，并进行自我管理
肝性脑病 1. 问诊　患者家属诉患者意识障碍，行为举止异常。	1. 评估与紧急处理　协助患者卧床休息，勿剧烈活动。急查血和急诊CT，给予甘露醇快速滴注减轻脑水肿，给予瑞甘静脉滴注降低血氨，给予	1. 问诊　患者情绪平稳，与他人交流自如，行为举止无异常。 2. 体格检查　患者无意识障碍，无扑翼样震颤。

续表

护理诊断	护理措施	护理目标跟踪
2. 体格检查　患者性格异常、举止改变、意识障碍或嗜睡、昏迷等，扑翼样震颤。 3. 辅助检查　患者头部CT或MRI检查可见脑水肿；血 NH_3 ＞47μmol/L	乳果糖口服或者开塞露灌肠减少肠道对氨的吸收。 2. 告知医生进行综合评估。 3. 准确执行医嘱　指导患者每天遵医嘱按时服用瑞甘颗粒及乳果糖保持每天大便通畅。 4. 健康指导　①饮食：指导患者及家属以清淡素食为主，限制蛋白质摄入，多吃新鲜果蔬及高纤维食物，保持大便通畅。②阳性体征管理：家属24小时留陪，关注患者性格改变及行为异常。③心理：安抚患者的情绪，引导患者积极的心态对待疾病，保持情绪稳定，缓解患者的焦虑和紧张。 5. 按分级护理原则进行巡视　评估措施落实效果，并做好记录	3. 患者及家属能知晓肝性脑病预防知识，并进行自我管理
有发生压力性损伤的危险 1. 问诊　患者诉无力翻身或术后被迫体位不便翻身。 2. 体格检查　患者消瘦营养状况差，患者处于被动或被迫体位。 3. 辅助检查　血清总蛋白＜60g/L、白蛋白＜35g/L。 4. 评估量表　Braden评分≤12分；BMI＜18.5kg/m²；营养风险评估（NRS-2002）≥3分	1. 按分级护理原则进行巡视与评估。 2. 预防　协助患者床上翻身，减轻局部压力，床上加垫棉絮。 3. 健康指导　①饮食：指导患者及家属均衡饮食，低盐低脂、高维生素易消化饮食。②药物：遵医嘱给予脂肪乳剂、复方氨基酸、全血、血浆或白蛋白等改善营养状况，出现任何不适及时告知医务人员。③康复：教会患者及家属床上翻身，出现任何不适及时告知医护人员。④心理：安抚患者的情绪，引导患者积极的心态对待疾病，保持情绪稳定，缓解患者的焦虑和紧张。 4. 识别与紧急处理　低蛋白患者遵医嘱给予静脉滴注人血清白蛋白，压力性损伤的患者遵医嘱给予局部换药减压处理，观察处理疗效及不良反应，同时告知医生进行综合评估，并做好记录	1. 问诊　患者皮肤完好，未发生压力性损伤。 2. 体格检查　患者BMI在18.5～23.9kg/m²之间。 3. 评估量表　Braden评分＞12分；营养风险评估（NRS-2002）＜3分。 4. 患者及家属知晓压力性损伤预防相关知识，并给予配合，进行自我管理

九、食管癌临床护理诊断

疾病简介

食管癌是常见消化道恶性肿瘤，其发病原因可能与亚硝酸盐及真菌、营养不良及微量元素缺乏、饮食习惯、遗传因素和基因有关；绝大多数为鳞状上皮癌，中胸段食管癌最多，其次为下胸段；早期临床症状不明显，无吞咽困难，可有三感一痛（三感：咽下食物哽噎感、食物通过停滞感、食管内异物感，一痛：胸骨后烧灼样、针刺样或牵拉摩擦样疼痛），中晚期的典型症状为进行性吞咽困难。

护理诊断	护理措施	护理目标跟踪
消瘦 1. 问诊　患者诉体重减轻。 2. 体格检查　体形消瘦、面色苍白、精神萎靡。 3. 辅助检查　血清总蛋白<60g/L、白蛋白<35g/L。 4. 评估量表　营养风险评估（NRS-2002）≥3分	1. 评估与紧急处理　行肠内营养治疗的患者，取半卧位或坐位，口腔护理每天2次，保持肠外营养静脉通路通畅。 2. 告知医生进行综合评估。 3. 准确执行医嘱　如百普力空肠营养管注入，卡文静脉滴注。当白蛋白<30g/L时，予以人血清白蛋白静脉滴注，观察治疗效果及药物不良反应。 4. 健康指导　①药物：遵医嘱给予脂肪乳剂、复方氨基酸、全血、血浆或白蛋白等改善营养状况。②阳性体征管理：指导患者进行营养监测，肠内营养出现腹胀、腹泻等不适时及时告知医务人员。③心理：安抚患者的情绪，保持均衡的营养摄入。 5. 按分级护理原则进行巡视　评估措施落实效果，并做好记录	1. 问诊　患者体重增加。 2. 体格检查　BMI在18.5～23.9kg/m^2，患者面色红润。 3. 评估量表　营养风险评估（NRS-2002）<3分。 4. 患者及家属知晓消瘦的相关知识，掌握均衡营养方法，并进行自我管理
呼吸困难 1. 问诊　患者主诉胸闷、气促、呼吸困难。 2. 体格检查　听诊双肺呼吸音弱、咳嗽咳痰无力，发绀、鼻翼扇动。呼吸>24次/分，SpO_2<90%。 3. 辅助检查　PaO_2<60mmHg	1. 评估与紧急处理　患者呼吸急促，床头抬高30°～45°，立即给予氧气吸入，协助患者取半坐卧位，使用排痰器协助患者进行有效咳嗽，清除痰液，保持呼吸道通畅。 2. 告知医生，进行综合评估。 3. 准确执行医嘱　如盐酸左沙丁胺醇雾化吸入，多索茶碱组、甲强龙组静脉滴注，给予经鼻高流量氧气吸入，氧浓度50%，氧流量35L/min；观察药物疗效及不良反应。 4. 健康指导　①康复：指导有效咳嗽咳痰，如翻身叩背，气道湿化，自下而上，从外向内。②阳性体征管	1. 问诊　呼吸平稳、胸闷缓解。 2. 体格检查　SpO_2≥90%。 3. 辅助检查　PaO_2>60mmHg。 4. 患者及家属能知晓疾病相关知识，并进行自我管理

续表

护理诊断	护理措施	护理目标跟踪
	理：教会患者及家属监测血氧饱和度，在主动咳嗽时，采用佩戴胸带、弯腰坐位或屈膝侧卧位、用双手捂住手术切口的方式，减少因咳嗽引起的疼痛，出现呼吸困难或其他不适时及时告知医护人员。③心理：引导患者积极的心态对待疾病，保持情绪稳定，缓解患者的焦虑和紧张。 5. 按分级护理原则进行巡视　评估措施落实效果，并做好记录	
有发生压力性损伤的危险 1. 问诊　患者诉疼痛。 2. 体格检查　皮肤受压、红肿、硬结、破溃。 3. 评估量表　Braden 评分≤12 分，营养风险评估（NRS-2002）≥3 分	1. 按分级护理原则进行巡视与评估。 2. 预防　协助患者床上翻身，减轻局部压力，床上加垫棉絮。 3. 健康指导　①饮食：指导患者及家属均衡饮食，低盐低脂、高维生素易消化饮食。②药物：遵医嘱给予脂肪乳剂、复方氨基酸、全血、血浆或白蛋白等改善营养状况，出现任何不适及时告知医务人员。③康复：教会患者及家属床上翻身，出现任何不适及时告知医护人员。④心理：安抚患者的情绪，引导患者积极的心态对待疾病，保持情绪稳定，缓解患者的焦虑和紧张。 4. 识别与紧急处理　低蛋白患者遵医嘱给予静脉滴注人血清白蛋白，压力性损伤的患者遵医嘱给予局部换药减压处理，观察处理疗效及不良反应，同时告知医生进行综合评估，并做好记录	1. 问诊　患者疼痛缓解。 2. 体格检查　皮肤完好无破损。 3. 评估量表　Braden 评分＞12 分，营养风险评估（NRS-2002）＜3 分。 4. 患者及家属能知晓并掌握预防发生压力性损伤的相关知识，并进行自我管理
有吻合口瘘的危险 1. 问诊　患者诉气促、胸痛、发冷、寒战。 2. 体格检查　面色潮红、畏寒发冷，体温≥37.5℃，心动过速，切口红肿、有压痛、有脓性分泌物，引流出蓝色引流液。	1. 评估与紧急处理　患者立即禁食水，持续胃肠减压；体温为 37.5～38.5℃时，指导并协助患者行温水擦浴、五点冰敷等物理降温，体温≥38.5℃时，协助患者绝对卧床休息，取舒适功能位。 2. 告知医生，进行综合评估。 3. 准确执行医嘱　如行 X 线检查，双氯芬酸钠栓塞肛，予以亚甲蓝口服，	1. 问诊　患者无气促、呼吸困难，胸痛减轻或缓解，未诉寒战。 2. 体格检查　体温＜37.5℃，切口无红肿热痛，引流液颜色正常。 3. 辅助检查　血常规、血生化等炎性指标逐渐下降并趋于正常。

续表

护理诊断	护理措施	护理目标跟踪
3. 辅助检查 白细胞、血生化等炎性指标增高	温开水 500ml 空肠营养管注入，行上消化道碘水造影检查，同时切口处加强换药，行抗感染治疗及营养支持，如出现休克症状，应积极抗休克治疗，观察治疗效果及药物不良反应，若需再次手术者，配合医生完善术前准备。 4. 健康指导 ①康复：发热期间卧床休息，保持口腔、皮肤、衣服及床单位的清洁、干燥，注意保暖。②阳性体征管理：出现任何不适或体温≥37.5℃时及时告知医护人员。③心理：安慰鼓励患者，保持情绪稳定。 5. 按分级护理原则进行巡视 评估措施落实效果，并做好记录	4. 患者及家属能知晓疾病相关知识，掌握体温监测的方法，并进行自我管理

十、胃十二指肠溃疡临床护理诊断

疾病简介

胃十二指肠溃疡是消化道的常见病，一般认为是由于大脑皮质接受外界的不良刺激后，导致胃和十二指肠壁血管和肌肉发生痉挛，使胃肠壁细胞营养发生障碍和胃肠黏膜的抵抗力降低，致使胃肠黏膜易受胃液消化而形成溃疡，目前有人认为是幽门螺杆菌感染所致，典型表现为饥饿不适、饱胀嗳气、泛酸或餐后定时的慢性中上腹疼痛，严重时可有黑便与呕血。

护理诊断	护理措施	护理目标跟踪
腹痛 1. 问诊 患者主诉腹部疼痛。 2. 评估量表 疼痛评分增高	1. 评估与紧急处理 协助患者卧床休息，再次评估患者，并做好记录。 2. 告知医生进行综合评估。 3. 准确执行医嘱 如肌内注射曲马多，观察疗效及不良反应。 4. 健康指导 ①饮食：患者暂禁饮食。②药物：遵医嘱给予曲马多、诺扬、布洛芬、间苯三酚等药物止痛，注意观察疗效及不良反应。③阳性体征管理：指导患者进行疼痛监测，及时给予止疼处理。④心理：安抚患者的情绪，避免疼痛加剧。 5. 按分级护理原则进行巡视 评估措施落实效果，并做好记录	1. 问诊 患者腹部疼痛缓解。 2. 评估量表 疼痛评分减低。 3. 患者及家属知晓疼痛的相关知识，掌握缓解疼痛方法，并进行自我管理

续表

护理诊断	护理措施	护理目标跟踪
有出血的危险 1. 问诊　患者诉呕血或黑便。 2. 体格检查　敷料渗血，患者呕血、黑便，引流液为鲜红色液体，24 小时出血量≥300ml	1. 按分级护理原则进行巡视与评估。 2. 预防　嘱患者使用腹带防止切口撕裂出血，遵医嘱应用止血药物，关注患者血红蛋白和凝血功能，记录 24 小时出入量。 3. 健康指导　①饮食：遵医嘱暂时禁食水。②药物遵医嘱使用卡络磺钠、止血敏等止血药物，注意观察疗效及不良反应。③阳性体征管理：指导患者进行出血监测，及时给予止血处理。④心理：安抚患者的情绪，出现不适或出血情况及时告知医护人员。 4. 识别与紧急处理　患者出现呕血或黑便，引流液鲜红且量多，切口出血等情况立即协助患者卧床休息，建立 2 条以上静脉通路及床边备吸引器，再次评估患者，同时告知医生进行综合评估，执行医嘱，并做好记录	1. 问诊　患者呕血和便血情况缓解。 2. 体格检查　24 小时出血量≤300ml，且逐渐减少、变淡至自行停止。 3. 患者及家属知晓疾病及预防相关知识，自我管理能力提高
有发生十二指肠残端破裂的危险 1. 问诊　患者诉腹痛。 2. 体格检查　体温≥37.5℃。 3. 辅助检查　白细胞计数异常。 4. 评估量表　疼痛评分增高	1. 按分级护理原则进行巡视与评估　动态监测呼吸、血压、心率、凝血功能等，观察患者呕吐情况和切口有无渗血渗液，引流液颜色、性状和量。 2. 预防　遵医嘱使用抗菌药物，预防感染。应用肠外营养补充营养，预防低蛋白血症等，观察疗效及不良反应。 3. 健康指导　①饮食：胃肠减压期间禁食水。②阳性体征管理：指导患者关注体温变化，确保床单位干燥整洁，做好皮肤护理。保持各引流管引流通畅及切口敷料干燥，防脱管，出现不适或体温过高及时告知医护人员。③心理：进行心理疏导，避免患者情绪紧张。 4. 识别与紧急处理　患者突然腹痛，腹肌紧张时迅速告知医生，嘱患者绝对卧床休息，建立 2 条以上的静脉通路，再次评估患者，准确执行医嘱并做好记录	1. 问诊　患者腹痛缓解。 2. 体格检查　体温＜37.5℃。 3. 评估量表　疼痛评分减低。 4. 患者及家属知晓疾病及预防相关知识，自我管理能力提高

第四章　中枢神经系统常见疾病临床护理诊断

一、中枢神经系统感染临床护理诊断

疾病简介

病原微生物侵犯中枢神经系统（central nervous system，CNS）的实质、被膜及血管等引起的急性或慢性炎症性（或非炎症性）疾病即中枢神经系统感染性疾病。临床表现包括发热、头痛、呕吐、畏光、肌痛、恶心、呕吐、食欲下降、腹泻、全身乏力，伴轻微的意识和人格改变、记忆丧失、轻偏瘫、偏盲、失语、共济失调、多动（震颤、舞蹈样动作、肌阵挛）、脑膜刺激征等。

护理诊断	护理措施	护理目标跟踪
发热 1. 问诊　面色潮红、疲乏无力、肌肉酸痛、皮肤苍白、畏寒或多汗、皮肤潮湿。 2. 体格检查　心率、呼吸超过正常范围。体温≥37.5℃。 3. 辅助检查　血常规、血生化等炎性指标超过正常范围	1. 评估与紧急处理　评估患者体温≥37.5℃，指导并协助温水擦浴、五点冰敷等物理降温，监测体温变化，并做好记录。 2. 告知医生进行综合评估。 3. 准确执行医嘱　遵医嘱采集血培养标本，查找病原微生物，给予抗生素、激素、补液等对症治疗，观察疗效及不良反应。 4. 健康指导　①饮食：指导患者进食高热量、高蛋白、富含维生素、易消化的清淡饮食，少量多餐，多饮温水。②药物：教会患者掌握双氯芬酸钠退热栓直肠给药的方法，会自我监测体温并正确读数。③阳性体征管理：教会家属掌握物理降温的方法，注意保暖，避免受凉，做好口腔护理，预防感染。出现任何不适及时告知医护人员。④心理：安慰鼓励患者，消除紧张情绪。 5. 按分级护理原则进行巡视　动态监测体温变化，积极预防并发症，评估措施落实效果，并做好记录	1. 问诊　面色潮红、疲乏无力、肌肉酸痛等症状缓解或消失。 2. 体格检查　体温36～37.4℃，呼吸16～20次/分，心率60～100次/分。 3. 辅助检查　血常规、血生化等炎性指标逐渐恢复正常。 4. 患者及家属知晓发热相关知识，并进行自我管理
头痛 1. 问诊　头痛、伴恶心、呕吐，眩晕。 2. 辅助检查　血常规、脑脊液涂片、特异性抗体等检出相关病原体。 3. 评估量表　疼痛评分增高	1. 评估与紧急处理　动态评估患者头痛性质、频次、程度、持续时间，协助患者卧床休息，取舒适卧位，采用松弛疗法等缓解疼痛。 2. 告知医生进行综合评估。 3. 准确执行医嘱　①抗感染治疗，如细菌感染静脉滴注头孢曲松、万古霉素；病毒感染静脉滴注阿昔洛韦、膦甲酸钠；	1. 问诊　头痛、恶心、呕吐、眩晕等症状缓解或消失。 2. 辅助检查　血常规、脑脊液涂片、特异性抗体等检测结果正常。 3. 评估量表　疼痛评分减低。

续表

护理诊断	护理措施	护理目标跟踪
	真菌感染静脉滴注两性霉素 B 或氟胞嘧啶。②降低颅内压，如甘露醇、甘油果糖快速静脉滴注。③减轻脑水肿，如糖皮质激素、甲泼尼等。④抗癫痫，如苯妥英钠、卡马西平等。观察疗效及不良反应，并记录。 4. 健康指导 ①饮食：指导患者进食清淡饮食，注意营养均衡，忌高脂肪、咖啡因含量食物，避免过饱、过饥，戒烟戒酒。②阳性体征管理：指导患者绝对卧床休息，床头抬高 15°～30°，畅通呼吸道。腰椎穿刺术后去枕平卧 6 小时。掌握止痛栓剂直肠给药方法。保持环境安静，减少声光刺激，出现任何不适及时告知医护人员予以处理。③心理：稳定情绪，消除紧张和焦虑，增进治疗信心。 5. 按分级护理原则巡视 动态评估疼痛及措施落实效果，并做好记录	4. 患者及家属知晓疾病相关知识与危险因素，并进行自我管理
消瘦 1. 问诊 恶心、呕吐、腹泻，食欲下降，体重减轻。 2. 体格检查 体形消瘦、面色苍白、精神萎靡。 3. 辅助检查 血清总蛋白＜60g/L、白蛋白＜35g/L。 4. 评估量表 营养风险评估（NRS-2002）≥3分，BMI＜18.5kg/m^2	1. 评估与紧急处理 进行营养风险筛查与评估，根据病情及营养筛查结果行早期营养干预，动态监测白蛋白等指标，协助患者取舒适卧位，鼓励进食。必要时实施肠内外营养支持治疗。 2. 告知医生进行综合评估。 3. 准确执行医嘱 如氨基酸 18AA 注射液静脉滴注，益生菌口服，能全力胃管内注入，观察疗效及不良反应。 4. 健康指导 ①饮食：指导患者及家属知晓均衡营养原则，给予高蛋白、高热量、高维生素、易消化的食物，做好口腔护理，每天 2 次。②药物：知晓肠内外营养支持治疗的不良反应和注意事项。③阳性体征管理：教会家属鼻饲喂养的方法，会监测胃残余量，出现任何不适及时告知医务人员。④心理：安抚患者的情绪，消除紧张和焦虑。 5. 按分级护理原则进行巡视 动态评估进食及措施落实效果，并做好记录	1. 问诊 食欲和体重逐渐增加。 2. 体格检查 面色红润，意识清楚。 3. 评估量表 营养风险评估（NRS-2002）＜3 分，BMI 18.5～23.9kg/m^2。 4. 辅助检查 血清总蛋白、白蛋白逐渐恢复正常。 5. 患者及家属知晓消瘦的相关知识，掌握均衡营养方法，并进行自我管理

续表

护理诊断	护理措施	护理目标跟踪
意识障碍 1. 体格检查　嗜睡、意识模糊、昏睡、谵妄、昏迷等，呼之无反应。 2. 评估量表　Glasgow 昏迷评分≤14 分	1. 评估与紧急处理　头偏向一侧，防止舌根后坠，清理呼吸道分泌物，保持呼吸道通畅，吸氧，拉起床栏防坠床，监测生命体征、意识及血氧饱和度，并做好记录。 2. 告知医生进行综合评估。 3. 准确执行医嘱　如 20%甘露醇降低颅内压等对症处理，必要时行头颅 CT 等检查。 4. 健康指导　①药物：掌握抗生素、皮质激素、降颅内压、抗癫痫治疗等药物的不良反应和注意事项，严格按医嘱服药。②阳性体征管理：指导家属保持环境安静，减少各种不良刺激，掌握保持呼吸道通畅及有效约束的方法。出现任何不适及时告知医护人员。 5. 按分级护理原则进行巡视　每 1 小时监测呼吸、脉搏、血压、瞳孔大小及对光反射，每 4 小时进行格拉斯哥昏迷评分，观察意识情况，积极预防并发症，观察疗效并做好记录	1. 体格检查　意识障碍程度较前减轻，无病理征、脑膜刺激征等。 2. 评估量表　Glasgow 昏迷评分＞14 分。 3. 患者及家属知晓意识障碍相关措施，并进行自我管理
有误吸的危险 1. 问诊　进食时发生呛咳。 2. 体格检查　因颅内感染导致共济失调、意识改变等。 3. 评估量表　误吸风险评估≥13 分	1. 按分级护理原则进行巡视与评估　动态评估患者意识、配合程度、吞咽功能及误吸风险，积极预防并发症，观察疗效并记录。必要时实施肠内营养治疗。 2. 预防　①早期开展吞咽功能训练；②有气道梗阻者建立人工气道，实施肠内营养治疗。 3. 健康指导　①康复：指导家属掌握患者在神志不清、疲倦或不合作时，勿经口进食，指导并教会家属掌握肠内营养的喂养方法，会监测胃残余量。指导家属掌握吞咽功能训练方法，食物首选糊状，每次进食 2～3ml，根据情况酌情增加量，一次进食不宜超过 100ml，进食后漱口，进食后保持坐位或半坐卧位 15～30 分钟。②阳性体征管理：指导家属发生呛咳、呼吸困难、发绀等，立即停止喂养，出现任何不适及时告知医护人员。 4. 识别与紧急处理　立即停止喂养，采取侧卧位，头低足高，叩拍背部，必要时负压吸引，迅速清除口鼻及呼吸道误吸物，同时开放气道，保持呼吸道通畅，吸氧，评估措施落实效果并做好记录	1. 问诊　进食无呛咳。 2. 体格检查　颅内感染得到控制，措施落实好，未发生误吸。 3. 评估量表　误吸风险评估＜13 分。 4. 患者及家属知晓误吸预防相关知识，并进行自我管理

二、帕金森病临床护理诊断

疾病简介

帕金森病也称为“震颤麻痹”，是一种神经系统退行性疾病，临床主要表现为运动障碍和非运动障碍两类症状。运动障碍以静止性震颤为首发症状，多始于一侧上肢远端，静止位时出现或明显，随意运动时减轻或停止，紧张或激动时加剧，入睡后消失。患者被动运动关节时阻力增高，可呈现“铅管样强直”或齿轮样强直，走路时患侧上肢摆臂幅度减小或消失，下肢拖曳，甚至在行走过程中全身僵住，不能动弹，出现“冻结”现象，或步伐越来越快，不能及时止步，呈现“前冲步态”或“慌张步态”，常因肌张力增高，导致起床、翻身困难，体检可见面容呆板，双眼凝视，瞬目减少，酷似“面具脸”。非运动障碍常见于睡眠障碍，自主神经功能障碍（尿潴留、便秘）和精神认知障碍（焦虑抑郁、幻觉）。

护理诊断	护理措施	护理目标跟踪
躯体移动障碍 1. 体格检查　静止性震颤、肌强直、肢体僵硬、运动障碍。 2. 评估量表　肌力评估＜3 级，ADL 评分≤40 分	1. 评估与紧急处理　动态评估患者肌力、ADL、Braden，协助患者卧床休息，保持肢体功能位，关节受压处垫软枕预防压力性损伤，拉起床栏预防坠床，并提供生活护理。 2. 告知医生进行综合评估。 3. 准确执行医嘱　如左旋多巴制剂，初始剂量从小剂量开始，根据病情逐渐增加剂量，餐前或餐后 1 小时用药，观察疗效及不良反应。 4. 健康指导　①饮食：鼓励患者进食优质低蛋白、高热量、清淡、易消化的软食，保证充足的纤维素，保持大便通畅。②药物：指导患者及家属需严格按医嘱服药，会观察疗效及不良反应，如剂末现象、开关现象、异动症发作情况等。出现任何不适及时告知医护人员。③康复：配合康复理疗师落实力量训练、体位治疗、关节运动等康复训练，预防肢体废用综合征。④阳性体征管理：指导患者正确变换体位，家属协助进行床上主被动运动，预防肌肉萎缩、垂足、血栓等。掌握渐进式下床活动方法，下床时扶助支撑物，选用合适的助行工具，预防跌倒。指导家属协助患者进食、穿衣、修饰、床上擦浴、使用大、小便器等。⑤心理：稳定情绪，增强自我照顾能力和自信心。 5. 按分级护理原则巡视　动态评估自理能力、肌力及措施落实效果，并做好记录	1. 体格检查　躯体移动能力逐步增强，未发生不良事件。 2. 评估量表　肌力评估＞3 级，ADL 评分＞40 分。 3. 患者及家属知晓肢体功能康复训练方法，并参与健康管理

续表

护理诊断	护理措施	护理目标跟踪
睡眠型态紊乱 1. 问诊　入睡困难、早醒、睡眠质量下降、睡眠不足。 2. 体格检查　困倦疲乏，情绪低落，注意力不集中。 3. 辅助检查　多导睡眠呼吸监测提示睡眠障碍	1. 评估与紧急处理　协助患者卧床休息，取舒适功能位，吸氧，拉起床栏预防坠床，拉窗帘开夜灯，保持病室安静。 2. 告知医生进行综合评估。 3. 准确执行医嘱　如口服右佐匹克隆片，观察疗效并记录。 4. 健康指导　①饮食：指导患者进食清淡、易消化、富含维生素食物，禁饮咖啡、浓茶等兴奋性的饮品。②药物：告知患者及家属睡前服用右佐匹克隆，尽量早睡，减少活动，防止跌倒。出现共济失调、意识模糊、幻觉等任何不适时，立即停药并告知医护人员。③康复：保持病房光线柔和，避免声光刺激。指导患者睡前适当按摩，放松肌肉，以促进快速进入睡眠状态。 5. 按分级护理原则进行巡视　合理安排治疗时间，减少对患者睡眠期间的干扰，评估措施落实效果，做好记录	1. 问诊　入睡困难、早醒等症状减轻或消失，睡眠质量明显改善。 2. 体格检查　情绪稳定，精神状况良好。 3. 辅助检查　多导睡眠呼吸监测结果正常。 4. 患者及家属知晓并掌握疾病预防相关措施，健康与安全管理依从性提高
便秘 1. 问诊　腹胀，食欲下降，排便间隔时间≥3天，偶有脱肛、肛裂、出血等。 2. 体格检查　粪便干燥、坚硬，下腹部饱胀、腹部硬，腹部叩诊鼓音。 3. 评估量表　便秘患者生活质量（PAC-QOL）评分≤8分	1. 评估与紧急处理　指导并协助患者进行按摩腹部，遵医嘱给予80ml开塞露+0.9%盐水灌肠，观察疗效并记录。 2. 告知医生综合评估。 3. 准确执行医嘱　如口服益生菌、麻仁丸、四物汤等肠道促动力药，根据病情实施骶神经调节和穴位刺激等替代疗法，尽量避免长期使用刺激性泻剂，积极预防并发症。 4. 健康指导　①饮食：增加膳食纤维（总量18～30g）的摄入，鼓励多饮水。②药物：指导患者掌握开塞露等缓泻剂的正确使用方法。③康复：指导正确按摩脐周或腹部热敷2～3次/天，养成良好的排便习惯，排便时间＜10分钟，勿用力排便。出现任何不适及时告知医护人员。④心理：对疾病相关知识进行宣教，消除紧张和焦虑。 5. 按分级护理原则巡视　评估措施落实效果，并做好记录	1. 问诊　排便正常，性状软，不适症状消失。 2. 体格检查　腹部软，叩诊无鼓音。 3. 评估量表　便秘患者生活质量（PAC-QOL）评分＞8分。 4. 患者及家属知晓疾病与预防便秘相关健康知识，自我管理饮食与生活方式依从性提高

续表

护理诊断	护理措施	护理目标跟踪
有跌倒的危险 1. 体格检查　平衡能力障碍。 2. 评估量表　双下肢肌力<5 级，Morse 评分≥45 分	1. 按分级护理原则进行巡视与评估　观察及评估意识状态、肌力、Morse，落实预防跌倒相关措施，评估措施落实效果，做好记录。 2. 预防　指导并教会患者渐进式下床方法，扶助支撑物，家属陪护，并选择合适的助行器具，穿防滑鞋。 3. 健康指导　①药物：告知患者应全程、规律服用抗帕金森病药物，切忌擅自调整药物甚至停药，以免加重症状。②阳性体征管理：指导患者变换体位时做好防护，并减缓速度，使用合适的助行器，家属陪护。出现任何不适及时告知医护人员。③康复：指导患者及家属知晓预防跌倒措施，并按时执行康复计划，配合步态训练、姿势平衡训练等，掌握基础的主被动运动，2～3 次/天。④心理：增进治疗的信心，稳定情绪。 4. 识别与紧急处理　立即评估伤情、意识、测量生命体征，告知医生，再评估，执行医嘱，协助行 CT 等检查，做好记录	1. 体格检查　双下肢肌力逐渐恢复至 5 级，步态平稳。 2. 患者知晓引起跌倒的危险因素，掌握跌倒预防相关措施，并进行自我管理

三、癫痫临床护理诊断

疾病简介

癫痫是多种原因导致的脑部神经元高度同步化异常放电所致的临床综合征，具有发作性、短暂性、重复性和刻板性的临床特点。异常放电神经元的位置不同及异常放电波及的范围差异，会导致患者发作的形式不一，可表现为感觉、运动、意识、精神、行为、自主神经功能障碍或兼有之。部分运动性发作表现为身体的某一局部发生不自主抽动，多见于一侧眼睑、口角、手指或足趾，也可波及一侧面部肢体，临床表现抽搐自手指—腕部—前臂—肘—肩—口角—面部逐渐扩展，严重时可致肢体瘫痪；旋转性发作表现为双眼突然向一侧偏斜，继之头部不自主同向转动，伴有身体的扭转，部分患者过度旋转可引起跌倒；眩晕性发作：表现为坠落感、飘动感或水平/垂直运动感等；自主神经性发作：全身潮红、多汗、呕吐、腹痛、面色苍白、瞳孔散大等，易扩散出现意识障碍；精神性发作表现为各种类型的记忆障碍；复杂部分性发作可变现为意识障碍和运动症状；全面强直-阵挛性发作：早期出现意识丧失、跌倒，后期可发生舌咬伤，并伴呼吸停止、心率增快、血压升高、唾液和支气管分泌物增多、瞳孔扩大及对光反射消失等，巴宾斯基征可为阳性。

护理诊断	护理措施	护理目标跟踪
有窒息的危险 体格检查 意识丧失，口吐白沫，全身强直阵挛性发作。瞳孔扩大，呼吸＞35 次/分，SpO_2＜90%	1. 按分级护理原则进行巡视与评估 评估生命体征、意识、呼吸等情况，准备急救用物，随时做好抢救准备。 2. 预防 ①避免情绪激动，减少不良刺激，保证充足睡眠；②严格按医嘱规范服药治疗，勿随意漏服或停药，观察疗效及不良反应。 3. 健康指导 ①饮食：指导患者少食辛辣刺激性的食物，如葱、酒、辣椒等；禁止饮酒，并限制烟、茶、咖啡等刺激性物质的摄入，勿暴饮暴食。②药物：指导患者规范服药，掌握不良反应和注意事项。出现任何不适及时告知医护人员。③康复：指导并教会家属使用口咽通气导管的方法，知晓引起窒息的危险因素。④阳性体征管理：教会家属癫痫发作应立即协助患者取平卧位，头偏向一侧，松开衣领、裤带，保持呼吸道通畅，同时通知医护人员。⑤心理：保持情绪稳定，睡眠充足，适当运动，劳逸结合。 4. 识别与紧急处理 立即协助患者取平卧位，头偏向一侧，松开衣领、裤带，取出义齿，放置口咽通气导管并固定，清除呼吸道分泌物，畅通气道，氧气吸入和心电监护，配合医生做好应急处置，必要时建立人工气道机械辅助通气，评估措施落实效果并做好记录	1. 体格检查 意识清楚，全身强直阵挛性发作停止。呼吸平稳，16～20 次/分，瞳孔光反射恢复，直径 2～5mm，SpO_2＞95%。 2. 患者及家属知晓引起窒息的危险因素，并掌握癫痫与预防窒息相关措施，自我管理能力提高
有受伤的危险 1. 体格检查 意识丧失、牙关紧闭，全身强直性痉挛。 2. 评估量表 Glasgow 昏迷评分≤14 分	1. 评估与紧急处理 动态观察患者发作前症状（失神、眼球上翻或凝视），立即协助患者卧床休息，去枕平卧位，头偏向一侧，保持呼吸道通畅，拉起床栏，防止坠床。必要时实施保护性约束。 2. 告知医生进行综合评估。 3. 准确执行医嘱 遵医嘱癫痫发作时给予镇静剂，观察疗效及不良反应。 4. 健康指导 指导家属在紧急情况下使用软布或毛巾垫入患者口腔，防止舌咬伤。教会家属正确使用口咽通气导管。勿用力按压患者抽搐肢体，以防骨折和脱臼，出现任何不适及时告知医护人员。 5. 按分级护理原则重点巡视 动态观察患者发作前症状，如失神、眼球上翻或凝视，及时进行干预，预防意外发生。评估措施落实效果，做好记录	1. 体格检查 意识恢复，全身强直性痉挛消失，患者未发生意外。 2. 评估量表 Glasgow 昏迷评分＞14 分。 3. 患者及家属知晓引起受伤的危险因素，并掌握相关预防措施，进行自我管理

四、重症肌无力临床护理诊断

疾病简介

重症肌无力是一种神经-肌肉接头传递功能障碍的获得性自身免疫性疾病。临床上主要表现为部分或全身骨骼肌无力和易疲劳，活动后症状加重，经休息和胆碱酯酶抑制剂治疗后症状减轻。①全身骨骼肌均可受累。眼外肌最易受累，表现为对称或非对称性上睑下垂和（或）双眼复视。面肌受累可致眼睑闭合无力、鼓腮漏气、鼻唇沟变浅、呈苦笑或肌病面容。咀嚼肌受累可致咀嚼困难。咽喉肌受累可出现构音障碍、吞咽困难、鼻音、饮水呛咳及声音嘶哑等。颈肌受累可出现抬头困难或不能。肢体无力以近端为主，表现为抬臂、梳头、上楼梯困难，感觉正常。呼吸肌无力可致呼吸困难。②肌肉连续收缩后出现严重肌无力甚至瘫痪，休息后症状减轻；晨起肌力正常或肌无力症状较轻，下午或傍晚肌无力明显加重，此种波动称为"晨轻暮重"，是重症肌无力重要的临床特征。③重症肌无力危象：指呼吸肌受累时出现咳嗽无力，甚至呼吸困难，严重时需用呼吸机辅助通气，是致死的主要原因。④胆碱酯酶抑制剂治疗有效：是重症肌无力一个重要的临床特征。

护理诊断	护理措施	护理目标跟踪
吞咽困难 1. 体格检查　面部肌群受累导致吞咽困难、饮水呛咳及声音嘶哑等。 2. 辅助检查　肌电图波幅递减，甲硫酸新斯的明试验阳性。 3. 评估量表　误吸风险评估≥13 分	1. 评估与紧急处理　评估患者吞咽功能，协助患者取半卧位，头偏向一侧，预防误吸，拉起床栏防坠床。 2. 告知医生进行综合评估。 3. 准确执行医嘱　如溴吡斯的明、硫唑嘌呤、他克莫司等，控制唾液分泌等对症治疗，观察疗效及不良反应。 4. 健康指导　①饮食：指导进食高蛋白、低脂肪的食物，增进新鲜蔬菜和水果，选择糊状食物，缓慢吞咽。②康复：指导患者及家属配合康复理疗师进行吞咽功能康复训练，逐步提高吞咽能力。出现任何不适及时告知医护人员。③心理：根据心理状况进行疏导，增进质量信心。 5. 按分级护理原则巡视　评估措施落实效果并做好记录	1. 体格检查　吞咽时未发生干呕、哽咽等症状。 2. 辅助检查　肌电图波幅正常，新斯的明试验阴性。 3. 评估量表　误吸风险评分<13 分。 4. 患者及家属知晓并掌握吞咽障碍相关风险预防措施
躯体移动障碍 1. 问诊　肢体无力，运动障碍。 2. 辅助检查　疲劳试验（Jolly 试验）阳性。 3. 评估量表　ADL≤40 分，肌力≤2 级	1. 评估与紧急处理　动态评估患者肌力、ADL、Braden，协助患者取舒适卧位，至少每 2 小时一次翻身，行良肢位摆放。 2. 告知医生进行综合评估。 3. 准确执行医嘱　遵医嘱予糖皮质激素、免疫球蛋白等药物治疗，观察疗效和不良反应。 4. 健康指导　①药物：使用糖皮质激素期间出现胃部不适和柏油样便等情况，立即告知医护人员。②康复：告知患者康复治疗的重要性，并掌握主、被动运动方法，协助及指导患者行被动运动，2 次/天，配合康复治疗师	1. 问诊　肢体耐力逐渐增加。 2. 辅助检查　疲劳试验（Jolly 试验）阴性。 3. 评估量表　ADL>40 分，肌力>2 级。 4. 患者及家属知晓疾病相关知识，并进行自我管理

续表

护理诊断	护理措施	护理目标跟踪
	进行康复训练。 5. 按分级护理原则进行巡视　动态评估患者肌力变化及肢体活动，评估措施落实效果，并做好记录	
有误吸的危险 1. 问诊　呛咳，吞咽困难，携带人工气道等。 2. 评估量表　误吸风险评估≥13 分	1. 按分级护理原则进行巡视与评估　评估患者意识、配合程度、吞咽功能及误吸风险，积极预防并发症，观察治疗效果并记录。必要时实施肠内营养治疗。 2. 预防　机械通气患者，床头抬高 30°～45°，每 4 小时进行一次口咽部分泌物吸引，以减少隐性误吸的发生。患者体位改变、翻身之前进行口腔分泌物吸引，保持人工气道气囊压力 25～30cmH_2O。遵医嘱行洼田饮水试验，早期开展吞咽功能训练。有气道梗阻者立即行气管插管或气管切开，必要时行气管镜取异物。 3. 健康指导　①康复：指导家属掌握正确的喂养方式，指导进行吞咽功能训练，首选糊状食物，每次进食 2～3ml，根据情况酌情增加量，一次进食不宜超过 100ml，进食后漱口，进食后保持坐位或半坐卧位 15～30 分钟，肠内营养患者勿自行从口腔进食、水。②阳性体征管理：患者出现呛咳、呼吸困难、发绀等，立即停止进食，呼叫医护人员。 4. 识别与紧急处理　立即停止喂养，头偏向一侧，必要时负压吸引，迅速清除口鼻及呼吸道误吸物。同时开放气道，保持呼吸道通畅，吸氧。告知医生，执行医嘱，心脏骤停者立即给予心肺复苏，再评估并做好记录	1. 问诊　进食无呛咳，措施落实有效，未发生意外事件。 2. 评估量表　误吸风险评估＜13 分。 3. 患者及家属知晓引起误吸的危险因素，掌握相关预防措施，并进行自我管理

五、颅脑外伤临床护理诊断

疾病简介

颅脑外伤是常见的外科急症，可分为头皮损伤、颅骨损伤和脑损伤，三者可单独或合并存在。颅脑损伤发生率在全身各部位损伤中居第 2 位，仅次于四肢损伤，其死亡率和致残率高居身体各部位损伤之首。多因外界暴力作用于头部而引起，平时常因坠落、交通事故、跌倒、锐器或钝器打击头部致伤，火器伤多见于战时。严重颅脑损伤往往伴有神经系统功能受损，甚至致残或死亡，正确的急救处理和完善的护理措施可降低此类患者的死亡率和致残率。

护理诊断	护理措施	护理目标跟踪
意识障碍 1. 体格检查　嗜睡、模糊、昏睡、昏迷、谵妄、烦躁等意识障碍进行性加重，生命体征不稳定。 2. 辅助检查　影像学检查示颅内出血、脑疝等。 3. 评估量表　GCS评分≤14分	1. 紧急处理及评估　立即给予心电监测和吸氧，畅通呼吸道，防止误吸，必要时建立人工气道行呼吸机辅助通气，有效约束，预防意外坠床及拔管事件，监测意识、瞳孔、肌力等并记录。 2. 告知医生进行病情综合评估　完善相关检查，如头颅CT，随时做好抢救及手术前准备。 3. 准确执行医嘱　烦躁、抽搐患者遵医嘱给予适当镇静治疗，颅内压增高患者给予脱水降颅压治疗等，观察疗效及不良反应。 4. 健康指导　①饮食：指导进食低盐低脂饮食，戒烟限酒。指导家属正确掌握肠内营养的喂养方法，会监测胃残余量。②阳性体征管理：嘱患者知晓头偏向一侧，畅通呼吸道的重要性。掌握有效约束的方法。睁眼昏迷患者，指导家属掌握使用眼药膏点眼后用生理盐水湿纱布遮盖。出现任何不适及时告知医护人员。 5. 按分级护理原则进行巡视　动态监测神志、瞳孔、肌力、生命体征、GCS评分等，评估措施落实效果，做好记录	1. 体格检查　意识障碍未加重，生命体征稳定，体温36～37℃、呼吸16～20次/分、心率60～100次/分、SpO_2≥95%、血压140/90mmHg至90/60mmHg。 2. 辅助检查　影像学检查示无颅内出血、脑疝等。 3. 评估量表　GCS评分无下降。 4. 家属知晓意识障碍相关知识，掌握预防相关措施，健康与安全管理依从性提高
头痛 1. 问诊　头痛、烦躁，注意力不集中。 2. 体格检查　表情痛苦，呼吸＞24次/分。 3. 评估量表　疼痛评分增高	1. 紧急处理及评估　安抚患者，监测血压，观察疼痛的部位、性质、持续时间、规律并做好记录。 2. 告知医生进行综合评估　完善相关检查，如头颅CT，随时做好手术前准备，积极预防并发症。 3. 准确执行医嘱　颅内压增高患者，遵医嘱给予镇静、镇痛治疗，观察疗效及不良反应。 4. 健康指导　①药物：指导患者及家属知晓止痛栓剂直肠给药的方法，知晓脱水剂降低颅内压止痛的作用机制。②阳性体征管理：指导患者采取非药物镇痛方法，如放松技巧、腹式呼吸法、按摩、冷敷等减轻机体对疼痛的敏感性。出现任何不适及时告知医护人员。③心理：稳定情绪，消除紧张和焦虑，增进治疗信心。 5. 按分级护理原则进行巡视　动态评估头痛改善情况，及措施落实效果，做好记录	1. 问诊　疼痛得到有效控制，自述感觉舒适。 2. 体格检查　呼吸16～20次/分。 3. 评估量表　疼痛评分降低。 4. 患者及家属知晓疾病及疼痛减轻相关措施，并进行自我管理

续表

护理诊断	护理措施	护理目标跟踪
发热 1. 问诊　体温增高，持续发热。 2. 体格检查　体温＞37.5°，高热时可达40～41℃，持续数小时至数天，呼吸＞24次/分。 3. 评估量表　GCS评分≤14分	1. 紧急处理及评估　立即使用冰枕、降温毯，取舒适功能位，注意保暖，监测体温，心电监护和吸氧，维持水、电解质平衡。 2. 告知医生进行综合评估　完善相关检查，积极预防并发症。 3. 准确执行医嘱　如使用退热剂、人工冬眠疗法等，观察疗效及不良反应。 4. 健康指导　①阳性体征管理：指导家属掌握酒精擦浴和温水擦浴的方法，会使用冰枕，并正确读取温度计计数。指导家属注意保暖，防止受凉，出现任何不适及时告知医护人员。②心理：稳定情绪，消除紧张，增进治疗信心。 5. 按分级护理原则巡视　动态监测生命体征、神志、瞳孔、GCS评分、体温，评估措施落实效果并记录	1. 问诊　皮肤温暖、干燥，体温逐渐恢复正常。 2. 体格检查　体温36～37.4℃，呼吸16～20次/分。 3. 评估量表　GCS评分无下降。 4. 患者及家属预防体温过高的相关措施，掌握物理降温方法，健康与安全管理依从性提高
咳嗽与咳痰 1. 问诊　咳嗽，呼吸急促或呼吸困难，痰液不易咳出。 2. 体格检查　呼吸＞35次/分，SpO_2＜90%。双肺听诊可闻及痰鸣音。 3. 辅助检查　呼吸机波形监测可见锯齿波。血生化等炎性指标超出正常范围，胸部CT提示肺纹理增粗感染表现	1. 评估与紧急处理　立即清理口鼻分泌物，畅通气道，必要时做好气管插管或切开准备。 2. 告知医生进行综合评估　完善相关检查，积极预防并发症。 3. 准确执行医嘱　如雾化治疗，采集痰培养标本，执行抗感染、止咳、祛痰等对症处理，观察疗效及不良反应。 4. 健康指导　①饮食：指导患者进食高热量、优质蛋白质、丰富维生素的食物，避免油腻刺激食物，每天饮水量2000ml。②药物：指导家属掌握雾化治疗的方法，做好口腔护理。③阳性体征管理：指导家属掌握咳嗽、咳痰性状及量的观察，保持床头抬高15°～30°，头偏向一侧，畅通呼吸道，出现任何不适及时告知医护人员。④康复：指导家属掌握翻身、叩背、排痰、主被动运动的正确方法，每天2～3次，每次10～15组，促进肺康复。注意保暖，防止受凉。⑤心理：稳定情绪，消除紧张和焦虑。 5. 按分级护理原则巡视　评估措施落实效果，做好记录	1. 问诊　呼吸平稳，痰量减少，易于咳出。 2. 体格检查　呼吸16～20次/分、SpO_2≥95%。 3. 辅助检查　双肺听诊未闻及痰鸣音。呼吸机运行平稳，波形呈正弦波。血生化等炎性指标正常范围，胸部CT提示正常。 4. 患者及家属知晓疾病及预防相关知识，并进行自我管理

续表

护理诊断	护理措施	护理目标跟踪
躯体移动障碍 1. 体格检查　意识障碍导致肢体不能有目的移动躯体，肌力、肌张力异常，行保护性约束。 2. 评估量表　ADL 评分≤40 分，肌力<5 级	1. 紧急处理及评估　评估患者躯体移动障碍的程度，保持肢体功能位，协助患者按时翻身、更换体位。 2. 告知医生进行综合评估。 3. 准确执行医嘱　如开展肢体康复锻炼。 4. 健康指导　①康复：指导家属正确使用翻身枕、气垫等抗压力器材。指导和鼓励患者实施主动的全关节活动锻炼，每天至少 4 次，最大限度完成自理活动，循序渐进。出现任何不适及时告知医护人员。②心理：稳定情绪，消除紧张和焦虑，增进治疗信心。 5. 按分级护理原则进行巡视　评估措施落实效果，做好记录	1. 体格检查　在帮助下肢体力量和耐力逐渐增加。 2. 评估量表　ADL 评分>40 分，肌力 5 级或无下降。 3. 患者及家属知晓疾病相关知识，掌握肢体功能康复训练方法并配合
有误吸的危险 1. 体格检查　意识障碍、躁动不安、携带人工气道。 2. 评估量表　误吸风险评估≥13 分	1. 按分级护理原则巡视与评估　监测呼吸、神志、血氧饱和度等，早期识别误吸高危因素并进行管理，再评估并做好记录。 2. 预防　①抬高床头 30°～45°，及时清除呼吸道及口鼻分泌物，畅通气道。②做好家属的健康宣教指导，共同参与患者的健康与安全管理。③准确执行医嘱，如肠内营养前使用促胃动力药，躁动患者使用镇静治疗和有效约束等。观察疗效及不良反应。 3. 健康指导　①康复：指导家属掌握鼻饲喂养的方法，会监测胃残余量。病情允许下，早期开展吞咽功能训练。②阳性体征管理：出现呕吐、腹胀、肠鸣音异常等肠内营养不耐受时，暂停喂养。指导家属在患者进食前后 1 小时，暂停翻身、叩背、洗澡等活动。出现任何不适及时告知医护人员。③心理：稳定情绪，消除焦虑和恐惧，增进治疗信心。 4. 识别与紧急处理　保持呼吸道通畅，及时清理呕吐物，必要时做好气管插管及切开准备，随时准备抢救，再次评估患者并记录	1. 体格检查　预防误吸措施落实有效，未发生误吸事件。 2. 评估量表　误吸风险评估<13 分。 3. 患者或家属知晓误吸的危险因素并掌握预防措施，健康与安全管理依从性高
颅内压增高 1. 体格检查　呼吸异常，烦躁、四肢肌力下降，颅内压增高	1. 按分级护理原则进行巡视与评估　动态监测意识、瞳孔、肌力、肢体活动度等，评估措施落实效果，并做好记录。 2. 预防　①积极给予脱水、利尿、降颅压、	1. 体格检测　生命体征稳定，体温 36～37.4℃、呼吸 16～20 次/分、心率 60～100

续表

护理诊断	护理措施	护理目标跟踪
"三主征"（头痛、呕吐、视神经盘水肿）。 2. 辅助检查　CT 和 MRI 提示脑沟变浅，脑室、脑池缩小或脑结构变形。 3. 评估量表　GCS 评分≤14 分	镇静等对症治疗，观察疗效及不良反应；②烦躁、抽搐时，给予保护性约束。 3. 健康指导　指导家属保持病室安静，抬高床头 15°～30°，保持呼吸道通畅，掌握呼吸、心率、血压的监测范围，出现任何不适及时告知医护人员。 4. 识别与紧急处理　立即给予心电监测和吸氧，畅通呼吸道，防止误吸，做好气管切开或插管等抢救准备，监测意识、瞳孔、肌力等变化，评估措施落实效果，做好记录	次/分、SpO_2≥95%，血压 140/90mmHg 至 90/60mmHg，未出现颅内压增高表现。 2. 辅助检查　CT 和 MRI 无异常。 3. 评估量表　GCS 评分无下降，四肢肌力无下降。 4. 家属知晓颅内压增高相关知识，并掌握预防措施，健康与安全管理依从性高

第五章　血液与免疫系统常见疾病临床护理诊断

一、缺铁性贫血临床护理诊断

疾病简介

当机体对铁的需求与供给失衡，导致体内贮存铁耗尽，继之红细胞内铁缺乏，最终引起缺铁性贫血。主要表现为缺铁引起的小细胞低色素性贫血及其他异常。缺铁和铁利用障碍影响血红素合成，故有学者称该类贫血为血红素合成异常性贫血。

护理诊断	护理措施	护理目标跟踪
活动耐力下降 1. 问诊　患者主诉不能完成日常活动，活动中感到气促、胸闷、虚弱、呼吸困难，疲乏等。 2. 体格检查　患者活动中出现面色苍白、心率增快、呼吸浅快。 3. 辅助检查　肺活量（VC）、肺功能减弱，血红蛋白＜90g/L。 4. 评估量表　运动耐量评估＜4METs	1. 评估与紧急处理　立即协助患者卧床休息，取舒适半卧位，予以氧气吸入。 2. 告知医生进行综合评估。 3. 准确执行医嘱　如输注红细胞，输血过程中观察有无输血反应的征象，并询问患者有无不适反应。严格掌握输血速度，对年老体弱、严重贫血、心衰患者应谨慎，滴速宜慢，观察疗效并记录。 4. 健康指导　①饮食：进食含铁量丰富的饮食。②药品：口服铁剂和（或）注射铁剂，补铁过程中观察有无消化道反应。③阳性体征管理：指导患者于活动中进行自我监控，出现脉搏≥100次/分或出现明显心悸、气促时，应停止活动。④康复：重度贫血患者应绝对卧床休息，与患者共同制订休息与活动计划，逐步提高患者的活动耐力水平。 5. 按分级护理原则进行巡视　评估措施落实效果，并做好记录	1. 问诊　患者诉头晕、疲乏、呼吸困难等症状缓解。 2. 体格检查　患者面色红润，心率、呼吸正常。 3. 辅助检查　血红蛋白＞90g/L。 4. 评估量表　运动耐量评估分级增高。 5. 患者及家属知晓疾病及预防相关知识，并进行自我管理
口腔黏膜受损 1. 问诊　患者主诉口干、口腔内有灼烧感及舌痛。 2. 体格检查　口角潮红、起疱、皲裂、糜烂；舌面有数片红色涂釉似的光滑小斑点，或平滑舌上的丝状乳头萎缩、变薄或消失，伴有较浅的裂隙。 3. 评估量表　疼痛评分增高	1. 评估与紧急处理　协助患者进行口腔护理，对不能刷牙的患者，教会其如何冲洗口腔或使用消毒棉球和漱口液。 2. 告知医生进行综合评估。 3. 准确执行医嘱　使用局部抗生素和（或）抗真菌药涂抹。若患者口腔严重疼痛者，可配置利多卡因漱口水漱口，增加肠内、肠外营养治疗，并观察疗效。 4. 健康指导　①饮食：进食和饮水时温度要适宜，避免过烫、过冷的食物，增加高蛋白和高维生素饮食，促进组织愈合；鼓励使用吸管，有利于吞咽。向患者及家属宣教口腔黏膜受损的危害因素。②康复：指导患者进行正确的口腔护理：饭后进行常规漱口，每天至少2次。 5. 按分级护理原则进行巡视　评估措施落实效果，并做好记录	1. 问诊　口干、口腔内有灼烧感及舌痛减轻。 2. 体格检查　口腔黏膜受损减轻或愈合。 3. 评估量表　疼痛评分减低。 4. 患者及家属知晓疾病及预防相关知识，并进行自我管理

二、再生障碍性贫血临床护理诊断

疾病简介

再生障碍性贫血简称再障，是一种可能由不同病因和机制引起的骨髓造血功能衰竭症。主要表现为骨髓造血功能低下、全血细胞减少及所致的贫血、出血、感染综合征。临床通常根据患者的病情、血象、骨髓象及预后，分为重型再障和非重型再障。

护理诊断	护理措施	护理目标跟踪
活动耐力下降 1. 问诊　患者主诉不能完成日常活动，活动中感到气促、胸闷、虚弱、呼吸困难，疲乏等。 2. 体格检查　患者活动中出现面色苍白、心率增快、呼吸浅快。 3. 辅助检查　肺活量（VC）、肺功能减弱，血红蛋白＜90g/L。 4. 评估量表　运动耐量评估＜4METs	1. 评估与紧急处理　立即协助患者卧床休息，取半卧位，予以氧气吸入。 2. 告知医生进行综合评估。 3. 准确执行医嘱　输注红细胞，观察有无输血反应的征象，并询问患者有无不适反应。严格掌握输血速度，对年老体弱、严重贫血、心衰患者应谨慎，滴速宜慢，观察疗效并记录。 4. 健康指导　①康复：轻度贫血患者，注意休息，避免过度疲劳。②阳性体征管理：指导患者于活动中进行自我监控，出现脉搏≥100 次/分或明显心悸、气促时，应停止活动；重度贫血患者应绝对卧床休息。 5. 按分级护理原则进行巡视　评估措施落实效果，并做好记录	1. 问诊　患者诉头晕、疲乏、呼吸困难等症状缓解。 2. 体格检查　患者面色红润，心率、呼吸正常。 3. 辅助检查　血红蛋白＞90g/L。 4. 评估量表　运动耐量评估分级增高。 5. 患者及家属知晓疾病及预防相关知识，并进行自我管理
有感染的危险 1. 问诊　患者主诉发热，伴有咽痛、咳嗽、肛周疼痛等不适。 2. 体格检查　口腔或肛周局部皮肤黏膜溃疡、红肿。 3. 辅助检查　白细胞计数＜1.0×10^9/L，中性粒细胞计数＜0.5×10^9/L	1. 按分级护理原则进行巡视与评估。 2. 预防　指导患者规范服药，粒细胞缺乏的患者遵医嘱行保护性隔离，正确使用刺激因子及抗生素，观察疗效并记录。 3. 健康指导　①饮食：指导患者进食高热量、优质蛋白质、丰富维生素、易消化吸收的食物。②康复：保持室内空气清新、物品清洁，使用空气消毒机消毒，注意保暖。③阳性体征管理：预防呼吸道感染，发放洗必泰溶液，指导患者做好皮肤、肛周及外阴清洁卫生，加强口腔护理，指导患者正确使用漱口水漱口。④心理：保持情绪稳定，注意休息，劳逸结合。 4. 识别与紧急处理　患者体温≥37.5℃并持续升高，发生寒战时，立即协助患者卧床休息，取舒适卧位，合理氧疗，建立静脉通路，同时告知医生进行综合评估，准确执行医嘱，并做好记录	1. 问诊　患者咽痛、咳嗽、肛周疼痛症状缓解。 2. 体格检查　体温＜37.5℃，口腔或肛周局部皮肤无溃疡、红肿。 3. 辅助检查　白细胞计数＞1.0×10^9/L，中性粒细胞计数＞0.5×10^9/L。 4. 患者及家属知晓疾病及预防相关知识，并进行自我管理

续表

护理诊断	护理措施	护理目标跟踪
颅内出血 1. 问诊　患者主诉突发剧烈头痛、恶心、喷射性呕吐。 2. 体格检查　瞳孔不等大、对光反射迟钝或消失、神志改变。 3. 辅助检查　血小板计数＜20×10^9/L，颅脑 CT 示颅内出血。	1. 评估与紧急处理　协助患者绝对卧床休息，建立两条静脉通道，完善检查，准备用物，随时做好抢救。监测患者意识状态、呼吸、血压、心率以及瞳孔、尿量的变化。 2. 告知医生进行综合评估。 3. 准确执行医嘱　遵医嘱输注甘露醇、甘油果糖、地塞米松、呋塞米等，必要时进行成分输血，留置尿管。 4. 健康指导　①饮食：指导患者暂禁食水。②阳性体征管理：头部持续冰枕，绝对卧床休息，根据病情发展行保护性约束。③心理：保持情绪稳定，注意休息，避免焦虑。患者出现剧烈头痛、恶心、呕吐时，立即告知医生进行处理，及时清除口腔分泌物，保持呼吸道通畅。 5. 按分级护理原则进行巡视　评估措施落实效果，并做好记录	1. 问诊　患者头痛缓解，无恶心、呕吐。 2. 体格检查　神志清楚，瞳孔等大等圆，对光反射灵敏或存在。 3. 辅助检查　血小板计数＞50×10^9/L。 4. 患者及家属能知晓预防颅内出血基本知识，能积极配合，参与自我安全管理
有发生药物不良反应的危险 1. 问诊　患者主诉发热、恶心、呕吐、厌食、手脚麻痹。 2. 体格检查　牙龈增生伴出血、多毛、皮肤色素沉着。 3. 辅助检查　血肌酐、血尿素氮增高，胆红素、转氨酶、乳酸脱氢酶、碱性磷酸酶升高，白蛋白下降	1. 按分级护理原则进行巡视与评估　动态监测患者体温、皮肤颜色及性状、牙龈出血倾向等症状，有无伴有恶心、呕吐、食欲下降、手脚肢端麻痹等变化。 2. 预防　用药前做过敏试验，遵医嘱联合使用小剂量糖皮质激素；做好保护性隔离，预防出血和感染。用药期间，监测患者血药浓度、骨髓象细胞免疫学改变等；观察药物疗效及不良反应，定期监测血压、肝肾功能，及时调整用药。 3. 健康指导　①饮食：进食清淡易消化饮食。②药物：指导患者规范服药，使患者充分认识到治疗目的和意义。③阳性体征管理：防止受凉感染，避免过度日晒，出现任何不适及时告知医护人员。④心理：帮助患者适应体象变化，给予适当鼓励，倾听患者的主诉。 4. 识别与紧急处理　患者出现恶心、呕吐、发热、皮肤硬结等症状时，立即告知医生，协助其卧床休息，取舒适体位，再次评估患者，执行医嘱，并做好记录	1. 问诊　发热、恶心、呕吐、厌食、手脚麻痹症状减轻或缓解。 2. 体格检查　牙龈增生伴出血减轻或停止、皮肤无色素沉着。 3. 辅助检查　血肌酐、血尿素氮正常，胆红素、转氨酶、乳酸脱氢酶、碱性磷酸酶，白蛋白恢复正常值。 4. 患者及家属能知晓药物的不良反应及注意事项，能配合医生正确用药、按时监测血象

三、骨髓增生异常综合征临床护理诊断

疾病简介

骨髓增生异常综合征是一组起源于造血干细胞，以血细胞病态造血，高风险向急性髓系白血病转化为特征的异质性髓系肿瘤性疾病。任何年龄男、女均可发病，约80%患者大于60岁。主要表现由难治性血细胞减少引起，贫血症状有头晕、乏力、体力下降和易疲倦等。

护理诊断	护理措施	护理目标跟踪
活动耐力下降 1. 问诊　患者主诉乏力、心慌、气促。 2. 体格检查　贫血貌、面色及口唇苍白，心率增快、呼吸浅快。 3. 辅助检查　血红蛋白＜90g/L。 4. 评估量表　运动耐量评估＜4METs	1. 评估与紧急处理　评估患者面色及口唇苍白、发绀，立即给予低流量氧气吸入，协助患者卧床休息。 2. 告知医生进行综合评估。 3. 准确执行医嘱　输注红细胞、补充促红素改善贫血症状，观察疗效并记录。 4. 健康指导　①饮食：指导患者进食高热量、优质蛋白质、丰富维生素、易消化吸收的食物。②药物：教会患者正确使用纠正贫血药物，如腺苷钴胺、叶酸、依普定等，注意观察疗效及不良反应。③阳性体征管理：轻度、中度贫血患者可在家属搀扶下起床活动，重度、极重度贫血患者应绝对卧床休息。④心理：保持情绪稳定，注意休息，劳逸结合。 5. 按分级护理原则进行巡视　观察患者有无活动后心慌、胸闷、心悸等贫血症状，评估措施落实效果，并做好记录	1. 问诊　患者乏力、心慌、气促缓解。 2. 体格检查　患者面色红润，心率、呼吸正常。 3. 辅助检查　血红蛋白＞90g/L。 4. 评估量表　运动耐量评估分级增高。 5. 患者及家属知晓疾病及预防相关知识，并进行自我管理
出血 1. 问诊　患者主诉剧烈头疼或腹痛。 2. 体格检查　全身皮肤瘀点、瘀斑，牙龈出血，眼部“熊猫症”，血尿，黑便，女性月经量多等。 3. 辅助检查　血小板≤50×10^9/L	1. 评估与紧急处理　卧床休息，家属24小时留陪，建立静脉通路，低流量氧气吸入，心电监护，根据病情变化给予头部冰枕。 2. 告知医生进行综合评估。 3. 准确执行医嘱　患者出现剧烈头痛、腹痛时立即遵医嘱输注血小板、新鲜血浆或止血、升血小板药物。 4. 健康指导　护理操作时不可长时间使用止血带，禁止拍打皮肤、酒精擦浴、热水敷手泡脚等，注射后延长按压时间；避免用力过大和突然用力，避免情绪激动。 5. 按分级护理原则进行巡视　评估措施落实效果，并做好记录	1. 问诊　患者头疼或腹痛缓解。 2. 体格检查　全身皮肤瘀点、瘀斑未增加，牙龈出血停止，眼部“熊猫症”消退，血尿、黑便减少或停止，女性月经量正常。 3. 辅助检查　血小板计数＞50×10^9/L。 4. 患者及家属能知晓预防出血相关知识，能积极配合，并进行自我管理

续表

护理诊断	护理措施	护理目标跟踪
感染 1. 问诊　患者主诉发热、咽痛、咳嗽、咳痰、尿路刺激征、肛周疼痛。 2. 体格检查　口腔、肛周局部皮肤黏膜溃疡、红肿；体温≥37.5℃。 3. 辅助检查　白细胞计数<1.0×10^9/L，中性粒细胞计数<0.5×10^9/L	1. 评估与紧急处理　建立静脉通路，协助患者卧床休息，拉起床栏预防坠床。 2. 告知医生进行综合评估。 3. 准确执行医嘱　患者出现粒细胞缺乏时，遵医嘱正确使用刺激因子及抗生素。白细胞计数<1.0×10^9/L，中性粒细胞计数<0.5×10^9/L，入住层流洁净病床行保护性隔离。 4. 健康指导　①饮食：指导患者进食高蛋白、高热量、高维生素、易消化的无菌饮食，微波炉高火加热3分钟。②阳性体征管理：发放洗必泰溶液，指导患者做好口腔、皮肤、肛周及外阴清洁卫生。③心理：引导患者积极的心态对待疾病，保持情绪稳定，缓解患者的焦虑和紧张。 5. 按分级护理原则进行巡视　评估措施落实效果，并做好记录	1. 问诊　患者咽痛、咳嗽，肛周疼痛减轻或缓解。 2. 体格检查　口腔、肛周局部皮肤黏膜红肿好转、溃疡面结痂痊愈，体温<37.5℃。 3. 辅助检查　白细胞计数>1.0×10^9/L，中性粒细胞计数>0.5×10^9/L。 4. 患者及家属知晓预防感染的相关知识，并进行自我管理
有跌倒的危险 1. 问诊　患者主诉头晕、乏力。 2. 体格检查　肢体运动障碍、走路须扶行或使用辅助工具。 3. 评分量表：Morse评分≥45分	1. 按分级护理原则进行巡视与评估。 2. 预防　无陪护患者，及时与医生沟通共同联系家属陪护；仍无法陪护者，重点交班并记录。 3. 健康指导　康复：床头挂防跌倒警示标识、床尾挂跌倒风险告知书，卫生间及走廊有醒目防跌倒提示，告知患者及家属预防跌倒的措施。 4. 识别与紧急处理　患者发生跌倒后，立即测量生命体征，评估损伤情况，同时告知医生进行综合评估，执行医嘱，并做好记录	1. 问诊　患者未诉头晕、乏力。 2. 体格检查　肢体运动无障碍、可不使用辅助用具行走。 3. 患者及家属能知晓预防跌倒相关知识，能积极配合，并进行自我管理
有化疗药物外渗的危险 1. 问诊　患者主诉穿刺部位疼痛。 2. 体格检查　穿刺点处红肿热痛、皮温高、有波动感，出现水泡、条索样改变及溃疡或坏死	1. 按分级护理原则进行巡视与评估。 2. 预防　外周静脉输注前与医生、患者共同签署静脉输注风险告知书，输注化疗药物时每30分钟巡视一次，出现任何不适及时告知医务人员。 3. 健康指导　①康复：抬高患肢，避免局部受压。②阳性体征管理：告知患者出现疼痛、发红、肿胀、烧灼感、输液不畅或停止等异常情况应立即报告，化疗药物外渗发生24～48小时内，宜给予干冷敷或冰敷，每次15～20分钟，每天至少4次。	1. 问诊　患者穿刺部位疼痛减轻或缓解。 2. 体格检查　穿刺点处无红、肿、热、痛，无水泡及条索样改变，无溃疡或坏死。 3. 患者及家属能知晓化疗药物外渗的皮肤表现及症状，能配合护士正确处理

续表

护理诊断	护理措施	护理目标跟踪
	4. 识别与紧急处理 发生化疗药物外渗时应立即告知医生，停止输液，保留血管通路装置。使用注射器回抽静脉通路中的残余药液后拔针。深部组织发生中心静脉化疗药物外渗时，应立即行X线检查确定导管尖端位置。评估肿胀范围及外渗液体量，确定外渗的边界并标记，观察外渗区域的皮肤颜色、温度，感觉关节活动和外渗远端组织的血运情况。根据药物外渗的种类，遵医嘱使用解毒剂和治疗药物，观察疗效，并做好记录	

四、白血病临床护理诊断

疾病简介

白血病是一类造血干细胞的恶性克隆性疾病，因白血病细胞自我更新增强、增殖失控、分化障碍、凋亡受阻，而停滞在细胞发育的不同阶段。在骨髓和其他造血组织中，白血病细胞大量增生累积，使正常造血受抑制并浸润其他器官和组织，以外周血中出现形态各异、为数不等的幼稚细胞为特征。

护理诊断	护理措施	护理目标跟踪
活动耐力下降 1. 问诊 患者主诉乏力、心慌、气促。 2. 体格检查 面色苍白、发绀、心率增快、呼吸浅快。 3. 辅助检查 血红蛋白＜90g/L。 4. 评估量表 运动耐量评估＜4METs	1. 评估与紧急处理 评估患者面色及口唇苍白、发绀立即给予低流量氧气吸入，协助患者卧床休息。 2. 告知医生进行综合评估。 3. 准确执行医嘱 输注红细胞、补充促红素改善贫血症状，观察疗效并记录。 4. 健康指导 ①饮食：指导患者进食高热量、优质蛋白质、丰富维生素、易消化吸收的食物。②药物：教会患者正确使用纠正贫血药物，如腺苷钴胺、叶酸、依普定等，注意观察疗效及不良反应。③阳性体征管理：轻度、中度贫血患者可在家属搀扶下起床活动，重度、极重度贫血患者应绝对卧床休息。④心理：保持情绪稳定，注意休息，劳逸结合。 5. 按分级护理原则进行巡视 观察患者有无活动后心慌、胸闷、心悸等贫血症状，评估措施落实效果，并做好记录	1. 问诊 乏力、心慌、气促缓解。 2. 体格检查 患者面色红润，心率、呼吸正常。 3. 辅助检查 血红蛋白＞90g/L。 4. 评估量表 运动耐量评估分级增高。 5. 患者及家属知晓疾病及预防相关知识，并进行自我管理

续表

护理诊断	护理措施	护理目标跟踪
发热 1. 问诊　患者主诉发热、寒战、心动过速、呼吸急促等不适。 2. 体格检查　虚弱、呼吸急促、皮肤潮红等，体温≥37.5℃。 3. 辅助检查　心电监护示心动过速。白细胞计数升高或降低、C-反应蛋白升高	1. 评估与紧急处理　评估患者面色及监测体温变化，体温≥38.5℃时，抽取血培养，给予口服或直肠药物及物理降温，必要时温水灌肠，观察疗效并记录。 2. 告知医生进行综合评估。 3. 准确执行医嘱　如双氯芬酸钠栓塞肛、布洛芬口服液等药物降温治疗，观察治疗效果及药物不良反应。 4. 健康指导　①饮食：进食高热量、优质蛋白质、富含维生素、易消化饮食。②康复：退热后大汗淋漓者注意补充水分，更换湿衣物。③阳性体征管理：教会患者及家属监测体温，出现寒战或其他不适时及时告知医护人员。④心理：安慰鼓励患者，减少患者紧张。 5. 按分级护理原则进行巡视　评估措施落实效果，并做好记录	1. 问诊　患者未诉寒战等不适。 2. 体格检查　体温＜37.5℃，呼吸正常。 3. 辅助检查　白细胞计数、C 反应蛋白正常。 4. 患者及家属能知晓疾病相关知识，掌握物理降温方法，并进行自我管理
感染 1. 问诊　患者主诉发热、咽痛、咳嗽、咳痰、尿路刺激征、肛周疼痛。 2. 体格检查　口腔、肛周局部皮肤黏膜溃疡、红肿。 3. 辅助检查　体温≥37.5℃。实验室检查示白细胞计数＜1.0×10^9/L，中性粒细胞计数＜0.5×10^9/L	1. 评估与紧急处理　建立静脉通路，协助患者卧床休息，拉起床栏预防坠床，并记录。 2. 告知医生进行综合评估。 3. 准确执行医嘱　患者出现粒细胞缺乏时，遵医嘱正确使用刺激因子及抗生素。白细胞计数＜1.0×10^9/L，中性粒细胞计数＜0.5×10^9/L，入住层流洁净病床行保护性隔离。 4. 健康指导　①饮食：指导患者进食高蛋白、高热量、高维生素、易消化的无菌饮食，微波炉高火加热 3 分钟。②阳性体征管理：发放洗必泰溶液，指导患者做好口腔、皮肤、肛周及外阴清洁卫生。③心理：引导患者积极的心态对待疾病，保持情绪稳定，缓解患者的焦虑和紧张。 5. 按分级护理原则进行巡视　评估措施落实效果，并做好记录	1. 问诊　患者咽痛、咳嗽，肛周疼痛减轻或缓解。 2. 体格检查　口腔、肛周局部皮肤黏膜红肿好转、溃疡面结痂痊愈，体温＜37.5℃。 3. 辅助检查　白细胞计数＞1.0×10^9/L，中性粒细胞计数≥0.5×10^9/L。 4. 患者及家属知晓预防感染的相关知识，并进行自我管理
出血 1. 问诊　患者主诉剧烈头疼或腹痛。 2. 体格检查　全身皮	1. 评估与紧急处理　监测患者生命体征、神志及瞳孔大小变化，建立双静脉通路，给予低流量氧气吸入，心电监护。 2. 告知医生进行综合评估。	1. 问诊　患者头疼及腹痛减轻或缓解。 2. 体格检查　全身皮肤瘀点、瘀斑未增加，牙龈出

续表

护理诊断	护理措施	护理目标跟踪
肤瘀点、瘀斑，牙龈出血，眼部“熊猫症”，血尿，黑便，女性月经量多等。 3. 辅助检查　血小板≤50×10^9/L	3. 准确执行医嘱　遵医嘱输注血小板、新鲜血浆或止血、升血小板药物，观察疗效及不良反应。 4. 健康指导　①康复：护理操作时动作轻柔，不可长时间使用止血带，禁止拍打皮肤、酒精擦浴、热水敷手泡脚等，注射后延长按压时间。②阳性体征管理：血小板＜50×10^9/L 时指导患者卧床休息，减少活动。血小板＜20×10^9/L 时指导患者绝对卧床休息，家属 24 小时留陪，根据病情变化给予头部冰枕。③观察全身皮肤出血症状，记录大小便颜色、形状及量。 5. 按分级护理原则进行巡视　评估措施落实效果，并做好记录	血停止，眼部“熊猫症”消退，血尿、黑便减少或停止，女性月经量减少。 3. 辅助检查　血小板＞50×10^9/L。 4. 患者及家属能知晓预防出血相关知识，能积极配合，并进行自我管理
有发生化疗药物不良反应的危险 1. 问诊　患者主诉恶心、呕吐、食欲下降、腹泻、便秘、心慌、胸闷、发热、疼痛等。 2. 体格检查　面色苍白、大汗淋漓、皮疹、呕吐胃内容物、解不成形大便数次、穿刺点处红肿、疼痛、水疱、条索样改变、溃疡或坏死	1. 按分级护理原则进行巡视与评估　观察患者生命体征，胃肠道反应，大小便性状及量的变化，穿刺部位皮肤颜色、红肿、皮温、硬结、溃疡等损伤情况及进展变化。 2. 预防　外周静脉输注前与医生、患者共同签署静脉输注风险告知书，输注化疗药物时每 30 分钟巡视一次，出现任何不适及时告知医务人员。 3. 健康指导　①饮食：化疗期间少食多餐，进新鲜、卫生、易消化饮食。②药物：严格按照医嘱服药，不可随意增减药物剂量或停药。③康复：指导患者输注时勿随意活动输液侧肢体或调节滴数及仪器，使用输液泵严格控制输液滴数。 4. 识别与紧急处理　发生过敏时，使用抗过敏药物，观察药物疗效及不良反应；发生化疗药物渗漏时，按化疗药渗漏处理流程处置，遵医嘱正确使用解毒对抗剂，给予止吐、护胃、护心等对症治疗，观察疗效，同时告知医生进行综合评估，并做好记录	1. 问诊　患者诉恶心、呕吐、食欲下降、腹泻、便秘等胃肠道反应减轻或缓解。 2. 体格检查　患者面色恢复正常，皮疹消退、大便次数 1～2 次/天，干稀适度并成形，穿刺点处无红、肿、热、痛。 3. 患者及家属能知晓化疗期间预防感染及骨髓抑制期等注意事项及基本知识，知晓用药不良反应，能配合医生正确用药、按时监测血象

五、淋巴瘤临床护理诊断

疾病简介

淋巴瘤起源于淋巴结和淋巴组织，其发生大多与免疫应答过程中淋巴细胞增殖分化产生的某种免疫细胞恶变有关，是免疫系统的恶性肿瘤。可发生于身体任何部位的淋巴结或结外的淋巴组织，且通常以实体瘤形式生长于淋巴组织丰富的组织器官中，其中以淋巴结、扁桃体、脾及骨髓等部位最易受累。临床上以进行性、无痛性淋巴结肿大和（或）局部肿块为特征，同时可有相应器官压迫或浸润受损症状。

护理诊断	护理措施	护理目标跟踪
发热 1. 问诊　患者主诉发热、寒战、心动过速、呼吸急促等不适。 2. 体格检查　虚弱、呼吸急促、皮肤潮红等，体温≥37.5℃。 3. 辅助检查　心电监护示心动过速。白细胞计数升高或降低、C-反应蛋白升高	1. 评估与紧急处理　评估患者面色及监测体温变化，腋温≥38.5℃时，抽取血培养，给予口服或直肠药物及物理降温，必要时 28～32℃生理盐水灌肠，观察疗效并记录。 2. 告知医生进行综合评估。 3. 准确执行医嘱　双氯芬酸钠栓塞肛、布洛芬口服等药物降温对症治疗，观察疗效及药物不良反应。 4. 健康指导　①饮食：进食高热量、优质蛋白质、富含维生素、易消化饮食。②康复：退热后大汗淋漓者注意补充水分，遵医嘱饮水，更换湿衣物。③阳性体征管理：指导患者及家属监测体温，出现寒战或其他不适时及时告知医护人员。④心理：安慰鼓励患者，减少患者紧张。 5. 按分级护理原则进行巡视　评估措施落实效果，并做好记录	1. 问诊　患者未诉寒战等不适。 2. 体格检查　体温＜37.5℃，呼吸正常。 3. 辅助检查　白细胞计数、C-反应蛋白正常。 4. 患者及家属能知晓疾病基本知识，掌握物理降温方法，并进行自我管理
消瘦 1. 问诊　患者诉进食量减少，食欲下降，体重减轻。 2. 体格检查　体形消瘦，四肢皮皱，背部及腹部皮下脂肪少。 3. 辅助检查　血清总蛋白＜60g/L、白蛋白＜35g/L。 4. 评估量表　营养风险评估（NRS-2002）≥3 分	1. 评估与紧急处理　协助患者卧床休息，取舒适卧位，进行营养风险筛查与评估，有无恶心、呕吐、便秘、腹泻、吞咽困难等情况。 2. 告知医生进行综合评估。 3. 准确执行医嘱　予以输注脂肪乳、氨基酸、白蛋白、血浆、多特等肠外营养制剂，请营养科会诊制订个性化营养支持方案，积极预防并发症。 4. 健康指导　①饮食：指导患者进食高热量、优质蛋白质、易消化吸收的清淡饮食，饮食量由少到多、由稀到稠，循序渐进，避免发生腹泻，加重胃肠功能紊乱。②药物：规范服药，肠道菌群失调时，使用益生菌及促进食欲的药物治疗。③康复：加强口腔护理，增进食欲，鼓励适当活动，以增加营养物质	1. 问诊　患者食欲增加，体重增加。 2. 体格检查　患者 BMI 为 18.5～23.9kg/m^2。 3. 评估量表　营养风险评估（NRS-2002）＜3 分。 4. 患者及家属知晓消瘦的相关知识，掌握均衡营养方法，并进行自我管理

续表

护理诊断	护理措施	护理目标跟踪
	的吸收与代谢。④心理：安抚患者的情绪，保持均衡的营养的摄入。 5. 按分级护理原则进行巡视 评估措施落实效果，并做好记录	
有发生压力性损伤的危险 1. 问诊 放疗后诉局部皮肤瘙痒伴灼热感。 2. 体格检查 局部皮肤发红、色素沉着、渗液及水疱形成等放射性皮炎的表现。 3. 评估量表 RTOG 毒性评分系统评分≥1 分，疼痛评分增高	1. 按分级护理原则进行巡视与评估 观察患者皮肤颜色、红肿、皮温、硬结、溃疡等损伤情况及进展变化，有无瘙痒感及疼痛等异常。 2. 预防 评估患者皮肤破损情况，局部皮肤发红、瘙痒感时，尽早涂抹赛肤润等油膏以保护皮肤。 3. 健康指导 ①康复：外出时避免阳光直接照射，禁止使用有刺激性的化学物品，如肥皂、乙醇、油膏、胶布等。放疗期间应穿着宽大、质软的纯棉或丝绸内衣，洗浴毛巾要柔软，擦洗放射区皮肤时动作轻柔，减少摩擦，并保持局部皮肤清洁干燥，防止皮肤破损。②阳性体征管理：避免局部皮肤受到强热或冷的刺激，禁止使用热水袋、冰袋，沐浴水温以 37～40℃为宜。 4. 识别与紧急处理 患者出现局部皮肤灼痛时，告知医生，遵医嘱给予 0.2%薄荷淀粉或氢化可的松软膏外涂。若局部皮肤刺痒、渗液、水疱，可用冰片蛋清、氢化可的松软膏外涂；渗出明显时可用 3%硼酸溶液湿敷，渗液吸收后暴露局部；若局部皮肤溃疡坏死，遵医嘱全身抗感染治疗，外科清创、植皮等，同时进行综合评估，并做好记录	1. 问诊 放疗后未诉局部皮肤瘙痒伴灼热感。 2. 体格检查 破损皮肤愈合，未发生继发感染。 3. 辅助检查 RTOG 毒性评分系统评分＜1 分，疼痛评分减低。 4. 患者及家属知晓发生压力性损伤的危险因素，并掌握放射性皮炎预防措施，并进行自我管理

六、多发性骨髓瘤临床护理诊断

疾病简介

多发性骨髓瘤是浆细胞恶性增殖性疾病，其特征为骨髓中克隆性浆细胞异常增生，绝大部分病例存在单克隆免疫球蛋白或其片段（M 蛋白）的分泌，导致相关器官或组织损伤。常见临床表现为骨痛、贫血、肾功能损害、血钙增高和感染等。

护理诊断	护理措施	护理目标跟踪
疼痛 1. 问诊 患者主诉颈椎、腰椎、胸椎、	1. 评估与紧急处理 协助患者立刻卧床休息，测量血压，抬高床头，再次评估患者，做好记录。	1. 问诊 患者诉颈椎、腰椎、胸椎、肋骨、骨盆等处疼痛减轻或缓解。

续表

护理诊断	护理措施	护理目标跟踪
肋骨、骨盆等处疼痛。 2. 体格检查　面色苍白、大汗淋漓、无法平卧。 3. 评估量表　疼痛评分增高	2. 告知医生进行综合评估。 3. 准确执行医嘱　给予止痛剂，观察止痛效果。 4. 健康指导　①康复：按摩病变部位，避免用力过度，以预防病理性骨折。②阳性体征管理：采取舒适卧位以减少疼痛刺激，防止因姿势不对造成肌肉、韧带或关节牵扯而引起疼痛。③心理：指导患者足够休息和睡眠，减少刺激，稳定情绪。 5. 按分级护理原则进行巡视　使用止痛剂半小时后观察用药效果，进行疼痛评分，做好记录	2. 体格检查　患者可平卧，舒适卧位，面色正常。 3. 评估量表　疼痛评分减低。 4. 患者及家属知晓预防疼痛相关知识，能积极配合，并进行自我管理
有发生压力性损伤的危险 1. 问诊　患者主诉注射部位疼痛。 2. 体格检查　皮下注射部位有硬结、红斑及红肿、皮温高。 3. 评估量表　Braden 评分≤12 分，营养风险评估（NRS-2002）≥3 分	1. 按分级护理原则进行巡视与评估　观察患者注射部位皮肤颜色、红肿、皮温、硬结、溃疡等损伤情况及进展变化，倾听患者主诉，有无瘙痒感及疼痛等异常。 2. 预防　使用空气夹层注射技术皮下注射硼替佐米，观察疗效并记录。 3. 健康指导　阳性体征管理：患者注射部位出现红肿、硬结及皮温变化，立即给予局部冰敷，赛肤润或喜疗妥外涂，做好记录。 4. 识别与紧急处理　评估患者皮肤破损情况，局部皮肤发红、瘙痒感时，尽早涂抹赛肤润等油膏以保护皮肤。皮肤破损者立即清洁消毒后待干，使用无菌纱布覆盖，防止感染，请伤口小组进行早期干预，同时告知医生进行综合评估，并做好记录	1. 问诊　注射部位疼痛减轻。 2. 体格检查　皮下注射部位未出现红肿、红斑及硬结，皮温正常。 3. 评估量表　Braden 评分＞12 分，营养风险评估（NRS-2002）＜3 分。 4. 患者知晓发生压力性损伤的危险因素，并掌握失禁性皮炎、压力性损伤的预防措施，健康与安全管理依从性提高
感染 1. 问诊　患者主诉发热、咽痛、咳嗽、咳痰，恶心、食欲下降、便秘，腹胀、腹泻。 2. 体格检查　体温≥37.5℃。 3. 辅助检查　中性粒细胞＜1.0×10^9/L，血清免疫球蛋白 G＜5g/L	1. 评估与紧急处理　建立静脉通路，协助患者卧床休息，拉起床栏预防坠床，并记录。需保护性隔离者入住层流洁净病床，监测体温变化及感染征象。 2. 告知医生进行综合评估。 3. 准确执行医嘱　患者持续性升高，出现寒战、意识模糊、呼吸急促时，遵医嘱给予双氯芬酸钠栓塞肛、布洛芬口服液等药物降温对症治疗。 4. 健康指导　①饮食：宜清淡，可食用如海带、紫菜、裙带菜、海蛤、杏仁等。戒烟禁酒，忌食油荤及生冷辛辣的食物，适当饮用牛奶。②药物：正确使用刺激因子及	1. 问诊　患者咽痛、咳嗽、咳痰，恶心、食欲下降、便秘，腹胀、腹泻等症状减轻或缓解。 2. 体格检查　体温＜37.5℃。 3. 辅助检查　中性粒细胞≥1.0×10^9/L，血清免疫球蛋白 G≥5g/L。 4. 患者及家属能知晓预防感染相关知识，并进行自我管理

续表

护理诊断	护理措施	护理目标跟踪
	抗生素，出现任何不适及时告知医务人员。③康复：指导患者正确佩戴口罩，正确做好手卫生，加强口腔、肛周、全身皮肤的清洁。④阳性体征管理：骨髓抑制严重时应限制探视。⑤心理：安慰鼓励患者，减少患者紧张。 5. 按分级护理原则进行巡视　评估措施落实效果，并做好记录	
有深静脉血栓栓塞的危险 1. 问诊　患者诉气促、头晕、呼吸困难、咳嗽、胸痛、患肢疼痛、肿胀、麻木。 2. 体格检查　患肢臂围增加、皮温高；置管侧的肢体局部肿胀、发红。 3. 辅助检查　D-二聚体异常、超声未见血栓。 4. 评估量表　血栓风险评估中高危	1. 按分级护理原则进行巡视与评估　观察患肢肿胀、疼痛、皮肤颜色及温度、出血倾向等。 2. 预防　根据患者病情及医嘱行物理预防，如踝泵运动等。遵医嘱使用抗血栓药物，观察疗效及有无出血征象并记录。 3. 健康指导　①饮食：以优质蛋白为主，多食用新鲜水果蔬菜，多饮水，病情允许，每天饮水量≥2000ml，戒烟、戒酒、控制血糖、血脂。②药物：观察药物不良反应，关注牙龈、皮肤黏膜出血黑便等。③阳性体征管理：指导抬高患肢高于心脏水平20～30cm，制动，禁止按摩、热敷。出现任何不适及时告知医务人员。 4. 识别与紧急处理　患者出现呼吸困难或肢体疼痛、肿胀等情况立即制动，抬高患肢，测量臂围、腿围，同时告知医生进行综合评估，执行医嘱，并做好记录	1. 未发生深静脉血栓。 2. 患者及家属知晓预防血栓的重要性及正确措施，积极配合，参与自我安全管理
有躯体移动障碍的危险 1. 问诊　患者主诉肢体疼痛。 2. 体格检查　患者肢体不能活动或运动迟缓。 3. 辅助检查　影像学检查示肢体骨折	1. 按分级护理原则进行巡视与评估。 2. 预防　协助患者取舒适卧位，以减少疼痛刺激，防止因姿势不对造成肌肉、韧带或关节牵扯而引起疼痛。 3. 健康指导　①康复：给予患者按摩并协助做功能锻炼。②阳性体征管理：指导患者睡硬板床，禁用弹簧床，使用腰托保护，轴线翻身，禁止剧烈活动、扭腰、转体等动作。骨质破坏的患者，应绝对卧床休息，以防引起病理性骨折。 4. 识别与紧急处理　患者出现肢体疼痛，伴活动障碍时，立即告知医生，遵医嘱给予静脉营养及对症处理。再次评估患者，准确执行医嘱，并做好记录	1. 问诊　患者肢体疼痛减轻或缓解。 2. 体格检查　患者肢体运动无障碍、可不使用辅助用具行走。 3. 患者及家属知晓预防病理性骨折相关知识，能积极配合，并进行自我管理

第六章　内分泌系统常见疾病临床护理诊断

一、甲状腺功能亢进症临床护理诊断

疾病简介

甲状腺功能亢进症是甲状腺腺体本身产生甲状腺激素过多而引起的甲状腺毒症，其病因包括弥漫性毒性甲状腺肿（Graves 病）、结节性毒性甲状腺肿和甲状腺自主高功能腺瘤。我国甲亢 80%以上是由 Graves 病引起的。Graves 病临床表现主要由循环中甲状腺激素过多引起，其症状和体征的严重程度以及病史长短、激素升高的程度和患者年龄等因素有关。症状主要有易激动、烦躁、失眠、心悸、乏力、怕热、多汗、消瘦、食欲亢进，大便次数增多或腹泻、女性月经稀少。可伴发周期性瘫痪和近端肌肉进行性无力、萎缩，后者称为甲状腺肌病，与肩胛带和骨盆带肌群受累为主。

护理诊断	护理措施	护理目标跟踪
消瘦 1. 问诊　患者体重减轻。 2. 体格检查　体型消瘦，BMI＜18.5kg/m^2。 3. 评估量表　营养风险评估（NRS-2002）≥3 分	1. 评估与紧急处理　协助患者取舒适卧位，进行营养风险筛查与评估，有无恶心、呕吐、便秘、腹泻等情况。 2. 告知医生进行综合评估。 3. 准确执行医嘱　如指导患者执行低碘饮食。 4. 健康指导　①饮食：指导患者进食高热量、高蛋白、高维生素及矿物质丰富的饮食，增加奶类、蛋类、肉类等优质蛋白，多摄取新鲜蔬菜和水果。鼓励患者多饮水，每天饮水 2000～3000ml 以补充出汗、腹泻、呼吸加快等丢失的水分（并发心脏疾病者避免多饮水）；勿进食刺激性的食物及饮料，如浓茶、咖啡等，以免引起患者精神兴奋。减少食物中粗纤维的摄入，以减少排便次数。避免进食含碘丰富的食物，食用无碘盐，忌食海带、海鱼、紫菜等，慎食卷心菜、甘蓝等易致甲状腺肿的食物。②心理：安抚患者的情绪，保持均衡的营养的摄入。 5. 按分级护理原则进行巡视　评估措施落实效果，并做好记录	1. 问诊　患者体重增加。 2. 体格检查　BMI 为 18.5～23.9kg/m^2。 3. 评估量表　营养风险评估（NRS-2002）＜3 分。 4. 患者及家属知晓消瘦的相关知识，掌握均衡营养方法，并进行自我管理
有角膜完整性受损的危险 1. 问诊　患者主诉眼睛异物感、胀痛、畏光、流泪、复视、视力下降。 2. 体格检查　眼睑肿胀、结膜充血水肿、眼球活动	1. 按分级护理原则进行巡视与评估　观察眼睑肿胀、结膜充血水肿、眼球活动、眼睑闭合情况等。 2. 预防　当眼睛有异物感、刺痛或流泪时，勿用手直接揉眼部。睡眠或休息时抬高床头，减轻结膜充血水肿或眼睛胀痛。准确落实抗甲状腺药物和激素治疗，正确使用滴眼液。 3. 健康指导　①康复：指导患者戴有色眼镜，减少光线、灰尘和异物的侵害。眼睑不能闭合者，	1. 问诊　患者无眼睛异物感、胀痛、畏光、流泪、复视、视力下降。 2. 体格检查　无眼睑肿胀、结膜充血水肿，眼球活动正常、眼睑正常闭合、角膜无外露，无角膜溃疡

续表

护理诊断	护理措施	护理目标跟踪
受限、眼睑闭合不全、角膜外露而形成角膜溃疡	用无菌纱布或眼罩覆盖。②心理：引导患者积极的心态对待疾病，保持情绪稳定，缓解患者的焦虑和紧张。 4. 识别与紧急处理　患者出现角膜外露而形成角膜溃疡时，立即告知医生，遵医嘱使用滴眼液，必要时协助转眼科进行手术治疗，并做好记录	
有发生甲状腺危象的危险 1. 问诊　患者出现呕吐、腹泻等。 2. 体格检查　患者出现高热、大汗、面色潮红、躁动、谵妄、昏迷等。 3. 辅助检查　心电图显示心动过速或心律失常。 4. 评估量表　Burch-Wartofsky 评分量表≥45 分	1. 按分级护理原则进行巡视与评估　动态监测体温、呼吸、血压、心率、甲状腺功能等，观察患者神志、面色及消化道症状。 2. 预防　避免忽然停用抗甲状腺药物，避免感染、情绪激动、精神创伤等应急情况。 3. 健康指导　①药物：正确使用抗甲状腺药物，避免突然停用。②康复：指导患者避免感染、情绪激动、精神创伤等应急情况。③心理：引导患者积极的心态对待疾病，保持情绪稳定，缓解患者的焦虑和紧张。 4. 识别与紧急处理　患者出现高热、大汗、面色潮红、躁动、谵妄、昏迷时，立即告知医生，给予绝对卧床，呼吸困难时取半坐卧位，给予吸氧，建立静脉通道，遵医嘱及时准确给药（如 PTU、复方碘溶液、β 受体阻滞剂、氢化可的松等），使用碘剂时严格掌握剂量，观察中毒或过敏反应；高热者给予对乙酰氨基酚或冰敷、酒精擦浴降温；躁动不安者给予床栏保护（必要时给予约束带）；昏迷者加强皮肤、口腔护理，定时翻身，防止压力性损伤、肺炎的发生。腹泻严重时注意肛周护理，预防肛周感染，并做好记录	1. 问诊　患者无呕吐、腹泻等症状。 2. 体格检查　患者无高热、大汗、面色潮红、躁动、谵妄、昏迷等体征。 3. 辅助检查　心电图正常。 4. 评估量表　Burch-Wartofsky 评分量表＜45 分。 5. 患者及家属知晓疾病的相关知识，掌握预防甲状腺危象的方法，并进行自我管理

二、甲状腺癌临床护理诊断

疾病简介

甲状腺癌是最常见的甲状腺恶性肿瘤，占全球癌症发病率 3.1%，是目前发病率增长最快的恶性肿瘤之一，在女性中的发病率是男性的 2～3 倍。分为乳头状癌、滤泡状癌、未分化癌、髓样癌。乳头状癌是成人甲状腺癌的最主要类型，儿童甲状腺癌几乎全部为乳头状癌。乳头状癌多见于 30～45 岁的中青年女性，低度恶性，生长缓慢，较早出现颈部淋巴结转移，预后较好。手术是治疗甲状腺癌的重要手段之一，包括甲状腺本身的切除以及颈淋巴结清扫。

护理诊断	护理措施	护理目标跟踪
疼痛 1. 问诊　患者主诉切口疼痛、活动受限或保护性体位。 2. 评估量表　疼痛评分增高	1. 评估与紧急处理　评估患者切口疼痛性质和程度，协助患者抬高床头，取舒适体位，排查其诱发因素，测量血压，并记录。 2. 告知医生进行综合评估。 3. 准确执行医嘱　如双氯芬酸钠栓 50mg 直肠给药、氟比洛芬酯组静脉滴注。观察治疗效果及不良反应。 4. 健康指导　①药物：遵医嘱使用双氯芬酸钠栓、氟比洛芬酯等止痛药物，出现任何不适及时告知医护人员。②阳性体征管理：教会患者及家属切口疼痛的评估方法，出现任何不适及时告知医护人员。③心理：安抚患者的情绪，指导患者应用松弛疗法，如看报纸、听音乐、深呼吸、与家人交谈等。 5. 按分级护理原则进行巡视　评估措施落实效果，并做好记录	1. 问诊　患者切口疼痛减轻、活动正常。 2. 评估量表　疼痛评分减低。 3. 患者及家属知晓引起疼痛的危险因素，并掌握疼痛预防相关措施，并进行自我管理
有窒息的危险 1. 问诊　患者主诉憋气感、自觉压迫感、呼吸困难，咽喉疼痛、吞咽困难。 2. 体格检查　颈部肿胀、颜面、口唇紫绀；皮肤张力高，按压发硬；患者神志改变，反常呼吸	1. 按分级护理原则进行巡视与评估　动态监测呼吸、血氧饱和度、血压、心率等，观察评估患者颈部是否肿胀及是否存在呼吸困难。 2. 健康指导：①饮食：指导患者全身麻醉清醒后进温凉半流质饮食，术后逐步过渡至普通饮食，勿进食辛辣、刺激、过烫、过硬食物。②药物：明确病因后遵医嘱使用邦亭、酚磺乙胺等止血药物或地塞米松注射液等糖皮质激素，观察药物疗效及不良反应。③阳性体征管理：教会患者及家属观察患者颈部是否肿胀及是否有呼吸困难，出现任何不适及时告知医护人员。④心理：安慰鼓励患者，减少患者紧张。 3. 识别及紧急处置。患者出现呼吸困难、血氧饱和度下降等情况，立即告知医生，协助患者取合适体位，准备急救车、气管切开、清创缝合等用物。建立静脉通路，行心电监护及吸氧，并做好记录	1. 问诊　呼吸平稳、吞咽困难缓解。 2. 体格检查　未出现颈部肿胀、颜面口唇发绀、反常呼吸及神志改变。 3. 患者及家属能知晓引起窒息的危险因素，掌握窒息预防相关措施，并进行自我管理
有出血的危险 1. 问诊　患者主诉憋气感、自觉压迫感、呼吸困难。 2. 体格检查　患者切口敷料渗血、引流液短时间内增多、	1. 按分级护理原则进行巡视与评估　观察患者的切口敷料有无渗血渗液，颈部有无肿胀和皮下瘀斑，评估引流液的颜色、性质及量。 2. 预防　指导患者有效咳嗽，突然打喷嚏、咳嗽时用手按压手术切口，避免颈部剧烈活动。遵医嘱予以止血药物，如邦亭静脉注射，酚磺乙胺组静脉滴注等，观察疗效及不良反应。	1. 问诊　患者未诉憋气感及自觉压迫感，呼吸平稳。 2. 体格检查　患者未出现颈部肿胀，切口敷料干燥，引流液的量和性质正常。

续表

护理诊断	护理措施	护理目标跟踪
呈鲜红色，颈部肿胀、皮下瘀斑。皮肤张力高，按压发硬	3. 健康指导　①饮食：指导患者全身麻醉清醒后进温凉半流质饮食，术后逐步过渡至普通饮食，勿进食辛辣、刺激、过烫、过硬食物。②阳性体征管理：教会患者及家属观察患者颈部是否肿胀、切口敷料是否渗血、颈部引流液情况及是否出现呼吸困难，出现任何不适及时告知医护人员。③心理：安慰鼓励患者，减少患者紧张。 4. 识别与紧急处理　患者引流量短时间内增多、颜色鲜红，出现心慌、出冷汗、乏力或自觉憋气、颈部压迫感甚至呼吸困难等情况，立即告知医生，协助患者取平卧位，建立静脉通路，行心电监护及吸氧，准备清创缝合、电动吸引器等用物，并做好记录	3. 辅助检查　凝血功能正常。 4. 患者及家属能知晓引起出血的危险因素，掌握出血预防相关措施，并进行自我管理
有抽搐的危险 1. 问诊　患者诉面部、口唇周围和手足有针刺感和麻木感、喉痉挛等症状。 2. 辅助检查　血钙浓度低于 2.0mmol/L	1. 按分级护理原则进行巡视与评估　动态监测患者的血钙浓度，评估患者是否有面部、口唇周围、手足麻木等不适。 2. 预防　遵医嘱使用葡萄糖酸钙及维生素 D，观察药物疗效及不良反应。告知患者如出现面部、口唇周围、手足麻木等不适要及时告知医护人员。 3. 健康指导　①饮食：指导患者进高钙、低磷食物，如豆腐、虾皮、海带等。②阳性体征：教会患者及家属自我评估低钙血症的症状，如面部、口唇周围、手足针刺感或麻木感，出现任何不适及时告知医护人员。③心理：指导患者正确描述轻度低钙症状及发生的原因，避免精神紧张，减轻恐惧等情绪的影响。 4. 识别与紧急处理　患者出现四肢持续痉挛抽搐时，协助患者取舒适体位，保持患者情绪稳定，做好跌倒及坠床的预防，同时告知医生进行综合评估，执行医嘱，并做好记录	1. 问诊　患者面部、口唇周围和手足未见针刺感和麻木感。 2. 辅助检查　血钙浓度高于 2.0mmol/L。 3. 患者及家属能知晓并识别低钙的临床表现，掌握低钙抽搐预防相关措施，并进行自我管理
有乳糜漏的危险 1. 体格检查　患者术后颈部引流量逐渐增多，引流液颜色由血清样液体转变为乳白色浑浊液体，进食后加重。 2. 辅助检查　术后引	1. 按分级护理原则进行巡视与评估　动态观察引流液颜色、性质及量的变化。 2. 预防　对于颈部淋巴结清扫术后的患者，避免剧烈咳嗽或运动，指导患者进食低脂或无脂饮食。 3. 健康指导　①饮食：指导患者进食低脂或无脂饮食，必要时可遵医嘱禁食并结合肠外营养。②阳性体征：教会患者及家属观察识别	1. 体格检查　患者引流液颜色、性质及量正常。 2. 辅助检查　术后患者引流液甘油三酯浓度正常。 3. 患者及家属能知晓并识别乳糜漏相关

续表

护理诊断	护理措施	护理目标跟踪
流液甘油三酯浓度＞1.129mmol/L，或者超过血清含量	乳糜漏出现时引流液的颜色，出现任何不适及时告知医护人员。③心理：告知患者乳糜漏的相关知识，安抚患者情绪，减少患者紧张。 4. 识别与紧急处理　患者的引流液颜色由血清样液体转变为乳白色浑浊液体，应适当限制活动并嘱其卧床休息，床头抬高 30°～40°。同时告知医生进行综合评估，执行医嘱，并做好记录	临床表现，掌握乳糜漏护理相关措施，并进行自我管理

三、原发性醛固酮增多症临床护理诊断

疾病简介

原发性醛固酮增多症简称原醛症，是由肾上腺皮质疾病引起醛固酮分泌增多，导致潴钠排钾、体液容量扩张，血管-紧张素系统受抑制，表现为高血压和低血钾的临床综合征。

护理诊断	护理措施	护理目标跟踪
头痛 1. 问诊　患者主诉头痛。 2. 体格检查　血压≥140/90mmHg。 3. 评估量表　疼痛评分增高	1. 评估与紧急处理　协助患者卧床休息，测量血压，抬高床头，再次评估患者，并做好记录。 2. 告知医生进行综合评估。 3. 准确执行医嘱　如指导患者口服降压药，观察药物疗效及不良反应。 4. 健康指导　①饮食：指导患者进食低盐低脂饮食，戒烟、限酒。②药物：指导患者按时服用降压药。③康复：指导患者监测血压，勿用力排便，出现任何不适或血压异常时及时告知医护人员。④心理：引导患者积极的心态对待疾病，保持情绪稳定，缓解患者的焦虑和紧张。 5. 按分级护理原则进行巡视　评估措施落实效果，并做好记录	1. 主诉：头痛缓解或消失。 2. 体格检查　血压正常。 3. 评估量表　疼痛评分减低。 4. 患者及家属能知晓疾病相关知识，并进行自我管理
活动耐力下降： 1. 问诊　患者主诉乏力。 2. 辅助检查　血钾＜3.5mmol/L	1. 评估与紧急处理　协助患者卧床休息，预防跌倒。再次评估患者，并做好记录。 2. 告知医生进行综合评估。 3. 准确执行医嘱　口服或静脉补钾。 4. 健康指导　①饮食：指导患者进食含钾丰富的食物，如香蕉、柑橘、芒果、苹果、花生、燕麦、全麦食物、玉米、大豆、土豆、甘蓝、芹菜等。②药物：指导患者及时使用补钾药物。③心理：引导患者积极的心态对待疾病，保持情绪稳定，缓解患者的焦虑和紧张。	1. 主诉：患者乏力症状好转。 2. 辅助检查　血钾维持在 3.5～5.5mmol/L。 3. 患者及家属能知晓疾病相关知识，并进行自我管理

续表

护理诊断	护理措施	护理目标跟踪
	5. 按分级护理原则进行巡视 评估措施落实效果，并做好记录	
有高血压急症的危险 1. 问诊 主诉剧烈头痛、呕吐、视物模糊。 2. 体格检查 面色潮红、大汗，血压急剧升高，一般为 180/120mmHg、神志改变、肢体运动障碍。 3. 评估量表 疼痛评分增高	1. 按分级护理原则进行巡视与评估。 2. 预防 正确服用降压药物。 3. 健康指导 ①饮食：指导患者进食低盐低脂饮食，戒烟限酒。②药物：指导患者按时服用降压药。③康复：指导患者监测血压，勿用力排便，出现任何不适或血压异常时及时告知医护人员。④心理：引导患者积极的心态对待疾病，保持情绪稳定，缓解患者的焦虑和紧张。 4. 识别与紧急处理 患者出现面色潮红、大汗，血压急剧升高达 180/120mmHg、神志改变、肢体运动障碍时，立即告知医生，建立静脉通道，遵医嘱微量泵泵入硝普钠，随血压情况动态调节给药速度，观察药物疗效及不良反应，并做好记录	1. 主诉：患者头痛减轻或缓解、无呕吐、视物模糊。 2. 体格检查 无面色潮红、大汗。血压正常，神志清楚。 3. 评估量表 疼痛评分减低。 4. 患者及家属能知晓疾病相关知识，并进行自我管理

四、糖尿病临床护理诊断

疾病简介

糖尿病是一组由多病因引起的，以慢性高血糖为特征的代谢性疾病，是由于胰岛素分泌和（或）利用缺陷所引起。长期碳水化合物及脂肪、蛋白质代谢紊乱可引起多系统损害，导致眼、肾、神经、心脏、血管等组织器官慢性进行性病变、功能减退及衰竭。病情严重或应激时可发生急性严重代谢紊乱，如糖尿病酮症酸中毒，高渗高血糖综合征。临床表现常被描述为“三多一少”，即多尿、多饮、多食和体重减轻。

护理诊断	护理措施	护理目标跟踪
肥胖或消瘦 1. 问诊 患者体重增加或减轻。 2. 体格检查 BMI ≥24kg/m^2 或 BMI <18.5kg/m^2。 3. 评估量表 营养风险评估（NRS-2002）≥3 分	1. 评估与紧急处理 进行营养风险筛查与评估，并做好记录。 2. 告知医生进行综合评估。 3. 准确执行医嘱 指导患者执行糖尿病饮食。 4. 健康指导 ①饮食。a.控制总热量：理想体重=身高（cm）−105；不同的劳动强度每天每公斤理想体重所需的热量不同，一般正常体型的轻体力劳动者每天每公斤理想体重 25～30kcal，每天总热量=理想体重×（25～30kcal）；肥胖者每天每公斤理想体重减少 5kcal；营养不良、消瘦者每天每公斤理想体重增加 5kcal。b.平衡膳食：食物中碳水化合物约占每天饮食总热量	1. 问诊 患者体重恢复正常。 2. 体格检查 BMI 在 18.5 ～ 23.9kg/m^2 之间。 3. 评估量表 营养风险评估（NRS-2002）<3 分。 4. 患者及家属知晓饮食相关知识，并进行自我管理

续表

护理诊断	护理措施	护理目标跟踪
	的 50%～60%，提倡用粗制米面和杂粮。蛋白质含量一般不超过每天总热量的 15%，一般成人每天每公斤理想体重 0.8～1.2g。脂肪约占每天总热量的 30%。c.定时定量、合理餐次分配：可按每天三餐 1/5、2/5、2/5 或三餐各 1/3 进行分配。②戒烟限酒，每天进食食盐＜5g，每天油脂摄入量不应超过 25～30g，每周定期测量体重一次，监测体重变化。③康复：进行中等强度的有氧运动，如健步走、打太极拳、打羽毛球、打乒乓球、骑车等。以餐后 1 小时为宜，运动强度为活动心率达到患者60%的最大耗氧量（心率=170–年龄），活动时间每周至少 150 分钟，每次 30～40 分钟。减少静坐时间。如运动时血糖＞16.7mmol/L，则应谨慎，确保补充足够的水分。④心理。安慰鼓励患者，减少患者紧张。 5. 按分级护理原则进行巡视　评估措施落实效果，并做好记录	
有低血糖的危险 1. 问诊　患者主诉心慌、手抖、头晕、饥饿感等。 2. 体格检查　出汗、严重者意识障碍。 3. 辅助检查　空腹血糖≤3.9mmol/L	1. 按分级护理原则进行巡视与评估。 2. 预防　按时按量进餐，正确运动，准确使用胰岛素和降糖药物。 3. 健康指导　①饮食：饮食定时定量，保持每天基本稳定的摄食量，剧烈运动或体力活动增加时应及时加餐。②药物：正确使用降糖药，不随意更改剂量和停药。③心理：引导患者积极的心态对待疾病，保持情绪稳定，缓解患者的焦虑和紧张。 4. 识别与紧急处理　患者出现心慌、手抖、头晕、饥饿感时，立即告知医生，测患者空腹血糖≤3.9mmol/L，意识清楚者，给予 15g 的含糖食物口服，如 2 块方糖、3 块饼干或者 1 杯果汁等。意识障碍者，迅速建立静脉通路，给予 50%葡萄糖 20～40ml 静脉注射。15 分钟后复测血糖，若血糖仍≤3.9mmol/L，清醒患者继续口服含糖食物，若＞3.9mmol/L，距下一次就餐＞1 小时，给予含淀粉或蛋白质食物。意识障碍者，若血糖仍≤3.9mmol/L，继续遵医嘱给予 50%葡萄糖静脉注射，每 15 分钟重复以上操作，并做好记录	1. 问诊　患者心慌、手抖、头晕、饥饿感等消失。 2. 体格检查　无出汗、意识清楚。 3. 辅助检查　血糖＞3.9mmol/L

续表

护理诊断	护理措施	护理目标跟踪
有感染的危险 1. 问诊　患者主诉有尿频、尿急、尿痛等尿路感染症状或咳嗽、咳痰等上呼吸道感染症状。 2. 体格检查　体温≥37.5℃	1. 按分级护理原则进行巡视与评估　动态监测体温、血糖、血尿常规等，询问患者不适。 2. 预防　避免与感染患者接触。 3. 健康指导　康复：指导患者注意保暖，避免与肺炎等呼吸道感染者接触，预防上呼吸道感染。指导患者勤用温水清洗外阴部并擦干，保证每天饮水量不少于2000ml。 4. 识别与紧急处理　患者出现发热、尿频、尿急、尿痛等尿路感染症状或咳嗽、咳痰等上呼吸道感染症状时，告知医生，遵医嘱静脉输注或口服抗生素，进行退热对症处理，并做好记录	1. 问诊　患者尿频、尿急、尿痛等尿路感染症状或咳嗽、咳痰等上呼吸道感染症状均消失。 2. 体格检查　体温＜37.5℃。 3. 患者及家属知晓疾病的相关知识，掌握预防感染的方法，并进行自我管理
有发生酮症酸中毒的危险 1. 问诊　患者主诉多尿、烦渴多饮和乏力等症状加重，食欲下降、恶心、呕吐、腹痛、头痛等。 2. 辅助检查　血酮体≥3mmoL/L，尿酮体阳性（++以上）	1. 按分级护理原则进行巡视与评估　动态监测血糖、生命体征、尿量等，关注患者食欲，是否有恶心、呕吐症状。 2. 预防　不随意减量或突然中断胰岛素治疗；避免急性感染、创伤、精神刺激等诱发因素；避免饮用含咖啡因或糖的饮料。 3. 健康指导　①药物：指导患者合理用药，不随意减量或突然中断胰岛素治疗。②康复：避免急性感染、创伤、精神刺激等诱发因素。避免饮用含咖啡因或糖的饮料。③心理：安慰鼓励患者，减少患者紧张。 4. 识别与紧急处理　患者出现烦渴多饮和乏力等症状加重，食欲下降、恶心、呕吐、腹痛、头痛等，立即告知医生，遵医嘱测量血糖，协助患者绝对卧床，给予心电监护，持续低流量吸氧3L/min，开放两条静脉通道，遵医嘱补液，遵循“先快后慢、先盐后糖、见尿补钾”的原则，无心衰患者前两小时补液一般为15～20ml/（kg·h），根据病情、医嘱调整。同时输注小剂量胰岛素，并根据血糖水平或血糖下降速度调整胰岛素用量，做好记录	1. 问诊　患者无多尿、烦渴多饮和乏力等症状，无食欲下降、恶心、呕吐、腹痛、头痛。 2. 辅助检查　血酮体＜3mmoL/L，尿酮体阳性（++以下）。 3. 患者及家属能知晓疾病相关知识，并进行自我管理
有发生糖尿病足的危险 体格检查　患者足部有畸形、胼胝、溃疡、皮肤红肿、皮肤温度低、足背动脉和（或）胫后动脉搏动明显减	1. 按分级护理原则进行巡视与评估。 2. 预防　保持足部皮肤清洁干燥，避免受伤。 3. 健康指导　指导患者每天检查双足，了解足部有无感觉减退、麻木、刺痛感，足部皮肤有无颜色、温度改变及足部动脉搏动情况，趾甲、趾间、足底部皮肤有无红肿、青紫、水泡、溃疡、坏死等。用干布擦干，尤其是擦干足趾间；保持足部清洁，勤换鞋袜，每天清洗足部1次，	1. 体格检查　患者足部无畸形、胼胝、溃疡、皮肤红肿，皮肤温度正常，足背动脉和（或）胫后动脉搏动正常。 2. 患者及家属能知晓疾病相关知识，并

续表

护理诊断	护理措施	护理目标跟踪
弱或消失	不超过 10 分钟，水温要低于 37℃。足部皮肤干燥可以使用油膏类护肤品。避免足部皮肤受伤。不宜用热水袋、电热器等物品直接保暖足部；避免赤足行走；避免自行修剪胼胝或用化学制剂来处理胼胝或趾甲；穿鞋前先检查鞋内有无异物或异常；不穿过紧的或毛边的袜子或鞋；每天换袜子；不穿高过膝盖的袜子；水平地剪趾甲；由专业人员修除胼胝或过度角化的组织。 4. 识别与紧急处理　患者出现足部皮肤红肿、溃疡等，告知医生，遵医嘱给予静脉输注抗生素，给予足溃疡创面换药，同时进行综合评估，并做好记录	进行自我管理

第七章　泌尿与生殖系统常见疾病临床护理诊断

一、慢性肾小球肾炎临床护理诊断

疾病简介

慢性肾小球肾炎简称慢性肾炎，是一组以蛋白尿、血尿、高血压和水肿为基本临床表现，可有不同程度的肾功能减退的肾小球疾病。临床特点为病程长，起病初期常无明显症状，以后缓慢持续进行性发展，最终可发展至慢性肾衰竭。

护理诊断	护理措施	护理目标跟踪
体液过多 1. 问诊　晨起颜面部或眼睑水肿、午后双下肢（脚踝、胫前）水肿。 2. 体格检查　眼睑及脚踝、胫前部位水肿。 3. 辅助检查　24小时尿蛋白＞1.5g	1. 评估与紧急处理　协助患者卧床休息，抬高双下肢。评估皮肤的完整性并做好记录。 2. 告知医生进行综合评估。 3. 准确执行医嘱　如应用利尿剂、糖皮质激素、免疫抑制剂，观察药效及不良反应。 4. 健康指导　①饮食：低盐饮食，钠的摄入量以每天2～3g为宜。每天尿量＜500ml或有严重水肿者，饮水量遵循“量出为入”原则。可给予0.8～1.0g/（kg·d）的富含必需氨基酸的动物蛋白，如牛奶、鸡蛋、鱼肉等，但不宜给予高蛋白饮食。有氮质血症的水肿患者，一般给予0.6～0.8g/（kg·d）的优质蛋白饮食。②药物：使用利尿剂，观察有无心慌、头晕等低血容量表现；使用糖皮质激素，指导患者监测血压、血糖变化。③康复：水肿减轻者指导其适当床边活动。④阳性体征管理：观察身体各部位水肿的消长情况，监测体重、尿量及血压的变化，准确记录24出入量及尿量。⑤心理：安慰鼓励患者，积极配合治疗。 5. 按分级护理原则进行巡视　评估措施落实效果，并做好记录	1. 问诊　水肿好转。 2. 体格检查　水肿减轻或消退。 3. 辅助检查　24小时尿蛋白≤1.5g。 4. 患者及家属知晓控制入水量的自我管理方法
营养失调 1. 问诊　进食量减少，恶心、呕吐、食欲下降。 2. 体格检查　上臂肌围缩小，握力减轻，口唇、指甲和皮肤色泽苍白。 3. 辅助检查　血清白蛋白＜30g/L。	1. 评估与紧急处理　患者有恶心、呕吐时立即协助头偏向一侧，避免误吸，观察呕吐物性状并做好记录。 2. 告知医生进行综合评估。 3. 准确执行医嘱　如静脉补充必需氨基酸，观察药物疗效及不良反应。 4. 健康指导　①饮食：肾功能减退时应予以优质低蛋白饮食0.6～0.8g/（kg·d），适当增加碳水化合物的摄入，补充必需氨基酸和α-酮酸，防止负氮平衡。控制磷的摄入，补充多种维生素。②药物：遵医嘱给予脂肪乳剂、复方氨基酸、全血、	1. 问诊　食欲增加，进食量增加。 2. 体格检查　患者握力增加，口唇、指甲和皮肤色泽转红润。 3. 辅助检查　血清白蛋白≥30g/L。 4. 评估量表　营养风险评估（NRS-2002）＜3分。

续表

护理诊断	护理措施	护理目标跟踪
4. 评估量表　营养风险评估（NRS-2002）≥3 分	血浆或白蛋白等，出现心慌、胸闷等不适及时告知医务人员；③阳性体征管理：观察口唇、指甲和皮肤色泽有无苍白，定期测量握力和上臂肌围，监测血红蛋白浓度和白蛋白浓度是否降低；④心理：安慰鼓励患者，积极配合治疗。 5. 按分级护理原则进行巡视　评估措施落实效果，并做好记录	5. 患者及家属知晓预防营养失调的自我管理方法

二、肾病综合征临床护理诊断

疾病简介

肾病综合征是一种由多种病因引起的肾疾病，主要发病机制为肾中的基本单位肾小球基底膜出现通透性增加，导致患者出现大量蛋白尿（尿蛋白>3.5g/d）、低蛋白血症（血浆清蛋白<30g/L）、水肿、高脂血症为临床表现的一组综合征。

护理诊断	护理措施	护理目标跟踪
体液过多 1. 问诊　晨起颜面部或眼睑水肿、午后双下肢（脚踝、胫前）水肿，伴胸闷、气促不能平卧。 2. 体格检查　眼睑水肿，双下肢指压凹陷性水肿。 3. 辅助检查　24 小时尿蛋白>3.5g	1. 评估与紧急处理　协助患者卧床休息，抬高床头，给予氧气吸入，抬高双下肢。评估皮肤有无破溃及感染，如：有异常及时请伤口小组会诊并做好记录。 2. 告知医生进行综合评估。 3. 准确执行医嘱　如应用利尿剂、糖皮质激素、免疫抑制剂，观察药效及不良反应。 4. 健康指导　①饮食：低盐饮食，钠的摄入量以每天 2～3g 为宜。每天尿量<500ml 或有严重水肿者，饮水量遵循“量出为入”原则。可给予 0.8～1.0g/（kg · d）的富含必需氨基酸的动物蛋白，如牛奶、鸡蛋、鱼肉等，但不宜给予高蛋白饮食。有氮质血症的水肿患者，一般给予 0.6～0.8g/（kg · d）的优质蛋白饮食。②药物：使用利尿剂，观察有无心慌、头晕等低血容量表现；使用糖皮质激素，指导患者监测血压、血糖变化。③康复：水肿减轻者指导其适当床边活动。④阳性体征管理：观察身体各部位水肿的消长情况，监测体重、尿量及血压的变化，准确记录 24 出入量及尿量。⑤心理：安慰鼓励患者，积极配合治疗。 5. 按分级护理原则进行巡视　评估措施落实效果，并做好记录	1. 问诊　水肿好转，胸闷、气促减轻。 2. 体格检查　水肿减轻或消退。 3. 辅助检查　24 小时尿蛋白≤3.5g。 4. 患者及家属知晓控制入水量的自我管理方法

续表

护理诊断	护理措施	护理目标跟踪
有深静脉血栓的危险 1. 问诊 患侧肢体突然肿胀、疼痛。 2. 体格检查 肢体肿胀，皮温升高，触摸肢体相关动脉搏动减弱或消失。 3. 辅助检查 凝血功能及D-二聚体检测异常，尿蛋白突然升高，应怀疑是否有肾静脉血栓可能。 4. 评估量表 Padua评分≥3分	1. 按分级护理原则进行巡视与评估 观察有无一侧肢体突然肿胀，触摸肢体动脉搏动情况，测量双下肢的周径（测量髌骨下缘以下10cm处，双侧下肢周径差＞1cm有临床意义）。观察患者血、尿各项检查结果，有无深静脉、肾静脉血栓及肺栓塞的表现。如尿蛋白突然升高，应怀疑是否有肾静脉血栓可能。 2. 预防 指导患者做床上踝泵运动，增加下肢血液循环。水肿症状减轻时，指导适当下床活动，促进静脉回流。根据病情行气压治疗，已存在下肢血栓的禁用。 3. 健康指导 ①饮食：指导患者进低盐低脂低糖、富含维生素及纤维素食物，戒烟戒酒。②药物：定期监测凝血时间、凝血酶原及血小板计数，观察有无皮肤瘀斑、黑便、血尿等出血的表现。备用鱼精蛋白等拮抗药，以对抗肝素引起的出血情况。③阳性体征管理：患肢制动并抬高（高于心脏水平20～30cm），禁止按摩、热敷。出现任何不适及时告知医务人员。④心理：安慰鼓励患者，积极配合治疗。 4. 识别与紧急处理 患者出现呼吸困难、胸闷、咳嗽等肺栓塞情况，立即取半卧位、制动、吸氧等，报告医生，做好抢救及手术准备并详细记录	1. 问诊 无肢体疼痛。 2. 体格检查 肢体无肿胀，皮温恢复正常，触摸肢体相关动脉搏动恢复。 3. 辅助检查 凝血功能及D-二聚体检测正常。 4. 评估量表 Padua评分＜3分 5. 患者及家属知晓并掌握预防静脉血栓相关措施，参与自我安全管理
有发生压力性损伤的危险 1. 问诊 受压部位压痛，有硬结、水泡或者破溃。 2. 体格检查 受压部位发红，活动能力受限，营养摄入不足，全身水肿。 3. 评估量表 Braden评分≤12分	1. 按分级护理原则进行巡视与评估 动态评估患者皮肤的完整性。 2. 预防 患者床头悬挂“预防压力性损伤”警示标识，加垫棉絮。指导并协助翻身，病情许可者适当下床活动，保持床单元及衣物清洁、干燥，卧床时背部、腘窝等关节处垫软枕支撑并取良肢位。 3. 健康指导 ①饮食：以优质蛋白、低盐饮食为主，根据医嘱限制水摄入量。②药物：必要时遵医嘱使用抗感染治疗。③阳性体征管理：指导并协助翻身，严格落实交接班制度，详细记录皮肤状况。 4. 识别与紧急处理 患者出现皮肤红肿压痛、硬结、水泡或破溃等情况，立即协助患者更换体位，使用合适的减压器具进行干预，必要时请伤口小组会诊处理，并做好记录	1. 问诊 皮肤完好。 2. 体格检查 患者移动能力提升，营养摄取充足，全身无水肿。 3. 评估量表 Braden评分＞12分。 4. 患者及家属知晓预防压力性损伤的自我管理方法

三、慢性肾衰竭临床护理诊断

疾病简介

慢性肾衰竭简称慢性肾衰，指各种原发性或继发性慢性肾病进行性进展引起 GFR 下降和肾功能损害，出现以代谢产物潴留、水、电解质和酸碱平衡紊乱为主要表现的临床综合征。慢性肾衰竭常见病因有原发性肾小球肾炎和继发性肾小球肾炎、糖尿病肾病、高血压肾小动脉硬化、肾小管间质性疾病、肾血管疾病、遗传性肾病等。

护理诊断	护理措施	护理目标跟踪
营养失调 1. 问诊　进食量减少，恶心、呕吐、食欲下降。 2. 体格检查：上臂肌围缩小，握力减轻，口唇、指甲和皮肤色泽苍白。 3. 辅助检查　血清白蛋白＜30g/L。 4. 评估量表　营养风险评估（NRS-2002）≥3 分	1. 评估与紧急处理　患者有恶心呕吐时立即协助头偏向一侧，避免误吸，观察呕吐物性状并做好记录。 2. 告知医生进行综合评估。 3. 准确执行医嘱　遵医嘱静脉补充必需氨基酸，观察药物疗效及不良反应。 4. 健康指导　①饮食：给予充足热量、低盐、低钾、低磷饮食。CKD 3～5 期非透析患者，蛋白质摄入量为 0.6～0.8g/（kg · d）；CKD5 期透析患者，蛋白质摄入量为 1.2～1.3g/（kg · d）。②药物：补充必需氨基酸或 α-酮酸，静脉输入时应注意输液速度，如有恶心、呕吐，应及时减慢输液速度，同时可给予止吐药。补充水溶性维生素和矿物质，如维生素 C、维生素 B_6、叶酸、铁等。③阳性体征管理：观察口唇、指甲和皮肤色泽有无苍白，定期测量握力和上臂肌围，监测血红蛋白浓度和白蛋白浓度是否降低。④心理：安慰鼓励患者，积极配合治疗。 5. 按分级护理原则进行巡视　评估措施落实效果，并做好记录	1. 问诊　食欲增强，进食量增加。 2. 体格检查　患者握力增加，口唇、指甲和皮肤色泽恢复。 3. 辅助检查　血清白蛋白≥30g/L。 4. 评估量表　营养风险评估（NRS-2002）＜3 分。 5. 患者及家属知晓预防营养失调的自我管理方法
有高钾血症的危险 1. 问诊　肌肉无力、疲倦、心悸等。 2. 体格检查　心率减慢、肌无力等。 3. 辅助检查　血钾＞5.5mmol/L，心电图示心律失常	1. 按分级护理原则进行巡视与评估　监测生命体征及血钾的变化，观察评估患者有无肌无力、疲倦、感觉异常、恶心、腹泻、心悸等症状。 2. 预防　进低钾饮食，指导患者及家属识别含钾高的食物，如香蕉、土豆、紫菜等，必要时行透析治疗。 3. 健康指导　①饮食：严格控制含钾食物。②药物：遵医嘱给予降钾药物，观察有无低血糖等不良反应。③康复：绝对卧床休息。④阳性体征管理：监测心电图（T 波高尖、S-T 段压低、PR 间期延长、房室传导阻滞、QRS 波宽大畸形、心室颤动甚至心脏骤停等）和血钾的变化。出现任何不适及时告知医务人员。⑤心理：安抚患者，减少紧张恐惧心理，积极配合治疗。 4. 识别与紧急处理　患者出现肌肉无力、麻痹、心肌收缩功能降低，严重时可导致心律失常和心脏骤停，应立即行心肺复苏进行抢救	1. 问诊　无肌无力、心悸等。 2. 体格检查　患者心率、肌力等恢复。 3. 辅助检查　血钾在正常范围，心电图显示正常。 4. 患者及家属知晓预防高血钾的自我管理方法

四、尿路感染临床护理诊断

疾病简介

尿路感染是由于各种病原体在泌尿系统异常繁殖所致的尿路急、慢性炎症。多见于育龄期女性、老年人、免疫力低下及尿路畸形者。根据感染发生部位可分为上尿路感染和下尿路感染，前者系指肾盂肾炎，后者包括膀胱炎和尿道炎。根据有无尿路结构或功能的异常，又可分为复杂性尿路感染和非复杂性尿路感染。

护理诊断	护理措施	护理目标跟踪
排尿障碍 1. 问诊　尿频、尿急、尿痛。 2. 辅助检查　尿常规镜下白细胞＞5个/HPF	1. 评估与紧急处理　急性发作期注意卧床休息，分散患者注意力，减轻焦虑，缓解尿路刺激征。 2. 告知医生进行综合评估。 3. 准确执行医嘱　如给予抗菌药物治疗，观察药效及不良反应。 4. 健康指导　①饮食：指导患者进清淡、富含维生素、高热量饮食，每天摄水量不低于2000ml，尿量在1500ml以上。②药物：观察有无皮疹、瘙痒等过敏反应，如有不适及时告知医务人员。③康复：规律生活，坚持运动，增加免疫力。④阳性体征管理：多饮水勤排尿。⑤心理：安抚鼓励患者，积极配合治疗。 5. 按分级护理原则进行巡视　评估措施落实效果，并做好记录	1. 问诊　尿频、尿急、尿痛症状缓解或消失。 2. 辅助检查　尿常规白细胞在正常范围。 3. 患者及家属知晓预防尿路感染的自我管理方法
发热 1. 问诊　发热、寒战。 2. 体格检查　体温≥37.5℃。 3. 辅助检查　白细胞计数＞$9.5\times10^9/L$	1. 评估与紧急处理　协助患者卧床休息，测量体温。 2. 告知医生进行综合评估。 3. 准确执行医嘱　如给予降温及抗菌药物，观察药效及不良反应。 4. 健康指导　①饮食：指导患者进清淡、富含维生素、营养丰富易消化饮食。②药物：药物降温时监测体温，如有不适及时告知医务人员。③康复：行降温处理后及时更换衣物避免受凉。④阳性体征管理：抽取血培养，使用抗菌药物前留取尿培养标本。⑤心理：安抚鼓励患者，积极配合治疗。 5. 按分级护理原则进行巡视　评估措施落实效果，并做好记录	1. 问诊　无发热、寒战。 2. 体格检查　体温正常。 3. 辅助检查　白细胞降至正常。 4. 患者及家属知晓发热的自我管理方法

五、泌尿系结石临床护理诊断

疾病简介

泌尿系统结石是指发生在肾、输尿管、膀胱等泌尿系统内的结石，是常见的泌尿系统疾病，可由代谢异常（尿液酸碱度、高钙血症、高尿钙等），尿路梗阻或感染及某些药物因素导致，分为上尿路结石和下尿路结石，以肾与输尿管结石为常见。症状因结石所处部位而不同，肾与输尿管结石表现为肾绞痛与血尿，膀胱结石主要表现是排尿中断和排尿疼痛。平日一般无症状，可由剧烈运动等因素导致突发绞痛。

护理诊断	护理措施	护理目标跟踪
疼痛 1. 问诊　腰部疼痛，坐卧不安，疼痛严重时伴恶心、呕吐。 2. 体格检查　痛苦面容、活动受限，血压升高、心率呼吸增快，患侧肾区叩击痛。 3. 评估量表　疼痛评分增高	1. 评估及紧急处理　如发生肾区绞痛、血尿，或伴有尿频、尿急、尿痛等急性疼痛时，指导患者按压疼痛点、局部热敷、取舒适位，遵医嘱使用解痉镇痛药物等。 2. 告知医生进行综合评估。 3. 准确执行医嘱　如静脉滴注解痉止痛药间苯三酚注射液、双氯芬酸钠栓直肠给药，观察药效及不良反应。 4. 健康指导　①饮食：根据结石成分、代谢状态调节饮食，增加饮水达每天2500～3000ml；②药物：指导患者正确使用排石药，如肾石通颗粒，观察药效及不良反应；③康复：适度增加跳跃运动加改变体位，促进结石排出；④阳性体征管理：肾绞痛患者，指导其正确使用镇痛药，出现发热或其他不适及时告知医护人员；⑤心理：安慰鼓励患者，积极配合治疗。 5. 按分级护理原则进行巡视　评估措施落实效果，并做好记录	1. 问诊　疼痛缓解。 2. 体格检查　肾区无叩击痛。 3. 评估量表　疼痛评分减低。 4. 患者及家属对疼痛控制满意并掌握自我管理方法
有感染的危险 1. 问诊　体温升高，尿道口红肿、排尿疼痛感明显。 2. 体格检查　乏力，面色潮红，体温≥37.5℃。 3. 辅助检查　查血CRP＞6mg/L，PCT＞0.05ng/ml	1. 按分级护理原则进行巡视与评估　动态监测生命体征，观察尿液颜色与性状，关注白细胞计数。 2. 预防　遵医嘱规范使用抗菌药物；病情允许时每天饮水量≥2000ml；留置尿管者每天会阴擦洗2次，保持引流管通畅。 3. 健康指导　①饮食：根据结石成分指导正确饮食，如酸钙结石患者应避免“菠菜、西红柿、咖啡、豆制品”等食物的摄入，多饮柠檬水。②药物：指导患者正确使用抗炎及退热药并观察药效及不良反应。③阳性体征：有发热、排尿疼痛、血尿等不适及时告知医护人员，遵医嘱行降温、抗炎等治疗。④心理：引导患者以积极的心态配合疾病诊疗。 4. 识别与紧急处理　体温≥38.5℃，伴尿道口红肿、排尿疼痛，指导并协助患者行温水擦浴（保持会阴清洁）、五点冰敷等，遵医嘱正确用药，观察用药及降温效果等并做好记录	1. 问诊　无发热、尿道口及排尿无疼痛、尿色正常。 2. 体格检查　体温＜37.5℃。 3. 辅助检查　血液感染指标检测正常。 4. 患者及家属知晓正确监测体温等自我管理

续表

护理诊断	护理措施	护理目标跟踪
有术后出血的危险 1. 体格检查　尿管及引流袋内可见鲜红色液体。 2. 辅助检查　尿液检测红细胞计数异常或血红蛋白值呈进行性下降	1. 按分级护理原则进行巡视与评估　动态监测患者生命体征、腹部体征、伤口、引流量及色泽等情况。 2. 预防　遵医嘱使用止血药物，避免便秘、咳嗽等增加腹压导致出血。 3. 健康指导　①饮食：遵医嘱进（禁）食水。②阳性体征管理：观察患者面色，伤口有无出血征兆，引流液颜色、形状及量，红细胞及血红蛋白计数等。③心理：安抚患者缓解紧张。 4. 识别与紧急处理　嘱患者卧床休息，监测生命体征。若术后短时间内肾造瘘管引流出大量鲜红色血性液体或并发休克，应立即夹闭肾造瘘管，行持续快速膀胱冲洗，遵医嘱抗休克及对症处理，做好手术准备	1. 体格检查　引流液颜色正常 2. 辅助检查　血红蛋白值逐渐提升。 3. 患者及家属积极配合治疗

六、前列腺增生临床护理诊断

疾病简介

前列腺增生，俗称前列腺肥大，是男性老年人排尿障碍原因中最常见的一种良性疾病。高龄和有功能的睾丸是前列腺增生发病的2个重要因素，两者缺一不可，发病率随年龄的增长而增加。症状取决于梗阻的程度、病变发展速度及是否合并感染和结石，常见临床表现有尿频、排尿困难、尿失禁、尿潴留等。

护理诊断	护理措施	护理目标跟踪
尿潴留 1. 问诊　尿频、排尿困难。 2. 体格检查　痛苦面容，尿液不能自主排出，膀胱高度膨胀，下腹部膨隆、压痛	1. 评估及紧急处理　提供舒适隐蔽的排尿环境，调整排尿的体位和姿势，按摩、热敷下腹部，解除肌肉紧张，促进排尿；利用条件反射，如听流水声或用温水冲洗会阴部诱导排尿；必要时立即行导尿术等。 2. 告知医生进行综合评估。 3. 准确执行医嘱　如采用导尿术或协助行耻骨上膀胱穿刺造瘘术。 4. 健康指导　①饮食：避免或减少咖啡因、酒精、辛辣食物摄入；适当限制饮水，缓解尿频症状。②药物：教会患者正确使用药物，如盐酸坦索罗辛缓释胶囊，观察药效及不良反应。③阳性体征管理：发生急性尿潴留首选置入导尿管，置入失败者可行耻骨上膀胱造瘘。④心理：安慰患者，消除紧张情绪。 5. 按分级护理原则进行巡视　评估措施落实效果，并做好记录	1. 问诊　尿液可自行排出。 2. 体格检查　下腹部平软无压痛。 3. 患者及家属知晓减少尿潴留发生等自我管理方法

续表

护理诊断	护理措施	护理目标跟踪
有术后出血的危险 1. 体格检查　尿管及引流袋内可见鲜红色液体。 2. 辅助检查　血红蛋白值呈进行性下降	1. 按分级护理原则进行巡视与评估　动态监测患者生命体征、腹部体征、尿管引流尿液的情况。 2. 预防措施：术后避免剧烈运动及用力排便，遵医嘱使用止血药。 3. 健康指导　①药物：遵医嘱应用止血药物并观察有无再出血征兆；②阳性体征管理：观察并记录尿液颜色、性状及量，关注患者血红蛋白值；③心理：安抚患者减少情绪紧张。 4. 识别与紧急处理　术后卧床休息，保持大便通畅，避免增加腹压。大量出血者，迅速建立两条静脉输液通路，及时补充血容量，同时加快膀胱冲洗速度，防止膀胱痉挛，遵医嘱抗炎止血治疗、心电监护监测生命体征的变化并做好记录	1. 体格检查　引流液颜色正常 2. 辅助检查　血红蛋白值上升。 3. 患者及家属知晓预防术后出血相关知识并配合治疗
有发生经尿道电切综合征的危险 1. 问诊　呼吸困难、咳嗽、胸闷、烦躁等。 2. 体格检查　血氧饱和度＜90%，呼吸急促、口唇发绀、皮肤湿冷等，早期血压升高、心率快，而后变为血压下降、心率过缓。 3. 辅助检查　血钠＜135mmol/L	1. 按分级护理原则进行巡视与评估　动态监测患者生命体征，观察患者有无呼吸困难、咳嗽、胸闷、口唇发绀、烦躁等。 2. 预防　保持膀胱内低压力，降低冲洗液的吸收；术中动态监测中心静脉压；合理应用冲洗液，如使用4%甘露醇、5%葡萄糖液、复方液等。 3. 健康指导　①饮食：暂禁食水。②心理：安抚鼓励、消除紧张情绪。 4. 识别与紧急处理　一旦发生经尿道电切综合征，立即给予端坐或半卧位、两腿下垂，面罩高流量湿化（湿化瓶给予 20%～30%乙醇）吸氧，并遵医嘱急查生化及血气，给予强心、利尿补钠、镇静等治疗，做好护理记录	1. 问诊　呼吸困难、咳嗽、胸闷等症状好转。 2. 体格检查　患者生命体征正常、无呼吸困难、胸闷等。 3. 辅助检查　血钠恢复正常。 4. 患者及家属积极配合治疗

七、膀胱癌临床护理诊断

疾病简介

膀胱癌是泌尿系统最常见的肿瘤，包括所有原发于膀胱的恶性肿瘤。40 岁以后发病率逐渐增加，60～70 岁达到高峰，男女之比为（3～4）：1，城市居民发病率高于农村居民。吸烟者膀胱癌发病率是非吸烟者的 1.8～2 倍。95%以上为上皮性肿瘤，其中尿路上皮移行细胞乳头状超过 90%。主要临床表现为血尿、膀胱刺激征。当肿瘤增大到一定程度时下腹部可触及肿块。

护理诊断	护理措施	护理目标跟踪
血尿 1. 问诊　肉眼血尿。 2. 辅助检查　尿常规检查超过 3 个/高倍视野红细胞	1. 评估及紧急处理　监测生命体征，观察出血性质及排尿情况。术后出血者，嘱患者卧床休息，加快膀胱冲洗速度，根据医嘱输血、做好手术准备等。 2. 告知医生进行综合评估。 3. 准确执行医嘱　静脉注射止血药，如卡络磺钠氯化钠注射液。持续膀胱冲洗，根据尿液颜色动态调节冲洗速度。 4. 健康指导　①饮食：戒烟酒，病情允许时每天饮水 2000～3000ml。②药物：指导患者正确使用药物，注意观察疗效及不良反应。③阳性体征管理：观察并记录患者尿液颜色、性状及量，关注患者血红蛋白值，根据医嘱输血。④心理：消除患者焦虑和紧张情绪，积极配合疾病诊治。 5. 按分级护理原则进行巡视　评估措施落实效果，并做好记录	1. 问诊　血尿消除或减轻。 2. 辅助检查　尿常规检查<3 个高倍视野红细胞。 3. 患者及家属知晓疾病相关知识并积极配合治疗
焦虑与恐惧 1. 问诊　担心预后，情绪紧张、失眠、心悸、出汗、尿频。 2. 体格检查　呼吸频率与心率加快、心悸、血压增高。 3. 评估量表　焦虑等量表评分异常	1. 医护共同对患者进行综合评估。告知患者家属知晓并签字，24 小时留陪，床边交接，关注患者心理变化并积极疏导。 2. 准确执行医嘱　应用镇静药，如口服佐匹克隆，观察药效及不良反应。 3. 按分级护理原则进行巡视　评估措施落实效果，并做好记录	1. 问诊　情绪稳定，无紧张、心悸等症状，积极配合治疗。 2. 体格检查　生命体征正常。 3. 评估量表　焦虑量表得分无异常。 4. 患者及家属积极配合治疗
有造口周围皮肤相关并发症危险 1. 问诊　造口周围皮肤瘙痒、肿痛。 2. 体格检查　造口周围皮肤红、肿、痛，严重者皮肤破溃	1. 按分级护理原则进行巡视与评估　观察造口的颜色、大小及排泄物的色、味、量及有无异常情况。 2. 预防　①选择贴合身形的造口用品；掌握正确的更换频率与佩戴流程，推荐使用凸面底盘二件式造口袋；②造口袋中心剪孔大小合适，底盘渗漏及时更换，常规使用造口护肤粉、防漏膏、皮肤保护剂；③撕离造口袋及清洁造口时动作轻柔，手法正确。 3. 健康指导　①饮食：多饮水，病情允许时每天饮水量>2000ml；尽量多食酸性食物。②康复：避免剧烈运动。造口底盘出现渗漏应及时更换，造口袋使用 3～5 天即更换，不宜过长，尿路造口袋需要 4～6 小时排空 1 次。③阳性体征：清洗肠造口及周围皮肤时不用肥皂、“酒精、碘酒、双氧水”等，温水清洗即可。	1. 问诊　症状缓解。 2. 体格检查　造口周围皮肤红润、有光泽

续表

护理诊断	护理措施	护理目标跟踪
	4. 识别与紧急处理　及时更换造口袋并防止底盘渗漏，温水清洗皮肤，出现尿酸结晶可用 1∶1 的白醋溶液擦洗；使用防漏膏、防漏条、皮肤保护膜、造口护肤粉，必要时使用水胶体敷料	

八、异位妊娠临床护理诊断

疾病简介

异位妊娠是指受精卵在子宫体腔外着床发育，包括输卵管妊娠、卵巢妊娠、腹腔妊娠、宫颈妊娠及阔韧带妊娠等，在异位妊娠中，输卵管妊娠最为常见，占异位妊娠的 95%左右。输卵管妊娠是妇产科常见的急腹症之一，当输卵管妊娠流产或破裂时，可引起腹腔内严重出血，如不及时诊断、处理，可危及生命。

护理诊断	护理措施	护理目标跟踪
疼痛 1. 问诊　下腹隐痛、酸胀感或撕裂样疼痛。 2. 辅助检查　β-HCG 值增高，超声提示异位妊娠。 3. 评估量表　疼痛评分增高	1. 评估与紧急处理　立即卧床休息，予以吸氧及心电监护，评估患者阴道出血量，并做好记录。 2. 告知医生进行综合评估。 3. 准确执行医嘱　如应用甲氨蝶呤或术前准备。 4. 健康指导　①药物：指导患者正确用药，并注意观察不良反应。②康复：术后早起下床活动。③阳性体征管理：告诉患者疼痛变化时及时告诉医务人员，深呼吸、分散注意力。④心理：向患者及家属讲解疾病相关知识与治疗方案，并安慰鼓励患者，消除其紧张、恐惧心理。 5. 按分级护理原则进行巡视　评估措施落实效果，并做好记录	1. 问诊　疼痛减轻。 2. 辅助检查　β-HCG 值逐渐下降。 3. 评估量表　疼痛评分减低
有休克的危险 1. 体格检查　患者血压下降、尿量减少。 2. 休克的诊断标准 （1）体格检查　表情淡漠、反应迟钝，甚至意识模糊或昏迷，皮肤和口唇黏膜发白或发绀，四肢湿冷；尿量：＜25ml/h。 （2）辅助检查　动脉血气分析结果异常。	1. 按分级护理原则进行巡视与评估。 2. 预防　卧床休息，避免增加腹压导致胚胎破裂出血；进含铁量高的食物，增加患者抵抗力。 3. 健康指导　①饮食：遵医嘱禁食。②药物：遵医嘱准确应用甲氨蝶呤注射液，并观察患者有无口腔炎、骨髓抑制、肝功能受损等不良反应，查阅每周 β-HCG 检测值是否逐渐下降。③康复：指导患者卧床休息。④阳性体征管理：告诉患者如：阴道出血增多、腹痛加剧等不适时及时告诉医务人员。⑤心理：心理疏导，缓解紧张、恐惧心理。 4. 识别与紧急处理　患者出现剧烈腹痛或休克征兆时迅速告知医生，立即给予氧气吸入，建立	1. 体格检查　意识清醒，生命体征平稳，尿量＞30ml/h，面色及末梢循环好。 2. 辅助检查　动脉血气分析结果正常。 3. 评估量表　休克指数（脉搏/收缩压）正常

续表

护理诊断	护理措施	护理目标跟踪
（3）评估量表　休克指数（脉搏/收缩压）：≥1.0 提示休克，≥2.0 提示严重休克	两条静脉输液通道，遵医嘱补液、输血等；取仰卧中凹位（头躯干抬高 20°～30°，下肢抬高 15°～20°），准确记录 24 小时出入量，实时评估患者生命体征、意识、腹痛及阴道出血情况，遵医嘱做好术前准备及护理记录	

第八章　骨骼肌肉运动系统常见疾病临床护理诊断

一、髋膝关节置换临床护理诊断

疾病简介

关节置换术又称人工关节置换术，是利用人工材料替代被疾病损伤的关节，旨在重建一个接近正常功能的关节，并恢复和改善患者关节的运动功能。髋关节置换术适用于股骨颈骨折、股骨头缺血坏死、髋关节撞击综合征等患者，膝关节置换术适用于膝关节骨关节炎等患者。

护理诊断	护理措施	护理目标跟踪
疼痛 1. 问诊　髋/膝部疼痛，重者影响睡眠、活动及日常生活。 2. 体格检查　髋/膝部疼痛，活动受限，站立和行走困难，可有患肢短缩，外旋畸形，患处局部压痛和轴向叩击痛。 3. 评估量表　疼痛评分为轻度疼痛及以上	1. 评估与紧急处理　取舒适体位，局部冷敷，抬高患肢，避免患侧髋/膝关节受压。 2. 告知医生进行综合评估。 3. 准确执行医嘱　如给予镇痛药物，动态评估镇痛效果。 4. 健康指导　①饮食：指导患者进高热量、高蛋白、粗纤维、易消化饮食，预防便秘。②药物：遵医嘱正确使用止痛药物。③阳性体征管理：指导患者掌握髋/膝减压、减痛方法，如自然外展、垫软枕、避免刺激等。④心理：转移注意力，减轻紧张及恐惧等情绪。 5. 按分级护理原则进行巡视　评估措施落实效果，并做好记录	1. 问诊　疼痛减轻。 2. 体格检查　髋/膝部疼痛减轻，能站立和行走。 3. 评估量表　疼痛评分降低。 4. 患者及家属知晓减轻疼痛的方法
水肿 1. 问诊　患侧髋/膝关节肿胀、触痛。 2. 体格检查　与健肢相比肿胀明显，腿（围）周径增加，术后1天，健、患肢腿周径差值＞3cm	1. 评估与紧急处理　抬高患肢，高于心脏平面20～25cm，局部冰敷；评估患肢与健肢髌上15cm与髌下10cm腿（围）周径的差值，判断患肢肿胀程度。 2. 告知医生进行综合评估。 3. 准确执行医嘱　如使用脱水消肿药物。 4. 健康指导　①药物：遵医嘱使用消肿药物并观察药效及不良反应。②康复：指导患者行股四头肌等长收缩锻炼20～30次为一组，每天完成3～4组。③心理：安抚患者，树立战胜疾病的信心。 5. 按分级护理原则进行巡视　评估措施落实效果，并做好记录	1. 问诊　无局部皮肤紧绷感，水肿消除或减轻。 2. 体格检查　双侧肢体对称、局部无水肿、腿（围）周径值正常。 3. 患者及家属知晓减轻水肿方法，并积极配合治疗

续表

护理诊断	护理措施	护理目标跟踪
有假体脱位的危险 1. 问诊 行假体置入术后，患肢是否疼痛、活动受限。 2. 体格检查 患肢关节屈曲、内收、内旋受限，短缩畸形等	1. 按分级护理原则进行巡视 密切观察患肢末梢血液循环、感觉及运动功能情况，观察双下肢是否等长，患肢有无内收或外旋、局部异物突出感等表现，动态评估患者疼痛情况。 2. 预防 患肢保持外展15°～30°中立位，两腿间置梯形枕或厚软枕，患肢制动。 3. 健康指导 ①饮食：指导患者进高热量、高蛋白、粗纤维、易消化饮食，防止便秘。②康复：患肢穿丁字鞋预防内旋，双腿夹软枕防内收，牵引预防过度屈髋，活动时避免屈髋大于90°。指导患者“六不要”：一不要交叉双腿；二不要卧于患侧；三不要坐沙发或矮椅；四不要坐位时前倾；五不要弯腰拾物；六不要床上屈膝而坐，以防脱位。③心理：安抚患者，帮助其树立战胜疾病的信心。 4. 识别与紧急处理 制动，报告医生，做好二次复位准备，并做好记录	1. 未发生假体脱位。 2. 患者及家属知晓预防假体脱位的方法及注意事项，并给予配合
有深静脉血栓发生的危险 1. 问诊 患肢肿胀、疼痛。 2. 体格检查 患者肢体肿胀。 3. 辅助检查 D-二聚体＞500μg/L。 4. 评估量表 血栓风险评估中高危	1. 按分级护理原则进行巡视与评估 动态评估血栓风险，观察患肢肿胀、疼痛、皮肤颜色及温度、出血倾向等。 2. 预防 根据患者病情行物理及药物等预防，如踝泵运动、下床自主活动等；遵医嘱准确应用低分子肝素钠并观察疗效及不良反应。 3. 健康指导 ①饮食：指导患者进高热量、高蛋白、粗纤维、易消化饮食，病情允许，饮水量≥2000ml，戒烟、戒酒、控制血糖、血脂。②药物：观察药物不良反应，关注牙龈、皮肤黏膜出血黑便等。③阳性体征管理：指导抬高患肢高于心脏水平20～30cm，制动，禁止按摩、热敷，出现任何不适及时告知医护人员。 4. 识别与紧急处理 患者出现呼吸困难、胸闷、咳嗽等肺栓塞情况，立即取半卧位、制动、吸氧等，报告医生，做好抢救及手术准备并详细记录	1. 未发生深静脉血栓。 2. 患者及家属能知晓深静脉血栓预防的相关知识，并进行自我管理
有发生压力性损伤的危险 1. 问诊 翻身困难。 2. 体格检查 患者营养状况差，BMI＜18.5kg/m^2；患	1. 按分级护理原则进行巡视与评估 动态评估患者皮肤受压、红肿、破溃等情况，积极进行早期干预并做好记录。 2. 预防 指导床上肢体功能运动，指导并协助患者定时翻身，如病情允许，可协助患者早期下床活动。 3. 健康指导 ①饮食：指导患者进高热量、高蛋白、	1. 未发生压力性损伤。 2. 患者及家属知晓压力性损伤预防方法

续表

护理诊断	护理措施	护理目标跟踪
者处于被动或被迫体位。 3. 辅助检查　血清总蛋白＜60g/L、白蛋白＜35g/L。 4. 评估量表　Braden评分≤12分；营养风险评估（NRS-2002）≥3分	粗纤维、易消化饮食。②药物：遵医嘱给予脂肪乳剂、复方氨基酸、全血、血浆或白蛋白等改善营养状况。③康复：指导并协助床上肢体功能运动，定时翻身、减压护理。病情允许，协助患者早期下床活动。④心理：安抚并协助患者掌握预防发生压力性损伤的方法。 4. 识别与紧急处理　准确识别压力性损伤的分期，协助患者更换体位，抬高床头不超过30°，使用合适的减压器具进行干预，必要时请伤口小组会诊进行处理。告知医生进行综合评估，并做好记录	

二、半月板损伤临床护理诊断

疾病简介

膝关节半月板位于胫股关节间隙处，分为内侧与外侧，其中外侧半月板近似“O”形，内侧半月板近似“C”形，由纤维软骨细胞及Ⅰ型胶原纤维组成，呈“外厚内薄、上凹下平”形态，可减少负荷、吸收震荡，对膝关节具有重要保护作用，是维持其稳定性的重要结构。半月板损伤是由于膝关节受到扭转外力作用或不同程度磨损退化所导致的膝关节创伤性疾病。典型表现为膝关节肿胀、疼痛及僵硬，部分患者还伴有关节屈曲受限，可能有关节交锁或别卡感、弹响。查体膝关节间隙压痛，麦氏征对盘状软骨损伤的诊断有重要意义，半月板损伤的好发年龄为青少年和中年。

护理诊断	护理措施	护理目标跟踪
疼痛 1. 问诊　膝关节处肿痛，可伴痛苦表情、烦躁不安。 2. 体格检查　回旋挤压试验阳性，关节肿痛、僵硬，可伴有关节交锁或别卡感，膝关节活动受限或保护性体位。 3. 评估量表　疼痛评分增高	1. 评估与紧急处理　关节制动，避免反复的屈伸活动，减少对半月板损伤部位的刺激，关节镜微创术后加强康复训练，恢复关节功能，动态疼痛评估。 2. 告知医生进行综合评估。 3. 准确执行医嘱　如给予局部冷敷，抬高患肢，减轻水肿，给予镇痛药物。 4. 健康指导　①饮食：指导进低盐低脂饮食，戒烟酒，忌辛辣等刺激性饮食，保持大便通畅。②药物：指导患者及家属规范使用止痛药物并观察药效及不良反应。③阳性体征管理：识别疼痛性质及疼痛等级、功能受限情况等，及时告知医护人员。④心理：安抚疏导减轻疼痛感。 5. 按分级护理原则进行巡视　评估措施落实效果，并做好记录	1. 问诊　疼痛消除或减轻。 2. 体格检查　回旋挤压试验阴性，关节无肿胀、疼痛、僵硬。 3. 评估量表　疼痛评分降低。 4. 患者及家属知晓减轻疼痛的方法

续表

护理诊断	护理措施	护理目标跟踪
有发生压力性损伤的危险 1. 问诊　翻身困难。 2. 体格检查　患者消瘦营养状况差，BMI＜18.5kg/m²；患者处于被动或被迫体位。 3. 辅助检查　血清总蛋白＜60g/L、白蛋白＜35g/L。 4. 评估量表　Braden评分≤12分；营养风险筛查（NRS-2002）≥3分	1. 按分级护理原则进行巡视与评估　动态评估患者皮肤受压、红肿、破溃等情况，积极进行早期干预并做好记录。 2. 预防　协助每2小时一次翻身、变换体位（侧卧、仰卧交替）；睡软垫床，保持床单元清洁、干燥，患者背部、腘窝等关节处垫软枕支撑；骶尾部、髂嵴、肩胛骨等易受压部位使用赛肤润或水胶体、泡沫敷料等进行保护。 3. 健康指导　①饮食：指导患者进高热量、高蛋白、粗纤维、易消化饮食。②药物：遵医嘱给予脂肪乳剂、复方氨基酸、全血、血浆或白蛋白等改善营养状况。③康复：指导并协助床上肢体功能运动，定时翻身、减压护理。病情允许，协助患者早期下床活动。④心理：安抚患者，帮助其树立战胜疾病的信心。 4. 识别与紧急处理　准确识别压力性损伤的分期，协助患者更换体位，抬高床头不超过30°，使用合适的减压器具进行干预，必要时请伤口小组会诊进行处理。告知医生进行综合评估，并做好记录	1. 问诊　皮肤完好，未发生压力性损伤。 2. 体格检查　局部组织无发红、水泡等表皮和真皮组织受损。 3. 辅助检查　血清总蛋白＞60g/L，白蛋白＞35g/L。 4. 评估量表　Braden评分＞12分；营养风险筛查（NRS-2002）＜3分。 5. 患者及家属知晓压力性损伤预防相关知识，并给予配合，进行自我管理
有关节腔积液、积血的危险 1. 问诊　膝关节处肿痛、活动受限，活动后疼痛加剧，休息时好转。 2. 体格检查　浮髌试验阳性。 3. 辅助检查　X线、CT、MRI等检查提示有关节腔积液的征象，如高密度影异常信号	1. 按分级护理原则进行巡视与评估　观察膝关节肿胀程度及肢体末梢血运情况，对于行关节腔穿刺抽液、注射玻璃酸钠等治疗的患者，注意观察局部包扎的渗出情况，及时评估治疗护理效果并记录。 2. 预防　遵医嘱行局部理疗，如冷疗（急性期48小时内）、热敷等，可促进炎症局限或炎症吸收，对患者及家属做好宣教，预防冻、烫伤；遵医嘱行消肿、非甾体消炎药等对症治疗。 3. 健康指导　①饮食：酌情多饮水，进食清淡易消化的高热量、高蛋白饮食。②康复：抬高患肢，避免关节负重、受压。③心理：引导患者保持情绪稳定，缓解焦虑和紧张。 4. 识别与紧急处理　指导患者肢体制动，减少负重，避免造成继发性损伤，告知医生进行综合评估，并做好记录	1. 未发生关节腔积液、积血。 2. 患者及家属知晓相关知识，并给予配合，进行自我管理
有深静脉血栓发生的危险 1. 问诊　患肢肿胀、疼痛伴皮温升高。 2. 体格检查　患	1. 按分级护理原则进行巡视与评估　动态评估血栓风险，观察患肢肿胀、疼痛、皮肤颜色及温度、出血倾向等。 2. 预防　根据患者病情行物理及药物等预防，如踝泵运动等；遵医嘱准确应用低分子肝素钠并观察疗效及不良反应。	1. 未发生深静脉血栓。 2. 患者及家属能知晓深静脉血栓预防的相关知识，并进行自我管理

续表

护理诊断	护理措施	护理目标跟踪
者肢体肿胀。 3. 辅助检查　D-二聚体＞500μg/L。 4. 评估量表　血栓风险评估中高危	3. 健康指导　①饮食：指导患者高热量、高蛋白、粗纤维、易消化饮食，病情允许，饮水量≥2000ml，戒烟、戒酒、控制血糖、血脂。②药物：观察药物不良反应，关注牙龈、皮肤黏膜出血、黑便等。③阳性体征管理：指导抬高患肢高于心脏水平20～30cm，制动，禁止按摩、热敷，出现任何不适及时告知医护人员。 4. 识别与紧急处理　患者出现呼吸困难、胸闷、咳嗽等肺栓塞情况，立即取半卧位、制动、吸氧等，报告医生，做好抢救及手术准备并详细记录	

三、颈椎骨折临床护理诊断

疾病简介

颈椎骨折是外伤导致的颈椎椎体的完整性及连续性和椎体高度的破坏，出现颈部疼痛，活动障碍，可伴肌肉的痉挛和颈部广泛性压痛，如果神经脊髓受压，则会出现四肢麻木、疼痛及迟发性瘫痪。

护理诊断	护理措施	护理目标跟踪
疼痛 1. 问诊　颈部疼痛。 2. 体格检查　颈部触痛明显，活动受限，伴或不伴神经功能损伤。 3. 辅助检查　CT 提示颈椎骨折，伴/不伴颈椎脱位；MRI 提示颈椎骨质水肿，伴/不伴颈椎脱位或脊髓水肿变性。 4. 评估量表　疼痛评分增高	1. 评估与紧急处理　准确评估疼痛分级，行颈托固定，限制颈椎活动。 2. 告知医生进行综合评估。 3. 准确执行医嘱　给予相关治疗，观察疗效及药物不良反应，如颈部牵引、脱水、镇痛治疗等。 4. 健康指导　①饮食：进低盐低脂饮食，戒烟酒，忌辛辣刺激性饮食。②药物：指导患者及家属规范使用止痛药物并观察药效及不良反应。③阳性体征管理：教会患者及家属正确使用颈托及注意事项等。④心理：充分沟通，消除患者不良情绪，积极配合治疗。 5. 按分级护理原则进行巡视　评估措施落实效果，并做好记录	1. 问诊　疼痛消除或减轻。 2. 体格检查　颈部或肢体触痛减轻。 3. 评估量表　疼痛评分降低。 4. 患者及家属知晓预防疼痛的自我管理方法
有呼吸困难的危险 1. 体格检查　颈部肿胀（颈围周径动态变化≥2cm），切口皮肤肿胀，SpO_2＜90%。 2. 辅助检查　MRI 提示颈椎骨质水肿，伴/	1. 按分级护理原则进行巡视与评估　监测并记录呼吸频率、节律、深度、血氧饱和度等，观察有无气喘、呼吸困难、胸闷、胸痛等，及时报告医生。 2. 预防　指导患者平卧，颈部制动，颈托固定，防止继发性损害。遵医嘱给予吸氧及心电监护，建立静脉通道，给予药物治疗；气道湿	1. 未发生呼吸困难。 2. 患者及家属知晓缩唇呼吸等训练方法

续表

护理诊断	护理措施	护理目标跟踪
不伴颈椎脱位或脊髓水肿变性	化、雾化吸入，减轻呼吸道水肿等。 3. 健康指导　①饮食：进低盐低脂饮食，戒烟酒，忌辛辣刺激性饮食。②药物：遵医嘱使用平喘、祛痰药物并观察疗效及不良反应。③阳性体征管理：指导并督促患者进行缩唇呼吸、腹式呼吸、吹气球训练。④心理：安抚鼓励患者，平稳匀速呼吸。 4. 识别与紧急处理　床旁备吸氧、吸痰、呼吸气囊、气管切开包等急救装置，协助医生进行气管插管或切开等紧急处理	
有神经损伤的危险 1. 问诊　肢体疼痛、麻木，感觉异常。 2. 体格检查　四肢感觉减退、肌力下降或正常。 3. 辅助检查　X 线片提示颈椎骨折，伴/不伴颈椎脱位，或颈椎 X 线正侧位片未见异常；CT 提示颈椎骨折，伴/不伴颈椎脱位；MRI 提示颈椎骨质水肿，伴/不伴颈椎脱位或脊髓水肿变性	1. 按分级护理原则进行巡视与评估　观察患者肌力、肢体感、运动情况并做好记录。 2. 预防　指导患者平卧，颈部制动，颈托固定，防止继发性损害。 3. 健康指导　①饮食：指导进低盐低脂饮食，戒烟酒，勿进食辛辣刺激性饮食。②康复：及早鼓励并指导患者做抗阻力肌肉锻炼，落实股四头肌收缩锻炼及踝泵运动、直腿抬高等主动运动；鼓励进行提肛、盆底肌收缩；按摩，促进循环。③心理：安抚患者，告知神经损伤的危害和预防措施，积极配合治疗。 4. 识别与紧急处理　观察患者四肢的感觉、运动，准确评估肌力分级并记录。发现肌力下降，肢体疼痛麻木、感觉异常，安抚患者并立即告知医生	1. 未出现神经损伤症状。 2. 患者及家属知晓预防神经损伤的观察及管理
有深静脉血栓发生的危险 1. 问诊　患肢肿胀、疼痛伴皮温升高。 2. 体格检查　下肢肿胀。 3. 辅助检查　下肢动静脉彩超、DSA、D-二聚体化验检查提示异常。 4. 评估量表　Carprini 评分≥3 分	1. 按分级护理原则进行巡视与评估　动态评估血栓风险，中危及以上风险床头悬挂“深静脉血栓预防”警示标识并落实预防措施。 2. 预防　遵医嘱实施基础预防（主被动运动、踝泵运动）、物理预防（气压治疗）、药物预防（抗凝药物），观察疗效及有无血栓征象并记录。 3. 健康指导　①饮食：指导患者进低盐低脂优质低蛋白粗纤维食物，保持大便通畅，戒烟酒，病情允许者，每天饮水量 1500～2500ml。②药物：遵医嘱使用抗凝药物，指导患者及家属观察有无牙龈出血，皮肤青紫，黑便等出血倾向。③康复指导：患者行踝泵运动，保持大小便通畅，避免屏气用力，避免下肢穿刺。④心理：鼓励患者保持乐观心态，增进治疗信心。	1. 问诊　肢体无肿胀、疼痛及皮温升高。 2. 体格检查　下肢无肿胀。 3. 辅助检查　下肢动静脉彩超、DSA、D-二聚体化验检查提示无异常。 4. 评估量表　Carprini 评分＜3 分。 5. 患者及家属知晓深静脉血栓预防的相关知识，并进行自我管理

续表

护理诊断	护理措施	护理目标跟踪
	4. 识别与紧急处理　患者出现呼吸困难、胸闷、咳嗽等肺栓塞情况，立即取半卧位、制动、吸氧等，报告医生，做好抢救及手术准备并详细记录	

四、腰椎间盘突出症临床护理诊断

疾病简介

腰椎间盘突出症是指腰椎间盘发生退行性改变，导致椎间盘变性、纤维环破裂、髓核组织突出刺激和压迫马尾神经或神经根所引起的一种综合征，是腰腿痛最常见的原因之一。好发年龄为20～50岁，好发部位是腰4～腰5椎间盘和腰5～骶1椎间盘。临床表现为腰痛或单侧下肢放射痛。

护理诊断	护理措施	护理目标跟踪
疼痛 1. 问诊　腰部疼痛，活动受限。 2. 体格检查　患者痛苦面容。 3. 评估量表　疼痛评分增高。	1. 评估与紧急处理　动态评估疼痛分级，协助患者卧床休息，术后进行功能锻炼，佩戴腰围下床活动。 2. 准确执行医嘱　遵医嘱给予止痛药物。 3. 健康指导　①饮食：进低盐低脂饮食，戒烟酒，忌辛辣刺激性饮食；②药物：指导患者及家属规范使用止痛药物并观察药效及不良反应；③阳性体征管理：教会患者及家属正确使用腰围等及注意事项等；④心理：向患者说明疼痛的原因和治疗措施，积极配合治疗。 4. 按分级护理原则进行巡视　评估措施落实效果，并做好记录	1. 问诊　疼痛消除或减轻。 2. 体格检查　痛苦面容缓解或消失。 3. 评估量表　疼痛评分降低。 4. 患者及家属知晓预防疼痛的自我管理方法
躯体移动障碍 1. 问诊　因疼痛诉无力翻身或术后被迫体位不便翻身。 2. 体格检查　脊柱腰椎段活动受限处于被动或被迫体位	1. 评估与紧急处理　评估患者腰部自主活动情况，协助取舒适体位。 2. 告知医生进行综合评估。 3. 准确执行医嘱　遵医嘱协助患者按时更换体位。 4. 健康指导　①阳性体征管理：指导患者及家属知晓轴线翻身，保持患者有效牵引。②心理：指导并协助患者翻身，缓解焦虑和紧张情绪。 5. 按分级护理原则进行巡视　评估措施落实效果，并做好记录	1. 体格检查　患者能够使用适当的辅助器具增加活动范围。 2. 患者及家属知晓轴线翻身等自我管理的方法

续表

护理诊断	护理措施	护理目标跟踪
有深静脉血栓发生的危险 1. 问诊　患肢肿胀、疼痛伴皮温升高。 2. 体格检查　下肢肿胀、酸痛两侧腿围不对称等。 3. 辅助检查　下肢动静脉彩超、DSA、D-二聚体化验检查提示异常。 4. 评估量表　Carprini评分≥3 分	1. 按分级护理原则进行巡视与评估　动态评估血栓风险，中危及以上风险床头悬挂“深静脉血栓预防”警示标识并落实预防措施。 2. 预防　遵医嘱实施基础预防（主被动运动、踝泵运动）、物理预防（气压治疗）、药物预防（抗凝药物），观察疗效及有无血栓征象并记录。 3. 健康指导　①饮食：指导患者进低盐低脂优质低蛋白粗纤维食物，保持大便通畅，戒烟酒，病情允许者，每天饮水量 1500～2500ml/d。②药物：遵医嘱使用抗凝药物，指导患者及家属观察有无牙龈出血，皮肤青紫，黑便等出血倾向。③康复指导：患者行踝泵运动，保持大小便通畅，避免屏气用力，避免下肢穿刺。④心理：安抚鼓励，积极配合治疗。 4. 识别与紧急处理　患者出现呼吸困难、胸闷、咳嗽等肺栓塞情况，立即取半卧位、制动、吸氧等，报告医生，做好抢救及手术准备并详细记录	1. 未发生深静脉血栓。 2. 患者及家属知晓深静脉血栓预防的相关知识，并进行自我管理

第九章　五官与皮肤专科常见疾病临床护理诊断

一、白内障临床护理诊断

疾病简介

白内障（cataract）是指由于晶状体透明度降低或者颜色改变所导致的光学质量下降的退行性改变，其发病机制较为复杂，是机体内外各种因素对晶状体长期综合作用的结果。白内障的主要临床表现为渐进性无痛性视力下降，是白内障最明显也是最重要的症状，视力下降的程度与晶状体混浊部位、混浊程度相关。患者还可伴有对比敏感度下降；近视、散光等屈光改变；单眼复视或多视、眩光、色觉改变、视野缺损等视觉功能变化。

护理诊断	护理措施	护理目标跟踪
感知改变（视觉） 1. 问诊　视物模糊。 2. 辅助检查　视力表检查视力≤0.3	1. 评估与紧急处理　评估患者视力情况和安全状况，协助患者至床旁，熟悉病室环境，留陪一人。 2. 告知医生进行综合评估。 3. 准确执行医嘱　按时、准确点眼药水并观察药效及不良反应。 4. 健康指导　①饮食：指导患者进清淡易消化的饮食，避免辛辣、刺激食物。②药物：指导患者掌握正确滴滴眼液的方法。③心理：安抚患者，告知使用呼叫铃等获得他人帮助。④生活：指引患者熟悉环境，生活物品固定摆放。 5. 按分级护理原则进行巡视　评估措施落实效果，并做好记录	1. 问诊　视物模糊情况好转。 2. 辅助检查　视力表检查视力改善。 3. 患者及家属能知晓疾病相关知识，掌握正确滴滴眼液的方法，并进行自我管理
有跌倒的危险 1. 问诊　视物模糊，环境改变。 2. 评估量表　Morse评分≥45分	1. 按分级护理原则进行巡视与评估　动态评估跌倒风险并落实预防跌倒措施。 2. 预防　根据患者跌倒风险情况进行预防，如协助肌力、平衡及步态功能训练改善步态不稳，放置防跌倒警示标识，拉起床栏，保持患者在照护者的视线范围内等。 3. 健康指导　①饮食：保持营养均衡，保证充足的睡眠和适当的锻炼。②药物：合并糖尿病、高血压等慢性病者坚持规范服药，监测血糖、血压变化。③心理：安抚患者，告知使用呼叫铃等获得他人帮助。④生活：指导患者穿合适尺码的衣裤，日常活动放慢，下床活动遵循“三步曲”，掌握卫生间紧急呼叫器的使用方法，留陪一人。 4. 识别与紧急处理　立即通知医师紧急处置，评估患者意识、四肢及脊柱活动度、软组织损伤等，测量生命体征，遵医嘱采取急救措施，完善检查和治疗，安全转运患者，完善护理记录	1. 问诊　未发生跌倒。 2. 患者及家属知晓预防跌倒相关知识，并参与自我安全管理

续表

护理诊断	护理措施	护理目标跟踪
有眼内炎发生的危险 1. 问诊 眼痛、视力急剧下降。 2. 体格检查 眼部红肿、畏光、流泪症状，眼部分泌物增多；裂隙灯下显示前房积脓、玻璃体炎性改变。 3. 辅助检查 眼部B超显示玻璃体混浊；致病微生物检查阳性。 4. 评估量表 疼痛评分增高	1. 按分级护理原则进行巡视与评估 动态监测者体温，随时观察眼部红肿、分泌物、畏光、流泪、双眼视力等情况，进行疼痛评估。 2. 预防 根据患者病情进行预防，如多种眼药联合治疗，合理输注抗菌药物等，观察疗效及不良反应。 3. 健康指导 ①饮食：避免辛辣刺激性食物，禁烟酒、浓茶。②药物：指导患者掌握正确滴滴眼液的方法。③生活：注意眼部卫生，避免用眼过度，及时擦拭眼部分泌物，减少各种原因引起的眼部刺激症状加重，病室定时通风，出现任何不适及时告知医务人员。 4. 识别与紧急处理 患者出现眼部红肿、分泌物、畏光、流泪、疼痛、双眼视力急剧下降等情况，立即通知医师进行检查，安抚患者，单间隔离或同类患者安置同一病房，遵医嘱采取急救措施，严格用药。若疼痛剧烈，遵医嘱使用双氯芬酸钠栓直肠给药，观察药效及不良反应；做好术前准备	1. 未发生眼内炎。 2. 患者及家属能知晓疾病相关知识并积极配合治疗
焦虑 1. 问诊 紧张、心悸、出汗、失眠、尿频。 2. 评估量表 焦虑量表评分异常	1. 评估与紧急处理 正确导向，安抚患者，改善患者焦虑及恐惧心理。 2. 告知医生进行综合评估。 3. 准确执行医嘱 如应用抗焦虑药物并观察药效及不良反应。 4. 按分级护理原则进行巡视 评估措施落实效果，并做好记录	1. 问诊 患者情绪稳定，积极配合治疗。 2. 体格检查 生命体征正常。 3. 评估量表 焦虑量表评分下降。 4. 患者及家属积极配合治疗

二、青光眼临床护理诊断

疾病简介

青光眼是一组以特征性视神经萎缩和视野缺损为共同特征的疾病，病理性眼压升高是其主要的危险因素。眼压升高水平和视神经对压力的耐受性与青光眼视神经萎缩和视野缺损的发生和发展有关。青光眼是主要的不可逆性致盲眼病之一，若能及早诊治，大多数患者可避免失明。青光眼分为原发性、继发性和先天性三大类。

护理诊断	护理措施	护理目标跟踪
急性疼痛 1. 问诊　眼眶、前额或颞部疼痛及眼球胀痛，夜间无法入睡。 2. 辅助检查　眼压计测量眼压＞21mmHg。 3. 评估量表　疼痛评分增高	1. 评估与紧急处理　评估疼痛程度，测量眼压及生命体征，观察恶心、呕吐症状，协助患者卧床休息。 2. 告知医生进行综合评估。 3. 准确执行医嘱　如局部使用降眼压眼药水，静脉输注 20%甘露醇注射液降压，双氯芬酸钠栓直肠给药止痛，观察疗效及药物不良反应。 4. 健康指导　①饮食：指导患者一次饮水量不超过 300ml，禁食刺激性食物，禁浓茶、咖啡，保持大便通畅。②药物：指导患者掌握正确滴滴眼液的方法，出现任何不适或眼部异常时及时告知医护人员。③阳性体征：安抚患者，指导患者缓解疼痛的办法，如局部冷敷，转移注意力。④安全：防止体位性低血压，避免剧烈咳嗽、打喷嚏，不宜在暗室、强光下滞留，衣领不宜过紧，不长时间低头。 5. 按分级护理原则进行巡视　评估措施落实效果，并做好记录	1. 问诊　未诉疼痛，夜间可安静入睡。 2. 辅助检查　眼压值为 10～21mmHg。 3. 评估量表　疼痛评分减低。 4. 患者及家属减轻疼痛的自我管理方法
感知改变（视觉） 1. 问诊　视物模糊。 2. 辅助检查　视力表检查视力≤0.3	1. 评估与紧急处理　评估患者视力和感知觉情况，协助患者至床旁，熟悉病室环境，留陪一人。 2. 告知医生进行综合评估。 3. 准确执行医嘱　如为患者滴滴眼液，观察药物疗效及不良反应，做好术前准备及围术期护理。 4. 健康指导　①饮食：指导患者进清淡易消化的饮食，避免辛辣、刺激食物。②药物：指导患者掌握正确点眼药水的方法。③心理：安抚患者，告知使用呼叫铃等获得他人帮助。④安全：指引患者熟悉环境，生活物品固定摆放。 5. 按分级护理原则进行巡视　评估措施落实效果，并做好记录	1. 问诊　视物模糊好转。 2. 辅助检查　视力表检查视力改善。 3. 患者及家属能知晓疾病相关知识，掌握正确点眼药水的方法，并进行自我管理
有跌倒的危险 1. 问诊　视物模糊。 2. 评估量表　跌倒评分≥45 分	1. 按分级护理原则进行巡视与评估　动态评估跌倒风险并落实预防跌倒措施。 2. 预防　根据患者跌倒风险情况进行预防，如协助肌力、平衡及步态功能训练改善步态不稳，放置防跌倒警示标识，拉起床栏，保持患者在照护者的视线范围内等。 3. 健康指导　①饮食：保持营养均衡，保证充足的睡眠和适当的锻炼。②药物：合并高血压、糖尿病等慢性病者坚持规范服药，监测血糖、血压变化。③心理：安抚患者，告知使用呼叫铃等获得他人帮助。④安全：指导患者穿合适尺码的衣裤，日常活动放慢，下床活动遵循“三步曲”，掌握卫生间紧急呼叫器的使用方法，留陪一人。	1. 问诊　未发生跌倒。 2. 患者及家属知晓预防跌倒相关知识，并参与自我安全管理

续表

护理诊断	护理措施	护理目标跟踪
	4. 识别与紧急处理　立即通知医师紧急处置，评估患者意识、四肢及脊柱活动度、软组织损伤等，测量生命体征，遵医嘱采取急救措施，完善检查和治疗，安全转运患者，完善护理记录	

三、慢性化脓性中耳炎临床护理诊断

疾病简介

慢性化脓性中耳炎是指中耳黏膜、骨膜及深达骨质的慢性化脓性炎性反应，是耳科常见病之一，以耳内长期间断或持续性流脓、鼓膜穿孔、听力下降为主要临床特点，严重时可引起颅内外并发症。急性化脓性中耳炎病程持续8周以上仍未得到控制则转为慢性。

护理诊断	护理措施	护理目标跟踪
耳痛 1. 问诊　耳痛。 2. 体格检查　外耳道淡黄色分泌物。 3. 评估量表　疼痛评分增高	1. 评估与紧急处理　观察疼痛性质、程度。 2. 告知医生进行综合评估。 3. 准确执行医嘱　如遵医嘱抗感染、镇痛药物等。 4. 健康指导　①药物：指导患者如何正确使用双氯芬酸钠栓剂，并观察疗效。②阳性体征管理：患者诉疼痛时注意查看绷带包扎是否过紧，如过紧则适当调整，减轻不适。③心理：安慰鼓励患者，减少患者紧张。 5. 按分级护理原则进行巡视　评估措施落实效果，并做好记录	1. 问诊　未诉耳痛或疼痛减轻。 2. 体格检查　外耳道分泌物减少，颜色变淡。 3. 评估量表　疼痛评分减低。 4. 患者及家属知晓疾病相关知识，并进行自我管理
有面瘫的危险 1. 问诊　面部麻木感，饮水时液体从口角外流。 2. 体检检查　面部肌肉不对称，表情肌松缓不收，前额及眉间皱纹消失，眼睑闭合不全，不能皱眉闭眼，鼻唇沟变浅，口角下垂并偏向健侧，鼓腮时患侧口角漏气，咀嚼咬腮，唇颊沟变浅	1. 按分级护理原则进行巡视与评估　监测生命体征，严密观察患者面部功能情况。 2. 预防　遵医嘱使用营养神经、皮质类固醇激素药物，观察疗效。 3. 健康指导　①安全：保持环境安静，避免强光刺激，眼睑不能闭合者，嘱其外出时戴眼镜，入睡时涂抹红霉素眼膏，以防角膜炎。②功能训练：根据面神经损伤部位分区，指导患者进行额、眼周、鼻、口周4个部位面肌功能训练，每天2～4次，每次3～5分钟；面对镜子做皱额、闭眼、吹口哨、嚼口香糖等、以防麻痹肌肉的萎缩，促进康复。③心理：安慰、鼓励患者及家属，树立康复信心。 4. 识别与紧急处理　患者出现嘴角歪斜、额纹消失不对称、眼睑闭合不全等情况时，避免面部刺激及不必要的外出，同时告诉医生，执行医嘱，并做好记录	1. 未发生面瘫。 2. 患者及家属能知晓疾病相关知识，并进行自我管理

四、慢性鼻窦炎临床护理诊断

疾病简介

慢性鼻窦炎是发生于鼻窦黏膜的慢性炎症性疾病。临床常与急性鼻窦炎迁延不愈有关，持续时间超过 12 周及以上。慢性鼻窦炎分为不伴鼻息肉的慢性鼻窦炎和伴鼻息肉的慢性鼻窦炎。患者会出现鼻塞、流脓涕、头痛、嗅觉丧失、面部胀痛等症状。

护理诊断	护理措施	护理目标跟踪
头面部胀痛 1. 问诊　头面部胀痛、眼泪溢出、口咽干燥、耳闷等。 2. 体格检查　鼻腔填塞后鼻部肿胀、张口呼吸	1. 评估与紧急处理　协助患者取半坐卧位，减少鼻腔渗血、减轻局部肿胀以利于呼吸；观察鼻部肿胀情况并给予局部冷敷。 2. 告知医生进行综合评估。 3. 准确执行医嘱　如使用止痛药。 4. 健康指导　①饮食：指导患者清淡、无刺激、温凉的半流质饮食。保持口腔清洁，勤漱口，少量多次饮水，湿纱布覆盖口唇，口唇干燥者涂润唇膏。②康复：每次鼻腔填塞物取出后 2 小时内宜卧床休息，减少活动，防止出血。 5. 按分级护理原则进行巡视　评估措施落实效果，并做好记录	1. 问诊　头面部胀痛、口咽干燥、耳闷等症状逐步减轻或消失。 2. 体格检查　鼻腔填塞物取出后头面部胀痛程度减轻。 3. 患者及家属知晓疾病相关知识，掌握漱口及减轻口咽干燥方法，自我管理能力提高
鼻塞 1. 问诊　鼻腔呼吸不畅，需通过口腔呼吸，头晕。 2. 体格检查　鼻腔填塞后鼻部肿胀、张口呼吸	1. 评估与紧急处理　协助患者取半坐卧位，术后24～48 小时后协助医生取出鼻腔填塞物。 2. 告知医生进行综合评估。 3. 准确执行医嘱　如使用鼻用糖皮质激素、黏膜促排剂以改善鼻腔通气和引流，减轻鼻塞不适感。 4. 健康指导　①饮食：指导患者清淡、无刺激、温凉的半流质饮食，逐渐过渡到软食。②康复：鼻腔填塞物全部取出后，指导患者正确行鼻腔冲洗，1～2 次/天；教会患者正确擤鼻方法。 5. 按分级护理原则进行巡视　评估措施落实效果，并做好记录	1. 问诊　鼻腔填塞物取出后鼻塞程度减轻或消失。 2. 体格检查　鼻腔通畅，可正常呼吸。 3. 患者及家属知晓疾病相关知识，掌握鼻腔冲洗及擤鼻方法，自我管理能力提高
有鼻腔出血的危险 1. 问诊　鼻腔及口腔有鲜血间断或持续流出。 2. 辅助检查　硬性鼻咽镜下可见鼻腔出血点	1. 按分级护理原则进行巡视与评估　动态观察评估出血量。①少量出血：出血量≤50ml，患者表现为鼻腔滴血、流血，可无其他体征变化。②出血量较多：出血量≥50ml，患者表现为鼻腔不停地流出鲜血或反复出血，可有新鲜渗血从口中吐出、呕出。患者可出现头晕、恶心、口渴、乏力、面色苍白等症状。③大量出血：出血量≥200ml，患者可表现为从口鼻涌出大量鲜血，当出血达 500～1000ml 时，可出现出汗、血压下降、脉速无力等，若收缩压低于 80mmHg，提示血容量已损失约 1/4。	1. 未发生鼻腔出血。 2. 患者及家属知晓鼻出血相关知识，并进行自我管理

续表

护理诊断	护理措施	护理目标跟踪
	2. 预防　协助患者取半卧位，遵医嘱使用止血药，观察药效及不良反应。 3. 健康指导　①药物：观察药物不良反应，积极对症处理。②康复：指导患者避免用力咳嗽、打喷嚏、擤鼻、过分低头，防止鼻腔填塞物脱出导致出血。指导患者勿长时间淋浴或热水泡脚，避免血管扩张增加出血量；指导患者勿用力大便，以免腹压增加导致出血。 4. 识别与紧急处理　当鼻腔间断少量渗血时压迫止血，无需特殊处理；当鼻腔大量出血，渗血量达200ml 时，做好再次手术准备，必要时备血	

五、喉癌临床护理诊断

疾病简介

喉癌是头颈部常见的恶性肿瘤，占全身恶性肿瘤的 1%～5%，高发年龄为 40～60 岁，男性较女性多见，男女发病率之比为（7～10）：1。喉癌中 96%～98%为鳞状细胞癌，其他有腺癌、基底细胞癌、低分化癌、淋巴肉瘤和恶性淋巴瘤等，较少见。病因可能与吸烟、饮酒、病毒感染、环境因素、放射线、性激素代谢紊乱及某些微量元素缺乏等因素有关。临床表现主要有声嘶、呼吸困难、咳嗽、吞咽困难及淋巴结转移。根据肿瘤发生的部位，喉癌大致可分为声门上癌、声门癌、声门下癌、跨声门癌四种类型。

护理诊断	护理措施	护理目标跟踪
吞咽困难 1. 问诊　吞咽时异物感、饮水呛咳。 2. 辅助检查　电子纤维喉镜检查可见患者进食有渗漏或误吸。 3. 评估量表　进食评估问卷调查工具-10（EAT-10）总分≥3 分，洼田饮水试验显示Ⅴ级	1. 评估与紧急处理　评估患者病变范围、手术方式、切除范围等，进食前评估患者进食风险，取半卧位、指导缓慢饮食。 2. 告知医生进行综合评估。 3. 准确执行医嘱　如术后 1 周，指导患者行空咽训练。 4. 健康指导　指导患者行空咽、鼓腮、吸吮、舌、屏气与发声运动；术后第 7 天开始进行经口试进食训练，选择流体食品黏度适当、固态食品不易松散、易变形、密度均匀顺滑，先易后难、先稠后稀（顺序：糊状－团状固体－液体食物）。水平部分喉切除患者进食时，端坐、头低位、下颌内收、躯干略前倾；垂直部分喉切除患者进食时，端坐、头偏向非手术侧、躯干侧倾；全喉切除患者进食时，端坐、头部及颈部角度无特殊要求、以患者舒适、利于吞咽为准。食物在口内反复咀嚼进入咽腔时，吸气－	1. 问诊　吞咽时异物感减轻，饮水无呛咳。 2. 辅助检查　电子纤维喉镜检查患者进食无渗漏或误吸。 3. 评估量表　进食评估问卷调查工具-10（EAT-10）总分≤1 分，洼田饮水试验显示Ⅰ-Ⅱ级

续表

护理诊断	护理措施	护理目标跟踪
	憋气一示指堵住套管口一连续做吞咽动作数次，小口慢咽直至食物全部进入食管，松开套管口，最后做咳嗽清喉动作，将停留在声门的食物咳出。喉全切或咽瘘进食失败者，使用带气囊套管时，进食前，向气囊内注入 5～10ml 气体堵住气管四周，阻止食物进入气管引起呛咳，间断充气，进食后立即放气。发生剧烈呛咳时，暂停进食。进食后 30 分钟，不平卧和剧烈活动，防止食物反流。 5. 按分级护理原则进行巡视　评估措施落实效果，并做好记录	
消瘦 1. 问诊　进食困难、食欲下降、食量少，饮食种类有限，摄入营养有限。 2. 辅助检查　血清总蛋白＜60g/L、白蛋白＜35g/L。 3. 评估量表　营养风险评估（NRS-2002）≥3 分	1. 评估与紧急处理　动态评估患者营养状况，关注进食量及食物种类、白蛋白指数等，卧床休息。 2. 告知医生进行综合评估。 3. 准确执行医嘱　根据医嘱落实肠内、肠外营养支持治疗，如整蛋白型肠能营养混悬液（能全力）的肠内营养补给、氨基酸 21.25g 静脉滴注等，观察疗效及不良反应。口腔护理每天 2 次。 4. 健康指导　①饮食：少量多餐鼻饲清淡、高热量、高蛋白、温热流质饮食 7～14 天。②康复：术后 7～14 天行吞咽功能训练，试经口进食（部分喉切除患者进食团状食物、全喉切除患者进食流质饮食），进食顺利后拔除胃管，仍给予高热量、易消化的半流质饮食或软食，避免粗糙、刺激性食物。③阳性体征管理：鼻饲后出现腹胀、打嗝等任何不适及时告知医护人员。 5. 按分级护理原则进行巡视　每天记录出入量，每周测量体重、检测营养相关实验室指标、营养风险筛查、肠内营养耐受性评估，避免因营养失调导致活动无耐力致跌倒等	1. 问诊　食量及种类逐渐增多，体重增加。 2. 辅助检查　血清总蛋白、白蛋白恢复正常。 3. 评估量表　营养风险评估（NRS-2002）＜3 分。 4. 患者及家属知晓并掌握良好的饮食习惯和结构，能遵循饮食计划进行自我管理
疼痛 1. 问诊　颈部伤口疼痛。 2. 体格检查　痛苦面容，颈部术区周围组织水肿。 3 评估量表　疼痛评分增高	1. 评估与紧急处理　抬高床头 30°～45°，颈部绷带包扎松紧适宜，避免术区受压加重疼痛。 2. 告知医生进行综合评估。 3. 准确执行医嘱　遵医嘱给予止痛药。 4. 健康指导　①药物：遵医嘱规范用药，如给予双氯芬酸钠栓。并观察药效及不良反应。②康复：调整患者体位、避免剧烈咳嗽等减轻疼痛感，教会患者下床时正确保护颈部减轻疼痛的方法。③阳性体征管理：保持患者颈部绷带包扎松紧适宜。④心理：通过看书、看电视、听音乐等方式分散患者注意力，减轻疼痛。	1. 问诊　颈部疼痛缓解或消失。 2. 体格检查　颈部绷带及套管系带松紧适宜，无水肿、渗血及触痛等。 3. 评估量表　疼痛评分降低。 4. 患者及家属能知晓减轻疼痛的自我管理方法

续表

护理诊断	护理措施	护理目标跟踪
	5. 按分级护理原则进行巡视　评估措施落实效果，并做好记录	
咳嗽咳痰 1. 问诊　气道内痰液较多、咳嗽无力、无法完全排除。 2. 体格检查　听诊双肺痰鸣音。 3. 评估量表　咳嗽力量分级 2 级，痰液黏稠度分级Ⅲ度	1. 评估与紧急处理　床头抬高 30°～45°，立即经气管套管吸痰，根据痰液性状调整气道湿化程度。 2. 告知医生进行综合评估。 3. 准确执行医嘱　给予祛痰、抗炎药物，雾化吸入，观察药效及不良反应。 4. 健康指导　①药物：指导患者规范用药，如氨溴索，注意观察疗效及不良反应。②康复：指导有效咳嗽咳痰。③阳性体征管理：教会患者及家属自测血氧饱和度，出现呼吸困难等不适及时告知医护人员。 5. 按分级护理原则进行巡视　评估措施落实效果，并做好记录	1. 问诊　痰液稀少并易于咳出。 2. 体格检查　听诊双肺未闻及痰鸣音。 3. 评估量表　咳嗽力量≥3 级、痰液黏稠度Ⅰ度。 4. 患者掌握有效咳嗽的方法
发热 1. 问诊　发热、乏力。 2. 体格检查　体温≥37.5℃。 3. 辅助检查　白细胞计数＞10×10^9/L；咽部分泌物培养提示细菌感染	1. 评估与紧急处理　卧床休息，遵医嘱物理或药物降温，监测体温变化并记录。 2. 告知医生进行综合评估。 3. 准确执行医嘱　每 12 小时更换气管套垫及气管内套管或有污染时随时更换并清洁消毒切口。必要时遵医嘱留取痰培养标本并送检。遵医嘱抗炎治疗并观察药效及不良反应。行温水擦浴、五点冰敷等物理降温或药物降温后，观察患者有无虚脱等不适表现，必要时遵医嘱补充水分和电解质。 4. 健康指导　①饮食：指导患者均衡营养，少量多餐，多饮温水。②阳性体征管理：卧床休息，保持口腔、皮肤、衣服及病床单位清洁、干燥，注意保暖，避免受凉。③康复：术后鼻饲饮食，早期避免吞咽动作，同时勿将痰液、分泌物等咽下，避免发生咽瘘。每天口腔护理 2 次，保持口腔清洁。 5. 按分级护理原则进行巡视　评估措施落实效果，并做好记录	1. 问诊　体温逐渐恢复正常。 2. 体格检查　体温＜37.5℃。 3. 辅助检查　血常规及 C-反应蛋白指标正常，咽部分泌物培养提示未见细菌感染。 4. 患者及家属能知晓疾病相关知识，并进行自我管理
焦虑 1. 问诊　睡眠差，担心疾病预后。 2. 评估量表　焦虑量表评分异常	1. 评估与紧急处理　正确导向，安抚患者，改善患者焦虑及恐惧心理。 2. 告知医生进行综合评估。 3. 准确执行医嘱　遵医嘱应用抗焦虑药物并观察药效及不良反应。 4. 按分级护理原则进行巡视　评估措施落实效果，并做好记录	1. 问诊　情绪稳定，积极配合治疗。 2. 体格检查　生命体征正常。 3. 评估量表　焦虑量表评分降低。 4. 患者及家属积极配合治疗

续表

护理诊断	护理措施	护理目标跟踪
有窒息的危险 1. 问诊　无法平卧、胸闷憋气。 2. 体格检查　套管有血痂、痰痂；痰液黏稠Ⅲ度	1. 按分级护理原则进行巡视与评估　动态监测血氧饱和度，呼吸频率、节律、深度，评估患者呼吸困难的程度、皮肤发绀情况，评估痰液性质及分度等。 2. 预防　湿化吸痰，防止痰液阻塞气道；室内温度保持 22～24℃，湿度保持 70%～90%，防止气道干燥结痂；鼓励患者深呼吸和咳嗽，每天拍背促进排痰；每天定时更换颈部造瘘口纱布及气管内套管；不遮盖或堵塞颈部造瘘口，检查系带松紧度，以能插入一指为宜，防止脱管。 3. 健康指导　颈部制动、正确轴线翻身；套管系带松紧适宜，固定在位，勿自行拔管；出现胸闷、憋气、脱管等及时告知医护人员。 4. 识别与紧急处理　患者出现呼吸困难时立即抬高床头 30°～45°，吸氧并观察面色、口唇、喘鸣、血氧饱和度及意识状态。发生窒息立即经气管套管内吸痰，判断是否堵管并予以正确处理，若呼吸困难仍未缓解、发绀继续加重、张口呼吸、无法平卧、气管套管口无气流溢出或已发生脱管时，应立即协助医生重新更换同型号的套管，并做好记录	1. 未发生窒息。 2. 患者及家属知晓预防窒息相关措施，并进行自我管理

六、慢性扁桃体炎临床护理诊断

疾病简介

慢性扁桃体炎多由急性扁桃体炎反复发作或因腭扁桃体隐窝引流不畅，隐窝内细菌、病毒滋生感染而演变为慢性炎症，是临床上常见疾病之一，多发生在大龄儿童及青年。

护理诊断	护理措施	护理目标跟踪
咽痛 1. 问诊　咽痛、吞咽疼痛。 2. 体格检查　痛苦面容，咽部组织充血、水肿。 3. 辅助检查　血常规提示白细胞计数、中性粒细胞计数升高。 4. 评估量表　疼痛评分增高	1. 评估与紧急处理　动态评估疼痛分级，术侧冰敷。 2. 告知医生后进行综合评估。 3. 准确执行医嘱　必要时使用止疼药，观察药效和不良反应。 4. 健康指导　①饮食：告知患者及家属，术后 6 小时可进食清淡温凉流食，术后 3 天进半流食，逐步过渡至软食，严禁辛辣、油腻食物，不饮酸奶、酸汁、碳酸类饮料，避免对咽部造成刺激。②康复：叮嘱患者术后 24 小时内避免说话，取舒适卧位、转移注意力等减轻咽部疼痛感。 5. 按分级护理原则进行巡视　评估措施落实效果，并做好记录	1. 问诊　咽部疼痛减轻或消失。 2. 体格检查　咽部组织充血、水肿好转。 3. 辅助检查　血常规提示白细胞计数、中性粒细胞计数正常。 4. 评估量表　疼痛评分降低。 5. 患者知晓引起疼痛的危险因素，掌握减轻疼痛相关措施

续表

护理诊断	护理措施	护理目标跟踪
发热 1. 问诊　发热、咽痛加重、乏力。 2. 体格检查　体温≥37.5℃。 3. 辅助检查　血常规、C-反应蛋白增高	1. 评估与紧急处理　监测体温变化，遵医嘱指导并协助患者行温水擦浴、五点冰敷等物理降温或药物降温。 2. 告知医生进行综合评估。 3. 准确执行医嘱　如使用抗菌药物及激素药物，观察用药效果和不良反应；补充水分和电解质。 4. 健康指导　①饮食：术后 1～3 天进流食、3～7 天进半流食、7～14 天进软食，2 周后可恢复普通饮食；术后 2 周内禁食过热、过硬、油炸、辛辣、酸性等刺激性食物；均衡营养，少量多餐，多饮水。②药物：指导患者正确服用药物并自我监测。③康复：术后每天 6 次使用双氧水或氯己定漱口，于进食前后应及时漱口，防止感染。发热期间卧床休息，评价降温效果，注意保暖，避免受凉，防止虚脱。④阳性体征管理：教会患者及家属动态监测体温变化，出现其他不适时及时告知医护人员。⑤心理：引导患者树立战胜疾病的信心，积极配合治疗。 5. 按分级护理原则进行巡视　评估措施落实效果，并做好记录	1. 问诊　无发热。 2. 体格检查　体温＜37.5℃。 3. 辅助检查　血常规、C-反应蛋白正常。 4. 患者及家属知晓发热自我管理方法并配合治疗

七、颌骨骨折临床护理诊断

疾病简介

颌骨骨折是常见的口腔颌面部损伤，可分为上颌骨骨折和下颌骨骨折。外力作用或是自身疾病都可能导致颌骨骨折。常有疼痛、面部畸形、咬合紊乱、张口受限等表现，严重时可并发颅脑损伤与颅底骨折。

护理诊断	护理措施	护理目标跟踪
急性疼痛 1. 问诊　颌面部疼痛、不能正常进食。 2. 体格检查　面部畸形，咬合紊乱，张口受限，触摸颌面骨有台阶感。 3. 评估量表　疼痛评分增高	1. 评估与紧急处理　监测生命体征，观察患者神志和瞳孔变化，神志清楚者取半卧位，以减轻局部水肿，减轻疼痛。 2. 告知医生进行综合评估。 3. 准确执行医嘱　如冷热敷减轻局部疼痛，如局部冰敷、使用止痛药物等。 4. 健康指导　进冷流质饮食且口腔张合角度不宜过大。 5. 按分级护理原则进行巡视　评估措施落实效果，并做好记录	1. 问诊　疼痛缓解甚至消失。 2. 体格检查　咬合关系恢复正常，张口度改善。 3. 评估量表　疼痛评分降低。 4. 患者及家属知晓减轻疼痛的自我管理方法

续表

护理诊断	护理措施	护理目标跟踪
有窒息的危险 1. 问诊　呼吸费力。 2. 体格检查　呼吸窘迫，口唇紫绀，软腭下榻，舌后坠，异物阻塞咽部，SpO_2异常。 3. 评估量表　误吸风险评估＞10分	1. 按分级护理原则进行巡视与评估。动态进行误吸风险评估，观察患者呼吸，检查口腔组织水肿情况，查看有无组织移位。 2. 预防　用缝线牵拉舌体畅通呼吸道，口内组织损伤或移位者立即进行清创处理。吸氧，必要时行气管切开。 3. 健康指导　指导患者深呼吸，吐出口内血性分泌物。 4. 评估与紧急处理　①立即将头偏向一侧，使用负压吸引器快速吸出口鼻及呼吸道分泌物、血液或异物。②采用海姆立克急救法迅速排出患者口咽部异物。患者发生心脏骤停，立即实施CPR、气管插管等抢救措施	1. 未发生窒息。 2. 患者及家属知晓并掌握预防窒息相关措施，并进行自我安全管理
有感染的危险 1. 问诊　创面红肿疼痛。 2. 体格检查　体温度≥37.5℃；创面红肿伴脓性分泌物。 3. 辅助检查　C-反应蛋白、白细胞、PCT等血液指标升高	1. 按分级护理原则进行巡视与评估。 2. 预防　口腔护理，每天2次。 3. 健康指导　①饮食：指导患者进食高蛋白、高热量、富含维生素、低盐、易消化半流质饮食，少量多餐，多饮温水加速毒素的排泄。②药物：遵医嘱正确使用抗菌药物。③阳性体征管理：避免颌面部受压，观察颌面部、切口及口唇色泽。 4. 识别与紧急处理　颌面部肿胀疼痛，口腔异味，采用3%过氧化氢溶液和0.9%氯化钠交替冲洗口腔	1. 未发生感染。 2. 患者及家属知晓疾病相关知识，并进行自我管理

八、带状疱疹临床护理诊断

疾病简介

带状疱疹是潜伏于人体内的水痘-带状疱疹病毒经再激活后所引起的皮肤损害，表现为在身体一侧或脸部一侧出现带状分布的成簇水疱，伴局部疼痛。老年人、外伤或长期服用免疫抑制剂患者，或其他免疫功能低下者易发病。

护理诊断	护理措施	护理目标跟踪
急性疼痛 1. 问诊　疱疹部位疼痛。 2. 评估量表　疼痛评分增高	1. 评估与紧急处理　局部可采用病毒方中药塌渍和光疗物理治疗；合并眼部损害者，遵医嘱使用眼膏或眼药水。 2. 告知医生进行综合评估。 3. 准确执行医嘱　尽早使用止痛药物，如糖皮质激素、普瑞巴林或加巴喷丁等。 4. 健康指导　①饮食：进食清淡易消化饮食，增加优质	1. 问诊　疼痛缓解或消失。 2. 评估量表　疼痛评分降低。 3. 患者及家属知晓疼痛自我管理相关知识

续表

护理诊断	护理措施	护理目标跟踪
	蛋白和高维生素的摄入。避免进食辛辣刺激性食物。②药物：指导患者足量、足疗程服用镇痛药，避免自行减量或停药，告知患者服药期间有可能出现眩晕，注意防跌倒。③阳性体征管理：减少刺激，避免因环境刺激引起超敏性疼痛。④心理：关心安慰患者，使患者保持情绪舒畅，促进康复。 5. 按分级护理原则进行巡视　评估措施落实效果，并做好记录	
皮肤完整性受损 1. 问诊　疱疹处皮肤破溃。 2. 体格检查　皮肤疱疹破损，严重时有分泌物	1. 评估与紧急处理　遵医嘱局部用抗病毒中药剂湿敷。 2. 告知医生进行综合评估。 3. 准确执行医嘱　如使用抗病毒药物并观察药效及不良反应。 4. 健康指导　①用药：皮肤破溃者，局部涂抗生素软膏，如百多邦。②阳性体征管理：保持皮肤受损部位清洁，避免搔抓，避免用过热的水烫洗皮肤；着宽松棉质衣服。 5. 按分级护理原则进行巡视　评估措施落实效果，并做好记录	1. 问诊　破损皮肤愈合。 2. 体格检查　破损皮肤结痂，愈合。 3. 患者及家属知晓应用抗病毒药物注意事项。
睡眠型态紊乱 1. 问诊　入睡困难。 2. 评估量表　失眠指数问卷分值异常	1. 评估与紧急处理　提供安静的睡眠环境，保持床单元清洁干燥。 2. 告知医生进行综合评估。 3. 准确执行医嘱　如使用镇静安眠药并观察药效及不良反应。 4. 健康指导　①饮食：睡前勿吃刺激性食物，可喝热牛奶。②药物：必要时遵医嘱使用镇静药物，如舒乐安定。③心理：睡前避免剧烈活动，温水泡脚，听轻松舒缓的音乐等以促进睡眠。 5. 按分级护理原则进行巡视　评估措施落实效果，并做好记录	1. 问诊　睡眠质量得到改善。 2. 评估量表　失眠指数问卷分值正常。 3. 患者及家属知晓改善睡眠的技巧
有感染的危险 1. 问诊　疱疹部位疼痛加剧。 2. 体格检查　局部分泌物增多。 3. 辅助检查　C-反应蛋白，白细胞计数、PCT等血液指标上升	1. 按分级护理原则进行巡视与评估　观察局部水疱有无破损、渗液等。 2. 预防　避免搔抓疱壁，保持皮肤完整性；疱壁有破溃的，局部用紫草油加百多邦软膏涂抹，用无菌纱布覆盖。 3. 健康指导　①饮食：进食高蛋白、高热量、多维生素、低盐、易消化的半流质饮食。②阳性体征管理：注意皮肤清洁，修剪指甲，避免抓挠。 4. 识别与紧急处理　患者出现发热、疼痛加剧、局部分泌物增多等情况，立即协助医生清除局部分泌物及坏死组织等，严格无菌操作	1. 未发生感染。 2. 患者及家属知晓并掌握疾病相关措施，参与自我安全管理

续表

护理诊断	护理措施	护理目标跟踪
有发生疱疹性结膜炎的危险 1. 问诊　眼睑磨痛。 2. 体格检查　眶周、额部、头皮红斑、水疱；眼睛畏光、流泪、分泌物多，眼睑水肿难以睁开	1. 评估与紧急处理　用棉签及时拭去眼部分泌物后用生理盐水冲洗（有角膜溃疡禁用）。 2. 告知医生进行综合评估。 3. 准确执行医嘱　指导患者正确滴眼药水，如阿昔洛韦眼液、妥布霉素眼液、地塞米松眼液等，每种眼药用药间隔 15 分钟左右。 4. 健康指导　①饮食：进食清淡高蛋白饮食。②药物：按时滴滴眼液，滴眼药水时动作轻柔，确保眼药水滴入结膜囊内。③阳性体征管理：眼睑磨痛的眼部用纱布覆盖，减少户外活动，避免强光刺激；注意避免用手或纸巾揉搓眼睑。④心理：关心安慰患者，告知患者勿用力咳嗽、打喷嚏、排便等，以防角膜穿孔。 5. 按分级护理原则进行巡视　评估措施落实效果，并做好记录	1. 未发生疱疹性结膜炎。 2. 患者及家属知晓疾病相关知识，并进行自我管理
有带状疱疹后遗神经痛（PHN）危险 1. 问诊　疱疹病变周围闪电样、撕裂样及烧灼样疼痛，特点为局部性、持续性或间断性。 2. 评估量表　疼痛评分增高	1. 按分级护理原则进行巡视与评估　动态评估患者疼痛部位、程度、性质（特别关注老年患者）并做好记录。 2. 预防　遵医嘱早期使用糖皮质激素。早期足量、足疗程服用镇痛药，避免自行减量或停药。重度疼痛的尽早联系疼痛科进行疼痛管理。尽可能缩短疼痛时间或减轻疼痛。 3. 健康指导　①饮食：加强营养，增强抵抗力，进食高维生素、高蛋白质食物。②药物：尽量选择不良反应小的镇痛药物，非甾体消炎药饭后服用，减小对胃的刺激；曲马多和阿片类药物常引起便秘，指导患者适量饮水，多吃粗纤维食物。强阿片类药物有呼吸抑制作用，不能自行增加剂量。③阳性体征管理：早期足量给予镇静、镇痛和营养神经治疗。④心理：关心、安慰患者，鼓励患者与人交流、听音乐、看电视等分散注意力，以减轻疼痛感。 4. 评估与紧急处理　患者出现疼痛持续时间长或疼痛加剧影响睡眠，遵医嘱用镇静、安眠药，或请疼痛科会诊协助进行神经阻滞治疗	1. 未发生带状疱疹后遗神经痛。 2. 患者能够遵医嘱正确使用止痛药，并进行自我管理

九、荨麻疹临床护理诊断

疾病简介

荨麻疹俗称“风疹块”，是一种常见的过敏性皮肤病，可由多种原因引起皮肤、黏膜小血管扩张及渗透性增加，发生暂时性炎性充血与大量液体渗出，造成局部水肿性的损害。多为急性，病程超过 6 周则为慢性荨麻疹。其皮疹迅速发生与消退，有剧痒，可有发烧、腹痛、腹泻或其他全身症状。无论因物理因素（压迫、摩擦、日光、冷热刺激）引起或由其他原因（食物、感染、药物、呼吸道吸入或皮肤接触、精神、系统性疾病、免疫异常）引起的荨麻疹，均应积极采取防范措施，避免接触其他诱发因素。

护理诊断	护理措施	护理目标跟踪
瘙痒 1. 问诊　皮肤瘙痒。 2. 体格检查　皮肤可见风团样红斑	1. 评估与紧急处理　查找并去除病因，如寒冷性荨麻疹注意保暖。修剪指甲，避免抓挠造成皮肤损伤。 2. 告知医生进行综合评估。 3. 准确执行医嘱　遵医嘱给予抗组胺类、糖皮质激素、免疫抑制剂类药物并观察药效及不良反应。 4. 健康指导　①饮食：进食清淡、营养丰富，易消化饮食。忌鱼虾及辛辣刺激食物，避免饮酒、喝浓茶及暴饮暴食。②药物：根据医嘱给予外用止痒药物，如炉甘石。③阳性体征管理：指导患者瘙痒时可拍打皮肤避免抓挠与搓擦。嘱患者穿宽松、纯棉衣裤，适当涂抹凡士林、维生素 E 霜，保持皮肤清洁、滋润；沐浴忌水温过高、忌用肥皂，避免冷热刺激及剧烈运动，注意生活规律。 5. 按分级护理原则进行巡视　评估措施落实效果，并做好记录	1. 问诊　瘙痒减轻或消退。 2. 体格检查　皮肤无红斑、无瘙痒。 3. 患者知晓并远离诱发因素
发热 1. 体格检查　体温≥37.5℃。 2. 辅助检查　白细胞计数、PCT、CRP 等指标高	1. 评估与紧急处理　卧床休息，遵医嘱给予物理降温，如温水拭浴、冰袋局部冷疗等。 2. 告知医生进行综合评估。 3. 准确执行医嘱　如准确应用抗菌药物。 4. 健康指导　保持皮肤清洁，减少洗澡频次；修剪指甲，不要抓挠皮肤；进高蛋白、高热量、多种维生素、低盐、易消化食物；减少外出。 5. 按分级护理原则进行巡视　评估措施落实效果，并做好记录	1. 问诊　患者主诉无发热感。 2. 体格检查　体温≤37.5℃。 3. 辅助检查　白细胞计数、PCT、CRP 等血液指标转为正常。 4. 患者及家属知晓发热自我安全管理方法
过敏性休克 1. 问诊　胸闷不适，呼吸困难，咽部有异物感。 2. 体格检查　面色苍白、心率加速、脉搏细弱、血压下降、呼吸短促	1. 评估与紧急处理　立即通知医生，去枕平卧位，给予氧气吸氧，建立两条静脉通道，遵医嘱给予抗过敏药物治疗，严密观察生命体征，并做好记录。 2. 告知医生进行综合评估。 3. 准确执行医嘱　如盐酸肾上腺素药物。 4. 健康指导　①饮食：清淡饮食，忌过敏及辛辣刺激食物，忌暴饮暴食、饮酒。病情允许多饮水，促进致敏物质排出。②药物：遵医嘱使用糖皮质激素等药物并观察药效及不良反应。③阳性体征管理：卧床休息，避免抓挠皮肤，伴有消化道、呼吸道不适时及时告知医务人员。④心理：进行心理疏导，减少和消除患者的紧张、恐惧心理。 5. 按分级护理原则进行巡视　评估措施落实效果，并做好记录	1. 问诊　无胸闷不适，呼吸困难，咽部有异物感等。 2. 体格检查　生命体征正常。 3. 患者及家属知晓并掌握疾病相关措施，参与自我安全管理

第十章　周围血管系统专科常见疾病临床护理诊断

一、B型主动脉夹层临床护理诊断

疾病简介

主动脉夹层指主动脉腔内的血液从主动脉内膜撕裂处进入主动脉中膜，使中膜分离，沿主动脉长轴方向扩展形成主动脉壁的真假两腔分离状态。其发病率每年为十万分之一至二十万分之一，发病高峰年龄是50～70岁，男女比例（2～3）：1。65%～70%在急性期死于心脏压塞、心律失常等。根据Stanford可分为A型和B型。

护理诊断	护理措施	护理目标跟踪
疼痛 1. 问诊　前胸、后背、腰部呈撕裂样或刀割样锐痛。 2. 评估量表　疼痛评分增高。 3. 辅助检查　CTA、MRI提示主动脉夹层	1. 评估与紧急处理　立刻协助患者绝对卧床休息，避免用力。持续心电监护及吸氧。准确评估患者疼痛部位、性质、疼痛分级并做好记录。 2. 告知医生进行综合评估。 3. 准确执行医嘱　如持续静脉泵入芬太尼类镇痛药物（如瑞芬太尼），使用药物30分钟后，观察用药效果，再次评估疼痛评分，并适当调整药物泵入剂量。 4. 健康指导　①饮食：进高蛋白、高纤维素、丰富维生素、易消化的软食。②药物：指导患者和家属正确认识镇痛药物，遵医嘱合理用药。③康复：绝对卧床休息，严格控制活动量。④阳性体征管理：准确识别疼痛的部位和分级，转移注意力，避免精神紧张，减轻恐惧等情绪的影响。勿用力排便，出现任何不适或血压、心率异常时及时告知医护人员。⑤心理：安慰鼓励患者，减少恐惧，积极配合治疗。 5. 按分级护理原则进行巡视　评估措施落实效果，并做好记录	1. 问诊　胸痛缓解或消失。 2. 评估量表　疼痛评分降低。 3. 患者及家属知晓疼痛自我管理方法
焦虑与恐惧 1. 问诊　紧张、恐惧，担心预后。 2. 体格检查　患者心率、呼吸频率加快、血压升高	1. 评估与紧急处理　24小时留陪，安抚鼓励患者，减少刺激，缓解焦虑情绪。 2. 告知医生进行综合评估。 3. 准确执行医嘱　如持续静脉泵入芬太尼类镇痛药物（如瑞芬太尼），使用药物30分钟后，观察用药效果，稳定患者情绪。 4. 健康指导　①饮食：进高蛋白、高纤维素、丰富维生素、易消化的软食。②药物：指导患者和家属正确认识镇静药物，遵医嘱合理、准确用药。③康复：绝对卧床休息，严格控制活动量。④阳性体征管理：指导患者慢速有节律呼吸等。⑤心理：安慰鼓励患者，减少恐惧和焦虑，积极配合治疗。 5. 按分级护理原则进行巡视　评估措施落实效果，并做好记录	1. 问诊　患者情绪平和、稳定。 2. 体格检查　心率、呼吸频率、血压正常。 3. 患者及家属积极配合治疗

续表

护理诊断	护理措施	护理目标跟踪
出血 1. 问诊　腹痛加剧。 2. 体格检查　面色苍白、烦躁不安，血压急剧下降，尿量＜25ml/h。 3. 评估量表　休克指数（脉搏/收缩压）：≥1.0 提示休克，≥2.0 提示严重休克	1. 评估与紧急处理　立刻协助患者绝对卧床休息，避免用力排便、剧烈咳嗽增加腹压，避免躁动及情绪激动。使用血管活性药物，维持血压稳定，患肢制动，必要时使用保护性约束，做好输血准备。 2. 告知医生进行综合评估。 3. 准确执行医嘱　患者血压不稳定，出血量大，立即建立静脉通路，遵医嘱使用血管活性药物，补液，及时做好术前准备。 4. 健康指导　①饮食：遵医嘱进（禁）食。②药物：指导患者按医嘱服药并观察其效果。③康复：绝对卧床休息，减少搬动；采取仰卧位，下肢屈曲位，降低腹部张力。术后使用压迫器的患者保持患肢制动，对患者及家属进行疾病及相关风险预防措施指导。④阳性体征管理：监测生命体征及出血情况并记录。⑤心理：安慰鼓励患者，树立战胜疾病的信心。 5. 按分级护理原则进行巡视　评估措施落实效果，并做好记录	1. 问诊　腹痛缓解或消失。 2. 体格检查　生命体征平稳。 3. 评估量表　休克指数＜1

二、腹主动脉瘤临床护理诊断

疾病简介

腹主动脉瘤是主动脉瘤的一种特殊类型，约占主动脉瘤的 95%。腹主动脉瘤非肿瘤性疾病，它是指由于血管管壁局部弹力下降或创伤、感染等因素导致血管管壁局部张力降低，因为血液的压力导致局部膨出，严重者动脉瘤破裂。手术是目前治疗腹主动脉瘤的唯一有效方式。

护理诊断	护理措施	护理目标跟踪
腹痛 1. 问诊　腹部疼痛。 2. 评估量表　疼痛评分增高	1. 评估与紧急处理　立刻协助患者绝对卧床休息，取舒适体位，避免增大腹压运动，持续心电监护及吸氧，准确评估患者疼痛部位、性质、疼痛分级并做好记录。 2. 告知医生进行综合评估。 3. 准确执行医嘱　如微量泵泵入芬太尼类镇痛药物（如舒芬太尼、瑞芬太尼），使用药物 30 分钟后，观察用药效果，再次评估疼痛评分，并适当调整药物泵入剂量。 4. 健康指导　①饮食：进低盐低脂饮食，戒烟限酒，②药物：指导患者知晓使用镇痛药物的注意事项。③康复：绝对卧床休息，严格控制活动量，床上行踝泵运动。④阳性体征管理：准确识别疼痛的部位和分级，转移注意力，避免精神紧张，减轻恐惧等情绪的影响。勿用力排便，出现任何不适或血压、心率异常	1. 问诊　疼痛消除或减轻。 2. 评估量表　疼痛评分降低。 3. 患者或家属掌握疼痛自我管理方法

续表

护理诊断	护理措施	护理目标跟踪
	时及时告知医护人员。⑤心理：安慰鼓励患者，减少恐惧和焦虑，积极配合治疗。 5. 按分级护理原则进行巡视　评估措施落实效果，并做好记录	
休克 1. 体格检查　表情淡漠、反应迟钝，甚至意识模糊或昏迷；皮肤和口唇黏膜发白或发绀；四肢湿冷；尿量＜25ml/h。 2. 评估量表　休克指数（脉搏/收缩压）：≥1.0提示休克，≥2.0提示严重休克	1. 评估与紧急处理　迅速报告医生，立即给予氧气吸入、心电监护等，建立两条及以上静脉输液通道，遵医嘱进行补液、输血，准确记录24小时出入量，做好急诊手术准备并做好记录。 2. 告知医生进行综合评估。 3. 准确执行医嘱　给予如右旋糖酐等药物。 4. 健康指导　①饮食：遵医嘱进（禁）食。②康复：术后适量活动，勿剧烈活动。③药物：遵医嘱给予患者晶胶体补液，关注尿量。④康复：绝对卧床休息，严格控制活动量。⑤阳性体征管理：注意保暖，神志淡漠或昏迷者，将头偏向一侧或置入通气导管，以防舌后坠或呕吐物、气道分泌物等引起误吸，气管插管或气管切开者应及时吸痰。定时观察呼吸音变化，若有肺部湿啰音或喉头痰鸣者，及时清除呼吸道分泌物。记录24小时出入量。⑥心理：进行心理疏导，减少和消除患者的紧张、恐惧心理。 5. 按分级护理原则进行巡视　评估措施落实效果，并做好记录	1. 体格检查　生命体征正常，尿量正常。 2. 评估量表　休克指数＜1。 3. 患者或家属掌握生命体征监测方法

三、静脉血栓临床护理诊断

疾病简介

静脉血栓是指纤维蛋白、红细胞，以及不等量的血小板和白细胞在静脉内形成凝块，引起血管部分或完全血栓栓塞，导致相应部位血供障碍。其主要分为浅静脉血栓及深静脉血栓。

浅静脉血栓　常由于浅静脉穿刺、置管或输液注药导致管壁内膜刺激，或者由于浅静脉近段回流受阻，静脉内血流淤滞而形成，有时也可为深静脉血栓累及浅静脉所致。主要表现为静脉走行部位可触摸到条索状或团状肿块，有疼痛感，但一般不会造成肺栓塞和慢性静脉功能不全等表现。

深静脉血栓　是指血液非正常地在深静脉内凝结，属于下肢静脉回流障碍性疾病，致病因素有血流缓慢、静脉壁损伤和血液高凝状态等。主要可累及大腿和小腿大静脉，由于凝血块堵塞血流可造成肢体疼痛、肿胀。当血栓脱落并沿血流移动时可造成血栓栓塞，血栓栓塞可发生于脑、肺、心脏或者其他部位，导致严重损害，威胁生命安全。

护理诊断	护理措施	护理目标跟踪
疼痛 1. 问诊　肢体胀痛。 2. 体检检查　下肢肿痛。 3. 评估量表　疼痛评分增高	1. 评估与紧急处理　卧床休息，测量腿（臂）围，抬高患肢，动态评估疼痛部位、性质及分级。 2. 告知医生进行综合评估。 3. 准确执行医嘱　如口服曲马多缓释片，观察药物疗效及不良反应。 4. 健康指导　①饮食：进富含维生素、高纤维素饮食，如多食蔬菜和水果。②药物：指导患者遵医嘱使用止痛等药物。③康复：急性期卧床休息。慢性期下床活动时穿弹力袜，严禁剧烈活动。④阳性体征管理：指导按时用药，抬高患肢，促进静脉回流。⑤心理：引导患者正确认识疾病并配合积极配合治疗。 5. 按分级护理原则进行巡视　评估措施落实效果，并做好记录	1. 问诊　疼痛消除或减轻。 2. 体格检查　肢体无肿痛或减轻。 3. 评估量表　疼痛评分降低
水肿 1. 问诊　肢体胀痛。 2. 体格检查　腿（臂）围增粗，双侧不对称等	1. 评估与紧急处理　卧床休息，监测腿（臂）围并记录，抬高患肢。 2. 告知医生进行综合评估。 3. 准确执行医嘱　如使用消肿及抗凝药物，观察药效及不良反应。 4. 健康指导　①饮食：进富含维生素、高纤维素饮食，如多食蔬菜和水果。②药物：指导患者遵医嘱使用抗凝药物，观察有无出血指征。③康复：指导患者避免长时间站立，抬高患肢，促进静脉回流，避免热敷、按摩、泡脚。④阳性体征管理：对患者及家属行疾病及预防坠床的相关健康指导，勿蹲位如厕。⑤心理：引导患者正确认识疾病并配合积极配合治疗。 5. 按分级护理原则进行巡视　评估措施落实效果，并做好记录	1. 问诊　肿痛较前缓解或消失。 2. 体格检查　肢体无水肿、皮温及颜色正常
有肺栓塞的危险 1. 问诊　肢体肿胀。 2. 体格检查　腿（臂）围增粗，双侧不对称等。 3. 辅助检查　B超显示下肢深静脉血栓形成	1. 按分级护理原则进行巡视与评估。 2. 预防　绝对卧床休息，高流量给氧，行抗凝药物治疗，观察药效及不良反应。 3. 健康指导　①饮食：以优质蛋白为主，多食新鲜水果蔬菜，适量饮水，戒烟，戒酒，控制血糖、血脂；②药物：关注牙龈、皮肤黏膜有无出血、黑便等；③康复：指导抬高患肢高于心脏水平 20～30cm，制动，禁止按摩、热敷及下肢穿刺、气压治疗；④阳性体征管理：出现胸痛、晕厥、咯血等不适及时告知医务人员并端坐位；⑤心理：安抚患者缓解紧张，配合治疗。 4. 识别与紧急处理　制动，采取端坐卧位，给予面罩吸氧、心电监护等，做好抢救及手术准备	1. 未发生肺栓塞。 2. 患者及家属能正确认识肺栓塞并配合治疗

第十一章　新生儿与儿童专科常见疾病临床护理诊断

一、新生儿高未结合胆红素血症临床护理诊断

疾病简介

新生儿高未结合胆红素血症是由于胆红素生成过多、肝对胆红素摄取和结合能力低下、肠肝循环增加所致，临床表现为皮肤、巩膜黄染，粪便色黄，尿色正常，血清未结合胆红素升高等。

护理诊断	护理措施	护理目标跟踪
黄疸 1. 体格检查　皮肤黄染、巩膜发黄。 2. 辅助检查　血清胆红素升高	1. 评估与紧急处理　评估皮肤黄染的部位和范围，监测经皮胆红素，行蓝光光疗，建立静脉通路，做好记录。 2. 告知医生进行综合评估。 3. 准确执行医嘱　实施光照疗法，输注丙种球蛋白和白蛋白，降低游离胆红素，纠正酸中毒和缺氧，观察治疗效果及药物不良反应。 4. 健康指导　①饮食：按需喂养，保证奶量摄入，若考虑为母乳性黄疸，改为隔次或暂停母乳喂养，黄疸消退后再恢复母乳喂养。②药物：正确使用肝酶诱导剂及肠道微环境调节剂，注意观察疗效及不良反应。③阳性体征管理：光疗过程中，如出现体温异常、腹泻、皮疹、抽搐，呼吸暂停，皮肤发绀等情况及时告知医务人员。定期监测经皮胆红素，注意动态变化趋势，按要求做好出院后随访。 5. 按分级护理原则进行巡视　评估措施落实效果，并做好记录	1. 体格检查　皮肤、巩膜黄疸消退。 2. 辅助检查　血清胆红素逐渐下降。 3. 患儿家属能知晓疾病相关知识，做好黄疸监测和出院随访
有发生胆红素脑病的危险 1. 体格检查　全身皮肤黏膜呈重度黄染，反应低下，肌张力下降，吸吮弱（警告期）。肌张力增高，抽搐，呼吸不规则（痉挛期）。 2. 辅助检查　血清胆红素常在342.2μmol/L（20mg/dl）以上	1. 按分级护理原则进行巡视与评估。 2. 预防　及时治疗窒息、低血糖、酸中毒和感染；保暖，维持体温稳定，供给足够的营养；根据病情及时采取换血、光疗、输注白蛋白等各种措施。避免输注高渗性药物，不使用引起溶血或抑制肝酶的药物。 3. 健康指导　①饮食：按需喂养，保证奶量摄入。②阳性体征管理：指导家属观察患儿黄疸出现的时间、范围、程度；有无拒食嗜睡、肌张力减退等胆红素脑病的早期表现，出现任何不适及时告知医护人员。③心理：做好家属的健康宣教，缓解家属焦虑。 4. 识别与紧急处理　出现反应低下、肌张力下降、吸吮力弱（警告期）；肌张力增高、发热、抽搐、呼吸不规则（痉挛期）时立即告知医生，行蓝光光疗，建立静脉通路，遵医嘱行换血疗法，阻断溶血，给予白蛋白和酶诱导剂，纠正酸中毒，镇静止惊，并做好记录	1. 体格检查　全身皮肤黏膜黄染消退、精神反应可、肌张力、吸吮力正常。 2. 辅助检查　血清胆红素≤205.2～256.5μmol/L。 3. 不发生胆红素脑病。 4. 患儿家属能知晓疾病相关知识，做好黄疸监测和出院随访

二、新生儿窒息临床护理诊断

疾病简介

新生儿窒息是胎儿因发生宫内窘迫或娩出过程中缺氧引起的呼吸、循环障碍，以致出生后 1 分钟内无自主呼吸或未能建立规律性呼吸，从而导致低氧血症和混合性酸中毒。

护理诊断	护理措施	护理目标跟踪
呼吸困难 1. 体格检查　呼吸浅而不规则（轻度）；呼吸无或微弱（重度）；SpO_2 ＜85%。 2. 辅助检查　PaO_2 ＜50mmHg，pH ＜7.2	1. 评估与紧急处理　评估患儿呼吸频率、节律及困难程度，予保暖，摆好体位，畅通气道，清理呼吸道，保持呼吸道通畅，拍打足底或摩擦背部刺激呼吸。 2. 告知医生进行综合评估。 3. 准确执行医嘱　急查动脉血气分析，予正压通气或气管插管建立呼吸，配合医生行胸外心脏按压和人工呼吸恢复循环，并予药物支持，观察治疗效果及药物不良反应。 4. 健康指导　耐心细致地解答病情，告诉家长患儿目前的情况和可能的预后，帮助家长树立信心。 5. 按分级护理原则进行巡视　监测患儿生命体征变化，密切观察患儿呼吸频率、节律、深浅度、胸廓起伏状态，评估措施落实效果，并做好记录	1. 体格检查　呼吸平稳，SpO_2 在 85%～95%。 2. 辅助检查　PaO_2 维持在 60～80mmHg，pH 为 7.35～7.45
发绀 体格检查　四肢、全身发绀，呼吸减慢/微弱/无，SpO_2 ＜85%	1. 评估与紧急处理　评估患儿口唇、面色发绀，立即清理呼吸道，保持呼吸道通畅，拍打足底或摩擦背部刺激呼吸。 2. 告知医生进行综合评估。 3. 准确执行医嘱　予正压通气或气管插管建立呼吸，配合医生胸外心脏按压和人工呼吸恢复循环，并予药物支持，观察治疗效果及药物不良反应。 4. 按分级护理原则进行巡视　评估措施落实效果，并做好记录	体格检查　皮肤颜色红润、SpO_2 在 85%～95%

三、新生儿呼吸窘迫综合征临床护理诊断

疾病简介

新生儿呼吸窘迫综合征为肺表面活性物质缺乏所致的双肺广泛肺泡萎陷损伤渗出的急性呼吸衰竭，多见于早产儿和剖宫产新生儿，生后数小时出现进行性呼吸困难、发绀和呼吸衰竭。

护理诊断	护理措施	护理目标跟踪
呼吸困难 1. 体格检查　多在生后6小时内出现进行性加重的呼吸窘迫：呼吸急促（>60次/分）、鼻翼扇动、呼气性呻吟、吸气性三凹征、呼吸音减弱、呼吸暂停甚至呼吸衰竭。 2. 辅助检查　X线胸片显示双肺野透亮度减低，支气管充气征明显，或"白肺"；动脉血气分析提示，PaO_2 < 50mmHg，pH<7.2	1. 评估与紧急处理　将患儿处于鼻吸气体位，及时清除呼吸道分泌物，保持呼吸道通畅，氧气吸入；呼吸暂停者给予轻拍足底，托背、刺激皮肤等处理。 2. 告知医生进行综合评估。 3. 准确执行医嘱　急查动脉血气分析，给予合理的给氧及呼吸支持方式，使用肺泡表面活性物质，反复呼吸暂停发作者给予枸橼酸咖啡因静脉滴注，纠正酸中毒，观察药物疗效及不良反应。 4. 按分级护理原则进行巡视　严密监测患儿生命体征变化，密切观察患儿呼吸频率、节律、深浅度、胸廓起伏状态，评估措施落实效果，并做好记录	1. 体格检查　呼吸频率<60次/分、无鼻翼扇动、呻吟、三凹征及呼吸暂停。 2. 辅助检查　X线胸片双肺野透亮度及扩张度正常，肺泡充气均匀，PaO_2维持在60～80mmHg，pH：7.35～7.45
发绀 体格检查　皮肤发绀、SpO_2<85%；呼吸急促（频率>60次/分）	1. 评估与紧急处理　及时清除呼吸道分泌物，保持呼吸道通畅，给予氧气吸入，呼吸暂停者给予轻拍足底，托背、刺激皮肤等处理。 2. 告知医生进行综合评估。 3. 准确执行医嘱　急查动脉血气分析，给予合理的给氧方式、呼吸支持，反复呼吸暂停发作者给予枸橼酸咖啡因静脉输注，观察治疗效果及药物不良反应。 4. 按分级护理原则进行巡视　监测患儿生命体征变化，密切观察患儿呼吸频率、节律、深浅度、胸廓起伏状态，评估措施落实效果，并做好记录	体格检查　皮肤颜色红润、SpO_2在85%～95%
消瘦 体格检查　体重低于相同胎龄儿标准体重的2个标准差，热量未达105～130kcal/（kg·d）	1. 评估与紧急处理　无先天性消化道畸形及严重疾患、能耐受胃肠道喂养者尽早开奶，防止低血糖。 2. 告知医生进行综合评估。 3. 准确执行医嘱　采取合理的喂养方式，必要时给予静脉补液和肠外营养支持治疗，观察治疗效果及药物不良反应。给予口腔运动干预措施，如非营养性吸吮、口腔按摩等，观察疗效并做好记录。 4. 按分级护理原则进行巡视　观察喂养后有无呕吐、误吸，有无胃内残留，准确记录尿量，每日监测体重，评估措施落实效果，并做好记录	1. 体格检查　每天体重增长足月儿15～30g/（kg·d），早产儿15～20g/(kg·d)。 2. 每天营养摄入量能满足日常活动和机体代谢需要

四、支气管哮喘患儿临床护理诊断

疾病简介

支气管哮喘简称哮喘，是由嗜酸性粒细胞、肥大细胞和 T 淋巴细胞等多种细胞和细胞组分共同参与的气道慢性炎症性疾病。这种慢性炎症导致易感个体气道高反应性，当接触物理、化学、生物等刺激因素时，发生广泛多变的可逆性气流受限，从而引起反复发作的喘息、咳嗽，气促、胸闷等症状，常在夜间和（或）清晨发作或加剧，多数患儿可经治疗缓解或自行缓解。儿童哮喘，如诊治不及时，随病程延长可产生气道不可逆性狭窄和气道重塑，因此早期防治至关重要。

护理诊断	护理措施	护理目标跟踪
呼吸困难 1. 问诊　患儿主诉反复喘息、气促、胸闷或咳嗽。 2. 体格检查　听诊呼吸音减弱，全肺可闻及哮鸣音及干湿啰音。桶状胸、三凹征、同时颈静脉显著怒张。SpO_2＜90%。 3. 辅助检查　外周血检查结果异常改变、肺功能示肺通气功能障碍。X 线胸片或 CT 提示双肺透亮度增加或肺气肿表现	1. 评估与紧急处理　取坐位或半卧位，予雾化抗炎平喘治疗，予给氧、补液、纠酸治疗，行动脉血气分析。再次评估患儿，并做好记录。如出现意识障碍、呼吸衰竭等及时给予机械呼吸支持。 2. 告知医生进行综合评估。 3. 准确执行医嘱　如给予患者支气管扩张剂和糖皮质激素，观察药物疗效及不良反应。 4. 健康指导　①饮食：增加营养，指导勿进食鱼虾等易致过敏的蛋白质等食物。②药物：教会患儿及家属掌握安全用药方法（特别是吸入技术），如布地奈德、万托林等，观察疗效及不良反应，掌握不良反应的预防。③康复：指导较大患儿呼吸运动，以加强呼吸肌的功能，如腹式呼吸运动法，向前弯曲运动法，胸部扩张运动。④阳性体征管理：预防呼吸道感染，避免接触可能的过敏原，去除各种诱发因素，辨认哮喘发作的早期征象，出现呼吸困难等任何不适及时告知医护人员。⑤心理：安慰鼓励患儿，减少患儿紧张。 5. 按分级护理原则进行巡视　评估措施落实效果，并做好记录	1. 问诊　患儿维持理想的气体交换，呼吸平稳、胸闷缓解。 2. 体格检查　听诊呼吸音正常，全肺未闻及哮鸣音及干湿啰音。 3. 患儿及家属能知晓疾病相关知识，并进行自我管理
咳嗽与咳痰 1. 问诊　患儿主诉反复喘息、气促、胸闷、咳嗽，以夜间/晨起为重。 2. 体格检查　可见桶状胸、三凹征，同时颈静脉怒张	1. 评估与紧急处理　去除各种诱发因素，取坐位或半卧位，给氧，给予雾化吸入，促进分泌物排出，对痰液多而无力咳出者，及时吸痰。遵医嘱予支气管扩张剂和糖皮质激素。再次评估患儿，并做好记录。 2. 告知医生进行综合评估。 3. 准确执行医嘱　如给予患者解痉、抗感染、祛痰、雾化排痰治疗，观察疗效及药物不良反应。 4. 健康指导　①药物：教会患儿及家属掌握安全用药方法（特别是吸入技术），如布地奈德、万托林等，观察疗效及不良反应，掌握不良反应的预防。②康复：指导呼吸运动，以加强呼吸肌的功能，	1. 问诊　患儿顺利有效地咳出痰液，呼吸道通畅，痰液总量变少。 2. 体格检查　无三凹征表现。 3. 患儿及家属能知晓疾病相关知识，掌握呼吸运动、吸入技术的方法，并进行自我管理

续表

护理诊断	护理措施	护理目标跟踪
	如腹式呼吸运动法，向前弯曲运动法，胸部扩张运动。③阳性体征管理：预防呼吸道感染，避免接触可能的过敏原，去除各种诱发因素，辨认哮喘发作的早期征象，出现呼吸困难等任何不适及时告知医护人员。④心理：安慰鼓励患儿，减少患儿紧张。 5. 按分级护理原则进行巡视　评估措施落实效果，并做好记录	
发绀 1. 问诊　患儿主诉分泌物多、黏稠，无力排痰。 2. 体格检查　患儿口唇、面色发绀，甲床苍白，呼吸频率增快，SpO_2＜90%，双肺听诊可闻及痰鸣音	1. 评估与紧急处理　协助取坐位或半卧位；及时清除口鼻腔分泌物防止误吸；给予鼻导管或面罩吸氧，定时动脉血气分析，及时调整氧流量。 2. 告知医生进行综合评估。 3. 准确执行医嘱　如有感染者给予抗生素，遵医嘱给予支气管扩张剂和糖皮质激素，观察药物疗效及不良反应。 4. 健康指导　①饮食：保证患儿摄入足够的水分。②康复：指导有效咳嗽咳痰，如翻身叩背，气道湿化，自下而上，从外向内。指导呼吸运动。③阳性体征管理：教会患儿及家属监测血氧饱和度，出现呼吸困难或其他不适时及时告知医护人员。④心理：引导患儿及家属用积极的心态对待疾病，保持情绪稳定，缓解患儿的焦虑和紧张。 5. 按分级护理原则进行巡视　评估措施落实效果，并做好记录	1. 问诊　患儿能自主咳嗽、咳痰改善呼吸，且不发生误吸，患儿痰液易于咳出，痰液总量变少。 2. 体格检查　患儿面色红润，呼吸规则，SpO_2 在正常范围，听诊未闻及痰鸣音。 3. 患儿及家属能知晓疾病相关知识，掌握有效咳嗽的方法，并进行自我管理
焦虑 问诊　患儿主诉哮喘反复发作，对家庭及生活有较大影响	1. 评估与紧急处理　守护并安抚患儿，鼓励患儿将不适及时告诉医护人员，尽量满足患儿的合理要求。再次评估患儿，并做好记录。 2. 告知医生进行综合评估。 3. 准确执行医嘱 4. 健康指导　允许患儿及家长表达感情，向患儿家长解释哮喘的诱因、治疗过程及预后，指导他们以正确的态度对待患儿，并发挥患儿的主观能动性。出现任何不适及时告知医护人员。 5. 按分级护理原则进行巡视　评估措施落实效果，并做好记录	1. 问诊　患儿哮喘症状得到控制，发作频次较前减少，情绪平稳，积极配合治疗。 2. 患儿及家属能知晓疾病相关知识，掌握自我疏解情绪的办法，并进行自我管理

五、肺炎患儿临床护理诊断

疾病简介

肺炎是指不同病原体及其他因素（如吸入羊水、过敏等）所引起的肺部炎症。临床上以发热、咳嗽、气促、呼吸困难和肺部固定湿啰音为主要表现，严重者可出现循环系统、神经系统、消化系统的相应症状。

护理诊断	护理措施	护理目标跟踪
发热 1. 问诊　患儿主诉发热、头痛。 2. 体格检查　皮肤发红，呼吸加深，寒战，四肢发凉，体温≥37.5℃。 3. 辅助检查　外周学检查、病原学检查异常改变	1. 评估与紧急处理　监测体温，指导物理降温/药物降温，再次评估患儿，并做好记录。 2. 告知医生进行综合评估。 3. 准确执行医嘱　如应用退热剂，行抗炎、对症支持治疗，并观察疗效及药物不良反应。 4. 健康指导　①饮食：退热后注意多饮水，以免大量出汗引起虚脱。②药物：指导患儿规范服药。③阳性体征管理：动态监测体温变化，物理降温时，指导为患儿温水擦浴，穿宽松衣物，保持皮肤及衣物清洁、干燥，避免受凉，必要时监测患儿的出入量，出现任何不适时及时告知医护人员。④心理：引导患儿积极的心态对待疾病，保持情绪稳定，缓解患儿的焦虑和紧张。 5. 按分级护理原则进行巡视　评估措施落实效果，并做好记录	1. 问诊　患儿未诉头痛。 2. 体格检查　患儿无寒战，四肢暖，体温＜37.5℃，呼吸正常。 3. 患儿及家属掌握物理降温方法，并进行自我管理
呼吸困难 1. 问诊　患儿主诉呼吸困难。 2. 体格检查　鼻翼扇动，点头呼吸、三凹征、唇周发绀。呼吸速率、节律、深度异常，呼吸 40～80 次/分，SpO_2＜90%。 3. 辅助检查　动脉血气分析提示，PO_2 低，PCO_2 升高或正常，X 线胸片或 CT 提示早期可见肺纹理增粗，以后出现大小不等的斑片状阴影，可融合成片，以双肺中、下内带多见。可有肺气肿及肺不张	1. 评估与紧急处理　嘱家属让患儿卧床休息，减少活动，给氧，观察用氧效果，缺氧明显用面罩或头罩给氧，出现呼吸衰竭时，使用人工呼吸器。再次评估患儿，并做好记录。 2. 告知医生进行综合评估。 3. 准确执行医嘱　如给予抗炎、对症、支持治疗，并观察疗效及药物不良反应。 4. 健康指导　①饮食：指导家属哺喂婴儿时应耐心，头部抬高或抱起，以免呛入气管发生窒息，不能进食者静脉补充，出现任何不适时及时告知医护人员。②药物：指导规范服药。③康复：加强呼吸功能锻炼，指导较大患儿呼吸运动，以加强呼吸肌的功能。④阳性体征管理：出现呼吸困难等任何不适及时告知医护人员。⑤心理：安慰鼓励患儿，减少患儿紧张。 5. 按分级护理原则进行巡视　评估措施落实效果，并做好记录	1. 问诊　患儿维持理想的气体交换，无呼吸困难。 2. 体格检查　患儿无鼻翼扇动、点头呼吸、三凹征，无唇周发绀，呼吸、SpO_2 在正常范围。 3. 辅助检查　动脉血气分析正常。 4. 患儿及家属能知晓疾病相关知识，并进行自我管理
发绀 1. 问诊　患儿主诉分泌物多、黏稠，无力排痰。 2. 体格检查　患儿口唇	1. 评估与紧急处理　及时清除口鼻腔分泌物，协助变换体位，尽早给氧，再次评估患儿，并做好记录。 2. 告知医生进行综合评估。 3. 准确执行医嘱　如给予抗感染、止咳、祛痰雾	1. 问诊　患儿痰液易于咳出，痰液总量变少。 2. 体格检查　患儿面色红润，呼

续表

护理诊断	护理措施	护理目标跟踪
面色发绀，甲床苍白，呼吸频率增快，SpO_2 ＜90%，双肺听诊可闻及痰鸣音	化拍背排痰治疗，观察疗效及药物不良反应。 4. 健康指导　①康复：指导家属帮助患儿有效咳嗽咳痰，如翻身叩背，气道湿化，自下而上，从外向内。②阳性体征管理：教会患儿及家属监测血氧饱和度，出现呼吸困难或其他不适时及时告知医护人员。③心理：引导患儿积极的心态对待疾病，保持情绪稳定，缓解患儿的焦虑和紧张。 5. 按分级护理原则进行巡视　评估措施落实效果，并做好记录	吸、SpO_2 在正常范围。 3. 患儿及家属能知晓疾病相关知识，掌握有效咳嗽的方法，并进行自我管理
咳嗽与咳痰 1. 问诊　患儿主诉咳嗽、咳痰。 2. 体格检查　刺激性干咳以后咳嗽有痰，新生儿、早产儿可仅表现口吐白沫	1. 评估与紧急处理　及时清除口鼻腔分泌物，协助变换体位，必要时雾化吸入。再次评估患儿，并做好记录。 2. 告知医生进行综合评估。 3. 准确执行医嘱　如给予止咳、祛痰雾化拍背排痰治疗，观察疗效及药物不良反应。 4. 健康指导　①康复：指导家属帮助患儿有效咳嗽咳痰，如翻身叩背，气道湿化，自下而上，从外向内。②阳性体征管理：评估咳嗽咳痰情况及痰液颜色、量等，及时清除口鼻分泌物防止误吸，指导有效咳嗽，必要时拍背，出现任何不适时及时告知医护人员。③心理：引导患儿以积极的心态对待疾病，保持情绪稳定，缓解患儿的焦虑和紧张。 5. 按分级护理原则进行巡视　评估措施落实效果，并做好记录	1. 问诊　患儿顺利有效地咳出痰液，呼吸道通畅，痰液总量变少。 2. 患儿及家属能知晓疾病相关知识，掌握有效咳嗽的方法，并进行自我管理
有心力衰竭的危险 1. 体格检查　烦躁不安、面色苍白，指/趾甲微血管充盈时间延长。安静状态下呼吸≥60 次/分，心率≥180 次/分。心音低钝、奔马律，肝迅速增大，尿少或无尿，眼睑或双下肢水肿。 2. 辅助检查　心电图示心律不齐、ST 段下移、T 波平坦或倒置	1. 按分级护理原则进行巡视与评估。 2. 预防　卧床休息，减少活动；治疗护理集中进行，尽量使患儿安静；严格控制输液速度。 3. 健康指导　①饮食：给予足量的维生素和蛋白质，少食多餐。指导婴儿哺喂时应耐心，头部抬高或抱起，以免呛入气管发生窒息。②药物：遵医嘱准备强心、利尿剂，做好抢救准备。③阳性体征管理：告诉家属出现烦躁不安、呼吸急促、尿少等任何不适及时告知医务人员。 4. 识别与紧急处理　若患儿咳粉红色泡沫样痰为急性肺水肿的表现，及时告知医师，减慢输液速度，为患儿摇高床头，给予氧气吸入，准备强心剂、利尿剂，做好抢救的准备。再次评估患者，并做好记录	1. 体格检查　生命体征稳定，有效循环血量恢复，组织灌注不足得到改善，尿量＞30ml/h。 2. 辅助检查　心电图结果正常

六、腹泻病患儿临床护理诊断

疾病简介

腹泻病是一组由多种病原、多种因素引起的，以大便次数增多和大便性状改变为特点的消化道综合征，严重者可引起水、电解质和酸碱平衡紊乱。发病年龄以6个月至2岁多见，其中1岁以内者约占半数，是造成儿童营养不良、生长发育障碍的主要原因之一。一年四季均可发病，但夏秋季发病率较高。

护理诊断	护理措施	护理目标跟踪
腹泻 1. 问诊　患儿主诉大便次数、性状、气味改变。 2. 辅助检查　大便常规、血生化、血常规、病原学检查异常改变	1. 评估与紧急处理　调整饮食，呕吐严重者禁食4～6小时（不禁水），待好转后继续喂食。立即建立静脉通道补液，纠正水电解质及酸碱平衡紊乱，再次评估患儿，并做好记录。 2. 告知医生进行综合评估。 3. 准确执行医嘱　如指导患儿口服蒙脱石保护胃肠道黏膜，观察药物疗效及不良反应。 4. 健康指导　①饮食：调整饮食。母乳喂养者继续哺乳，缩短每次哺乳时间，暂停换乳期食物添加。人工喂养者可喂米汤、酸奶、脱脂奶等，待腹泻次数减少后给予流质或半流质饮食，如粥、面条，少量多餐，逐步过渡到正常饮食。②药物：指导家属帮助患儿规范服药。③阳性体征管理：观察并记录大便次数、颜色、气味、性状、量。护理患儿前后认真洗手；女婴注意会阴清洁，预防尿路感染。④心理：安慰鼓励患儿，减少患儿紧张。 5. 按分级护理原则进行巡视　评估措施落实效果，并做好记录	1. 问诊　患儿腹泻次数逐渐减少至停止，大便性状正常。 2. 辅助检查　大便常规、血生化、血常规、病原学检查正常。 3. 患儿及家属能知晓疾病相关知识，并掌握口服药注意事项，进行自我管理
发热 1. 问诊　患儿主诉发热，精神烦躁或萎靡、乏力。 2. 体格检查　体温≥37.5℃ 3. 辅助检查　细菌感染时血常规提示白细胞总数及中性粒细胞增多，大便培养检出致病菌	1. 评估与紧急处理　监测体温，指导物理降温/药物降温，再次评估患儿，并做好记录。 2. 告知医生进行综合评估。 3. 准确执行医嘱　如应用退热剂，行抗炎、对症支持治疗，并观察疗效及药物不良反应。 4. 健康指导　①饮食：退热后注意多饮水，以免大量出汗引起虚脱。②药物：指导患儿规范服药。③阳性体征管理：动态监测体温变化，物理降温时，指导温水擦浴，穿宽松衣物，保持皮肤及衣物清洁、干燥，避免受凉，必要时监测患儿的出入量，出现任何不适时及时告知医护人员。④心理：引导患儿积极的心态对待疾病，保持情绪稳定，缓解患儿的焦虑和紧张。 5. 按分级护理原则进行巡视　评估措施落实效果，并做好记录	1. 问诊　患儿精神好转，无烦躁无乏力。 2. 体格检查　体温<37.5℃。 3. 患儿及家属掌握物理降温方法，并进行自我管理

续表

护理诊断	护理措施	护理目标跟踪
消瘦 1. 问诊　患儿呕吐，进食减少，活动减少。 2. 体格检查　体重低于标准体重的 10%～20%，肌肉松弛	1. 评估与紧急处理　对少数严重病例口服营养物质不能耐受者，遵医嘱支持疗法，必要时静脉营养。再次评估患儿，并做好记录。 2. 告知医生进行综合评估。 3. 准确执行医嘱　如使用静脉补液治疗，观察疗效及不良反应，必要时请营养科会诊。 4. 健康指导　①饮食：做好腹泻饮食护理，腹泻停止后逐渐恢复营养丰富的饮食，并每天加餐 1 次，共 2 周。②药物：指导患儿规范服药。③心理：安抚患儿的情绪，保持均衡的营养的摄入。 5. 按分级护理原则进行巡视　评估措施落实效果，并做好记录	1. 问诊　患儿无呕吐，进食正常。 2. 体格检查　体重恢复正常。 3. 患儿及家属能对儿童进行合理喂养，知晓相关知识，掌握均衡营养方法，并进行自我管理
有皮肤完整性受损的危险 1. 问诊　主诉大便次数增多、性状、气味改变。 2. 体格检查　臀部皮肤发红、糜烂、破损	1. 按分级护理原则进行巡视与评估。 2. 预防　选用吸水性强、柔软布质或纸质尿布，勤更换；每次便后勤擦洗；勤按摩。 3. 健康指导　①饮食：母乳喂养者继续哺乳，缩短每次哺乳时间，暂停换乳期食物添加。人工喂养者可喂米汤、酸奶、脱脂奶等。②药物：指导局部皮肤发红处涂 5%鞣酸软膏或 40%氧化锌油并按摩片刻，促进局部血液循环。③阳性体征管理：每次便后用温水清洗臀部并擦干，以保持皮肤清洁、干燥。出现任何不适及时告知医务人员。 4. 识别与紧急处理　局部皮肤糜烂或溃疡者，采用暴露疗法，臀下仅垫尿布，不加包扎，使臀部皮肤暴露于空气或阳光下，遵医嘱用药	1. 患儿大便正常。 2. 体格检查　臀部皮肤完整无破损

七、癫痫患儿临床护理诊断

疾病简介

癫痫发作是指脑神经元异常放电活动引起的一过性临床症状和（或）体征，表现为意识障碍、抽搐、精神行为异常等，多数癫痫发作持续时间短暂呈自限性。癫痫是一种以具有持久性的产生癫痫发作倾向为特征的慢性脑疾病，临床表现为意识、运动、感觉、精神或自主神经运动障碍，多在儿童期发病。

护理诊断	护理措施	护理目标跟踪
抽搐与惊厥 1. 问诊　主诉有抽搐史。 2. 体格检查　肌	1. 评估与紧急处理　协助患儿平卧，头偏向一侧，松解衣领，观察意识状态，移开患儿周围可能导致受伤的物品，拉紧床挡，专人守护，再次评估患儿，并做好记录。	1. 问诊　患儿未发生抽搐。 2. 体格检查　无全身性或局限性抽

续表

护理诊断	护理措施	护理目标跟踪
张力增高，全身骨骼肌阵挛性抽搐，连续性肌肉收缩	2. 告知医生进行综合评估。 3. 准确执行医嘱　如使用止惊药物，观察疗效并记录，遵医嘱吸氧，观察用氧效果。 4. 健康指导　①康复：保持环境安全、舒适，避免强光、强音等刺激性因素，保持患儿安静，护理操作集中进行并保持轻柔，预防癫痫发作。②阳性体征管理：瘀痫发作时保护患儿肢体，防止抽搐时碰撞造成皮肤破损、骨折或脱臼、坠床，发作时应在患儿上、下臼齿之间放置牙垫或厚纱布包裹的压舌板，防止舌被咬伤，保持呼吸道通畅。 5. 按分级护理原则进行巡视　评估措施落实效果，并做好记录	搐、肌张力正常、无意识丧失。 3. 患儿及家属能知晓抽搐和惊厥相关知识，并进行疾病管理
意识障碍 1. 问诊　患儿精神行为异常，抽搐时神志不清。 2. 体格检查　意识改变，可表现为嗜睡、意识模糊、昏睡、谵妄和昏迷	1. 评估与紧急处理　监测生命体征、瞳孔、血压，再次评估患儿，并做好记录。 2. 告知医生进行综合评估。 3. 准确执行医嘱　如指导家属帮助患儿口服抗癫痫药，观察药物不良反应，予以吸氧，观察用氧效果。 4. 健康指导　①药物：指导患儿家属抗癫痫药物的使用方法及不良反应的观察。②康复：保持环境安全、舒适，避免强光、强音等刺激性因素，适当活动与休息，注意安全，避免情绪紧张、受凉、中暑、感染及各种危险活动，积极治疗原发疾病。③心理：给予心理疏导，建立战胜疾病的信心。 5. 按分级护理原则进行巡视　评估措施落实效果，并做好记录	1. 问诊　患儿精神行为正常，未发生抽搐。或抽搐时间缩短，次数减少。 2. 体格检查　无意识改变。 3. 患儿及家属能知晓意识障碍相关知识，并进行疾病管理
有窒息的危险 1. 问诊　主诉患者呼吸道分泌物增多。 2. 体格检查　意识障碍，喉痉挛，呼吸道分泌物多，SpO_2下降	1. 按分级护理原则巡视与评估。 2. 预防　发作时应立即使患儿平卧，头偏向一侧，松解衣领，有舌后坠者可用舌钳将舌拉出，防止窒息。在患儿上、下臼齿之间放置牙垫或厚纱布包裹的压舌板，防止舌被咬伤及舌后坠阻塞气道。 3. 健康指导　阳性体征管理：保持呼吸道通畅，必要时用吸引器吸出痰液，备好开口器和气管插管物品，教会家长发作时紧急处理方法。 4. 识别与紧急处理　一旦发生窒息应立即使患儿平卧，头偏向一侧，清除呼吸道分泌物，再次评估患者，遵医嘱给予吸氧，观察用氧效果，同时告知医生综合评估，并做好记录	1. 问诊　患者呼吸道无分泌物，未发生抽搐。 2. 体格检查　患儿意识清楚，SpO_2在正常范围。 3. 患儿家属知晓并掌握预防窒息相关措施，参与患儿安全管理

续表

护理诊断	护理措施	护理目标跟踪
有受伤的危险 1. 问诊 主诉患者发生抽搐，抽搐时肢体强直抖动。 2. 体格检查 意识障碍，肢体强直抖动	1. 按分级护理原则巡视与评估。 2. 预防 保持环境安全、舒适，避免强光、高音等刺激性因素，预防癫痫发作。 3. 健康指导 ①药物：使用抗癫痫药物观察疗效并记录。②阳性体征管理：意识恢复后加强保护措施，以防因身体衰弱或精神恍惚发生意外事故，移开患儿周围可能导致受伤的物品，拉紧床挡，专人守护。③心理：避免情绪紧张、受凉、中暑、感染及各种危险活动。 4. 识别与紧急处理 患儿癫痫发作时要保护患儿肢体，防止抽搐时碰撞造成皮肤破损、骨折或脱臼、坠床，立即告知医生，护理操作时勿强行按压肢体，以免引起骨折或脱臼	1. 问诊 患儿无抽搐，未受伤。 2. 体格检查 神志清楚，肢体恢复正常。 3. 患儿家属知晓并掌握预防受伤相关措施，参与患儿安全管理

八、急性白血病患儿临床护理诊断

疾病简介

白血病是造血组织中某一血细胞系统过度增生、进入血流并浸润到各组织和器官，进而引起一系列临床表现的造血系统恶性疾病。白血病是儿童时期最常见的恶性肿瘤，据调查，我国<10岁儿童白血病的发病率为3/10万～4/10万，任何年龄均可发病，以学龄前期多见，男性高于女性。儿童以急性白血病多见，占90%～95%，慢性白血病仅占3%～5%。主要表现为发热、贫血、出血、白血病细胞浸润引起的症状和体征。

护理诊断	护理措施	护理目标跟踪
发热 1. 问诊 患儿主诉发热、头痛。 2. 体格检查 皮肤发红，呼吸加深，寒战，四肢发凉，体温≥37.5℃。 3. 辅助检查 白细胞计数低	1. 评估与紧急处理 监测体温，指导物理/药物降温，再次评估患儿，并做好记录。 2. 告知医生进行综合评估。 3. 准确执行医嘱 如应用退热剂，行抗炎、对症支持治疗，并观察疗效。 4. 健康指导 ①饮食：指导患儿高蛋白、高维生素、高热量、清淡、易消化的饮食，以半流质为主，少量多餐。鼓励患儿进食。不能进食者，可静脉补充。②药物：遵医嘱给予退热剂。③阳性体征管理：物理降温时，指导温水擦浴，穿宽松衣物，保持皮肤及衣物清洁、干燥，避免受凉，必要时监测患儿的出入量，保护性隔离，单间或使用简易层流病床，做好消毒，感染者禁止探视，接触患儿前后做好手卫生，指导患儿注意个人卫生，正确洗手，保持口腔清洁，使用软毛牙刷避免损伤黏膜导致继发感	1. 问诊 患儿无发热、头痛减轻或缓解。 2. 体格检查 体温<37.5℃。 3. 患儿及家属能知晓疾病相关知识，并进行自我管理

续表

护理诊断	护理措施	护理目标跟踪
	染，勤换衣裤减少皮肤感染，保持大便通畅，预防肠道感染，出现任何不适时及时告知医护人员。④康复：教会患儿及家属测量体温，退热后注意多饮水，以免大量出汗引起虚脱。⑤心理：安慰鼓励患儿，减少患儿紧张。 5. 按分级护理原则进行巡视　评估措施落实效果，并做好记录	
皮肤黏膜出血 1. 问诊　皮肤黏膜紫癜瘀斑，鼻出血，牙龈出血。 2. 体格检查　面色苍白、甲床苍白、呼吸加深。 3. 辅助检查　血红蛋白低于60g/L	1. 评估与紧急处理　协助患儿卧床休息，再次评估患儿，并做好记录。 2. 告知医生进行综合评估。 3. 准确执行医嘱　如输血，观察有无输血反应并判断疗效，必要时给氧改善症状，并观察用氧效果。 4. 健康指导　①康复：卧床休息，长期卧床者需经常更换体位，观察面色、呼吸，出现任何不适时及时告知医护人员；②阳性体征管理：教会患儿及家属监测血氧饱和度，出现其他不适时及时告知医护人员；③心理：引导患儿积极的心态对待疾病，保持情绪稳定，缓解患儿的焦虑和紧张。 5. 按分级护理原则进行巡视　评估措施落实效果，并做好记录	1. 问诊　患儿皮肤黏膜无新增出血，无鼻出血、牙龈出血。 2. 体格检查　面色转红润，甲床转红润，呼吸平稳。 3. 患儿及家属能知晓疾病相关知识，并进行疾病管理
呕吐 1. 问诊　患儿诉恶心，干呕。 2. 体格检查　面色苍白、精神萎靡	1. 评估与紧急处理　暂禁食，清除口鼻分泌物，并做好记录。 2. 告知医生进行综合评估。 3. 准确执行医嘱　如使用拮抗剂，水化以及止吐对症治疗。 4. 健康指导　①饮食：指导患儿及家属均衡饮食，给予患儿高蛋白、高热量、高维生素、易消化的食物，提供良好就餐环境。②药物：遵医嘱正确给药，注意浓度、剂量、速度、用药途径，观察处理毒副作用，出现任何不适及时告知医务人员。③阳性体征管理：恶心、呕吐给予暂禁食，少量多餐。④心理：安抚患儿的情绪，保持均衡的营养的摄入。 5. 按分级护理原则进行巡视　评估措施落实效果，并做好记录	1. 问诊　患儿无恶心、干呕。 2. 体格检查　患儿面色红润。 3. 患儿及家属知晓呕吐的相关知识，掌握均衡营养方法，并进行自我管理
疼痛 1. 问诊　患儿诉疼痛。 2. 评估量表　疼痛评分增高	1. 评估与紧急处理　协助患儿卧床休息，安抚患儿，让患儿感到放心和舒适，说话平缓，使用简短语言，表达理解的情感，除去多余的刺激，做好心理安抚。再次评估患儿，并做好记录。	1. 问诊　患儿疼痛减轻或缓解。 2. 评估量表　疼痛评分减低。

续表

护理诊断	护理措施	护理目标跟踪
	2. 告知医生进行综合评估。 3. 准确执行医嘱　给予镇痛治疗，并观察用药效果。 4. 健康指导　①阳性体征管理：观察患儿有无烦躁易激惹症状，进行穿刺前给予止痛措施，出现任何不适时及时告知医护人员。②心理：指导患儿缓解焦虑的办法，如听轻音乐，下棋等娱乐活动，分散注意力，减轻焦虑，出现任何不适及时告知医护人员。 5. 按分级护理原则进行巡视　评估措施落实效果，并做好记录	3. 患儿及家属能知晓疾病相关知识，掌握自我疏解情绪的办法，并进行自我管理
有化疗药物不良反应的危险 1. 体格检查　恶心、呕吐、口腔黏膜可见溃疡、脱发、血尿。 2. 辅助检查　血常规结果异常，骨髓抑制	1. 按分级护理原则巡视与评估。 2. 预防　掌握化疗药物常见的不良反应，正确给药，注意浓度、剂量、速度、用药途径，加强观察并采取必要的治疗和护理措施。 3. 健康指导　①饮食：给予清淡易消化的流质或半流质饮食。②药物：恶心、呕吐患儿给予止吐、疼痛使用局麻药或溃疡贴，遵医嘱使用碱化和水化。③阳性体征管理：鼓励患儿多饮水，脱发提前备好假发或帽子。④心理：多关心患儿，给予信心和鼓励。 4. 识别与紧急处理　患儿出现恶心、呕吐时，立即告知医生，遵医嘱予止吐药，同时再次评估，观察化疗后药物的不良反应及处理，并做好记录	1. 体格检查　无恶心、呕吐、口腔黏膜无溃疡。 2. 辅助检查　血常规结果正常。 3. 患儿及家属能知晓疾病相关知识，掌握自我疏解情绪的办法，并进行自我管理

九、免疫性血小板减少症患儿临床护理诊断

疾病简介

免疫性血小板减少症是正常血小板被免疫性破坏的自身免疫性疾病，是小儿常见的出血性疾病，占儿童出血性疾病的25%～35%。其主要临床特点为皮肤、黏膜自发性出血、血小板减少、束臂试验阳性、出血时间延长和血管收缩不良。

护理诊断	护理措施	护理目标跟踪
皮肤黏膜出血 1. 问诊　患儿皮肤可见瘀点或瘀斑。 2. 体格检查　皮肤或黏膜见针尖大小出血点，或瘀斑和紫癜。 3. 辅助检查　血小板＜100×10^9/L	1. 评估与紧急处理　监测生命体征及面色、神志变化，检查全身皮肤黏膜瘀点瘀斑，血小板数量变化，及时发现出血倾向，卧床休息，再次评估患儿，并做好记录。 2. 告知医生进行综合评估。 3. 准确执行医嘱　如输血、使用激素、丙种球蛋白以及止血药物，观察疗效并记录。 4. 健康指导　①饮食：避免给予患儿坚硬、过热、油炸、多刺及刺激性的食物，进食软流质饮食。②康	1. 问诊　皮肤瘀点或瘀斑减少或消退。 2. 体格检查　无新的出血点。 3. 辅助检查　血小板＞100×10^9/L。

续表

护理诊断	护理措施	护理目标跟踪
	复：床头、床栏四周用软垫包扎，忌玩锐利的玩具，剪短患儿指甲，使用软毛牙刷，避免受伤。出现任何不适要及时告知医护人员。③阳性体征管理：减少肌内注射或深静脉穿刺，必要时延长压迫时间，以免形成深部血肿。天气干燥时湿润鼻腔，不挖鼻孔，以防鼻出血发生。保持大便通畅，防止用力排便时腹压增高而诱发颅内出血。 5. 按分级护理原则进行巡视　评估措施落实效果，并做好记录	4. 患儿及家属能知晓疾病相关知识，并进行疾病管理
便血 1. 问诊　患儿大便颜色呈黑色。 2. 体格检查　面色苍白加重，血压下降，脉搏呼吸增快。 3. 辅助检查　大便潜血阳性	1. 评估与紧急处理　观察有无新增出血倾向，卧床休息，动态评估患儿，并做好记录。 2. 告知医生进行综合评估。 3. 准确执行医嘱　如止血、对症处理，观察疗效并记录。 4. 健康指导　①饮食：消化道少量出血，可进食温凉的流质饮食，大量出血应禁食，待出血停止 24 小时后方可给予流质饮食。②阳性体征管理：准确记录出血的量、性质、颜色，出现任何不适时及时告知医护人员。 5. 按分级护理原则进行巡视　评估措施落实效果，并做好记录	1. 问诊　患儿大便颜色正常。 2. 体格检查　患儿无面色苍白，血压正常，脉搏呼吸正常。 3. 辅助检查　大便潜血阴性。 4. 指导患儿及家属知晓便血的相关知识，观察患儿大便颜色及性状的改变

十、过敏性紫癜患儿临床护理诊断

疾病简介

过敏性紫癜又称亨-舒综合征，是以全身小血管炎为主要病变的系统性血管炎。临床表现为血小板不减少性紫癜，伴关节肿痛、腹痛、便血和血尿、蛋白尿等。主要见于2～8岁儿童，男孩多于女孩，四季均有发病，以春秋季多见。

护理诊断	护理措施	护理目标跟踪
皮肤黏膜出血 1. 问诊　皮肤紫癜。 2. 体格检查　下肢伸面对称分布紫红色斑丘疹，少数可融合成片	1. 评估与紧急处理　避免接触可能的各种致敏原，卧床休息，再次评估患儿，并做好记录。 2. 告知医生进行综合评估。 3. 准确执行医嘱　如使用止血药、脱敏药治疗，并观察疗效。 4. 健康指导　阳性体征管理：观察患儿皮疹的形态、颜色、数量、分布，是否反复出现，可绘成人体图形，每天详细记录皮疹变化情况，保持皮肤清洁，	1. 问诊　皮肤紫癜消退。 2. 体格检查　恢复皮肤的正常形态和功能。 3. 患儿及家属能知晓疾病相关知识，并进行疾

续表

护理诊断	护理措施	护理目标跟踪
	防擦伤和患儿抓伤，患儿衣着应宽松、柔软，保持清洁、干燥，出现任何不适时及时告知医护人员。 5. 按分级护理原则进行巡视　评估措施落实效果，并做好记录	病管理
关节痛 1. 问诊　患儿诉膝关节疼痛。 2. 体格检查　患儿关节肿胀。 3. 评估量表　疼痛评分增高	1. 评估与紧急处理　观察患儿关节疼痛及肿胀程度，协助患肢采取不同的功能位置，根据病情给予热敷，再次评估患儿，并做好记录。 2. 告知医生进行综合评估。 3. 准确执行医嘱　如使用糖皮质激素，以缓解关节疼痛，并观察疗效。 4. 健康指导　①饮食：清淡饮食，食用低蛋白、易消化食物，急性期禁食各种致敏食物，如鱼、虾、蛋、奶等。②药物：使用注射用甲泼尼龙琥珀酸钠时，注意监测患儿血压，观察治疗效果及药物不良反应。③心理：指导家属帮助患儿缓解的方法，如听音乐，下棋等娱乐活动，分散患儿注意力，出现任何不适及时告知医护人员。 5. 按分级护理原则进行巡视　评估措施落实效果，并做好记录	1. 问诊　患儿关节疼痛减轻或缓解。 2. 体格检查　患儿关节肿胀减轻。 3. 评估量表　疼痛评分减低。 4. 患儿及家属能知晓疾病相关知识，掌握缓解疼痛的办法，并进行自我管理
腹痛 1. 问诊　患儿诉腹痛。 2. 体格检查　触诊，腹壁紧张度增加或拒按。 3. 评估量表　疼痛评分增高	1. 评估与紧急处理　卧床休息，利用放松、娱乐等方法减轻疼痛，再次评估患儿，并做好记录。 2. 告知医生进行综合评估。 3. 准确执行医嘱　如使用糖皮质激素、护胃抑酸药物，以解除痉挛性腹痛，并观察疗效。 4. 健康指导　①饮食：清淡饮食，食用低蛋白、易消化食物，急性期禁食各种致敏食物，如鱼、虾、蛋、奶等。②药物：使用注射用甲泼尼龙琥珀酸钠时，注意监测患儿血压，出现任何不适及时告知医务人员。③心理：指导家属帮助患儿缓解的方法，如听音乐，下棋等娱乐活动，分散患儿注意力，出现任何不适及时告知医护人员。 5. 按分级护理原则进行巡视　评估措施落实效果，并做好记录	1. 问诊　患儿腹痛减轻或缓解。 2. 体格检查　患儿腹部触诊柔软。 3. 评估量表　疼痛评分减低。 4. 患儿及家属能知晓疾病相关知识，掌握缓解疼痛的办法，并进行自我管理
便血 1. 问诊　患儿出现黑便。 2. 辅助检查　大便常规潜血阳性	1. 评估与紧急处理　观察有无腹痛等情况，消化道出血时，卧床休息，注意观察腹部体征，再次评估患儿，并做好记录。 2. 告知医生进行综合评估。 3. 准确执行医嘱　如给予止血、静脉营养治疗，并观察疗效。 4. 健康指导　①饮食：消化道出血时，限制饮食，给	1. 问诊　大便颜色正常。 2. 辅助检查　大便常规潜血阴性。 3. 患儿及家属能知晓疾病相关知识，并进行疾

续表

护理诊断	护理措施	护理目标跟踪
	予无渣流食，出血量多时考虑输血并禁食，静脉补充营养。②药物：遵医嘱给予脂肪乳剂、复方氨基酸、全血、血浆或白蛋白等改善营养状况，出现任何不适及时告知医务人员。 5. 按分级护理原则进行巡视　评估措施落实效果，并做好记录	病管理

十一、先天性巨结肠患儿临床护理诊断

疾病简介

先天性巨结肠是一种较多见的胃肠道发育畸形，是结肠远端及直肠缺乏神经节细胞，从而导致该段肠管痉挛性狭窄的先天性肠道发育畸形。患儿因病变肠管长度不同而有不同的临床表现。多数患儿有肠梗阻症状，如呕吐、腹胀、不排便等。

护理诊断	护理措施	护理目标跟踪
腹痛 1. 问诊　患儿主诉腹胀腹痛。 2. 体格检查　血压升高，心率、呼吸增快。 3. 评估量表　疼痛评分增高	1. 评估与紧急处理　协助患儿卧床休息，取舒适卧位，准确评估患儿疼痛等级。 2. 告知医生进行综合评估。 3. 准确执行医嘱　使用止痛药物。必要时留置胃管，持续胃肠减压。 4. 健康指导　①饮食：禁食期间遵医嘱静脉补液，术后肠道功能恢复后遵医嘱进食。②体位：术后去枕平卧，6 小时后抬高床头，鼓励尽早下床活动。③阳性体征管理：指导并协助放松练习，听音乐、深呼吸、放松按摩等分散注意力，减轻疼痛。④心理：鼓励安慰患儿及家属，保持情绪稳定，缓解紧张情绪。 5. 按分级护理原则进行巡视　评估措施落实效果，并做好记录	1. 问诊　患儿无腹胀，腹痛减轻或缓解。 2. 体格检查　血压、心率、呼吸正常。 3. 评估量表　疼痛评分减低
体液不足 1. 问诊　主诉口干、尿少。 2. 体格检查　体重减轻、尿量减少、皮肤干燥、目陷、精神萎靡、心率偏快、血压偏低。 3. 辅助检查　患儿血常规、尿常规、	1. 评估与紧急处理　协助患儿卧床休息，评估患儿精神状态、尿量、尿色，并做好记录。 2. 告知医生进行综合评估。 3. 准确执行医嘱　及时纠正低钾低钙血症，禁食期间给予肠外营养支持，保持肠外营养静脉通路通畅。记录 24 小时出入量，监测血浆电解质水平，观察患儿是否呕吐、腹泻、高热、出血等引起体液丧失，行对症处理。 4. 健康指导　①饮食：经口进食者选择高热量，优质蛋白质、易消化吸收的清淡饮食；禁食、高热、呕	1. 问诊　患儿未诉口干，无呕吐、腹泻等症状。 2. 体格检查　皮肤弹性良好，脱水症状和体征消失，尿量及血压正常。 3. 辅助检查　患儿血常规、血生化、

续表

护理诊断	护理措施	护理目标跟踪
血生化提示异常改变	吐、腹泻患儿遵医嘱静脉补液，维持水电解质平衡。②阳性体征管理：告知家长低钾血症时会出现全身无力，嗜睡甚至肌肉抽搐等情况，而高钾血症时，可能会出现心悸、心慌等表现，如出现四肢无力，恶心，呕吐，腹胀时，随时告知医护人员。③心理：安抚患儿及家长，缓解紧张情绪。 5. 按分级护理原则进行巡视　评估措施落实效果，并做好记录	尿常规及尿比重转正常。 4. 家属知晓体液不足的危险因素及预防措施，且自我健康管理依从性提高
消瘦 1. 问诊　患儿主诉食欲下降，乏力，体重减轻。 2. 体格检查　体型消瘦，精神萎靡。 3. 评估量表　营养风险评估（NRS-2002）≥3 分	1. 评估与紧急处理：协助患儿卧床休息，进行营养风险筛查与评估，有无恶心呕吐、吞咽困难等情况。 2. 告知医生进行综合评估。 3. 准确执行医嘱　行肠外营养治疗，观察疗效及不良反应，口腔护理每天两次，保持静脉通路通畅。 4. 健康指导　①饮食：经口进食者指导患儿均衡饮食，选择优质蛋白质、易消化吸收的清淡饮食。②康复：必要时请营养科会诊，制订个性化营养治疗计划。③阳性体征管理：患儿出现呕吐、腹泻等症状时，保持口腔清洁、皮肤清洁干燥。④心理：与患儿沟通，安慰鼓励患儿，指导家属一起给予患儿心理支持，减少患儿紧张。 5. 按分级护理原则进行巡视　评估措施落实效果，并做好记录	1. 问诊　患儿食欲增加，乏力等不适症状逐渐减轻或消失。 2. 评估量表　营养风险评估（NRS-2002）<3 分。 3. 患儿及家属知晓疾病相关知识并进行自我管理

十二、肛门闭锁患儿临床护理诊断

疾病简介

肛门闭锁又称锁肛或无肛，是先天性直肠肛门畸形中的一种常见类型。主要临床特征是没有胎粪排出，然后逐渐出现腹胀、腹痛、呕吐等低位肠梗阻表现。

护理诊断	护理措施	护理目标跟踪
腹痛 1. 问诊　患儿哭闹不止。 2. 体格检查　心率、呼吸增快。 3. 评估量表　疼痛评分增高	1. 评估与紧急处理　协助患儿卧床休息，取舒适卧位，准确评估患儿疼痛等级。 2. 告知医生进行综合评估。 3. 准确执行医嘱　留置胃管，持续胃肠减压；使用镇痛药物。 4. 健康指导　①饮食：入院后立即禁食水，保持胃管通畅，合理静脉补液。②康复：使患儿呈低斜坡侧卧位休息。③阳性体征管理：指导并协助放松练习，听音乐、深呼吸、放松按摩等分散注意力，减轻疼痛。④心理：加强沟通，缓解紧张情绪。	1. 问诊　患儿安静，无剧烈哭闹。 2. 体格检查　心率、呼吸正常。 3. 评估量表　疼痛评分减低

续表

护理诊断	护理措施	护理目标跟踪
	5. 按分级护理原则进行巡视　评估措施落实效果，并做好记录	
体液不足 1. 问诊　主诉呕吐。 2. 体格检查　体重减轻、尿量减少、皮肤干燥、目陷、精神萎靡、心率偏快、血压偏低。 3. 辅助检查　患儿血常规、尿常规、血生化提示异常改变	1. 评估与紧急处理　协助患儿卧床休息，评估患儿精神状态、尿量、尿色，并做好记录。 2. 告知医生进行综合评估。 3. 准确执行医嘱　及时纠正低钾血症、低钙血症，禁食期间给予肠外营养支持，保持肠外营养静脉通路通畅。记录24小时出入量，监测血浆电解质水平。 4. 健康指导　①饮食：经口进食者选择高热量，优质蛋白质、易消化吸收的清淡饮食；禁食、高热、呕吐、腹泻患儿遵医嘱静脉补液，维持水电解质平衡。②阳性体征管理：告知家长低钾血症时会出现全身无力，嗜睡甚至肌肉抽搐等情况，而高钾血症时，可能会出现心悸、心慌等表现，如出现四肢无力，恶心，呕吐，腹胀时，随时告知医护人员。③心理：安抚患儿及家长，缓解紧张情绪。 5. 按分级护理原则进行巡视　评估措施落实效果，并做好记录	1. 问诊　患儿未出现呕吐、腹泻等症状，或症状减轻。 2. 体格检查　皮肤弹性良好，脱水症状和体征消失，尿量及血压正常。 3. 辅助检查　患儿血常规、血生化、尿常规及尿比重转正常。 4. 家属知晓体液不足的危险因素及预防措施，且自我健康管理依从性提高
消瘦 1. 问诊　患儿主诉食欲下降，乏力，体重减轻。 2. 体格检查　体型消瘦，精神萎靡。 3. 评估量表　营养风险评估（NRS-2002）≥3分	1. 评估与紧急处理　协助患儿卧床休息，进行营养风险筛查与评估，并做好记录。 2. 告知医生进行综合评估。 3. 准确执行医嘱　行肠外营养治疗，观察疗效及不良反应，口腔护理每天2次，保持静脉通路通畅。 4. 健康指导　①饮食：经口进食者指导患儿均衡饮食，选择优质蛋白质、易消化吸收的清淡饮食。②康复：必要时请营养科会诊，制定个性化营养治疗计划。③阳性体征管理：患儿出现呕吐、腹泻等症状时，告知医护人员，保持口腔清洁、皮肤清洁干燥。④心理：与家属多沟通，缓解紧张情绪。 5. 按分级护理原则进行巡视　评估措施落实效果，并做好记录	1. 问诊　患儿食欲增加，乏力等不适症状逐渐减轻或消失。 2. 评估量表　营养风险评估（NRS-2002）<3分。 3. 患儿及家属知晓疾病相关知识并进行自我管理

第十二章　康复专科常见疾病临床护理诊断

一、脑卒中恢复期临床护理诊断

疾病简介

脑卒中又称脑血管意外（CVA），是指急性起病，症状持续时间至少24小时，由脑局部血液循环障碍所致的神经功能缺损综合征。突然发病、迅速出现局限或全面脑功能缺损，表现为头晕、头痛、恶心、呕吐、肢体麻木无力、口舌歪斜、吞咽障碍、言语功能障碍、认知障碍、大小便功能障碍、抽搐等，严重者出现意识障碍、昏迷，甚至死亡。包括缺血性卒中和出血性卒中。卒中是导致人类死亡的第二位原因，也是致残率最高的疾病之一。

护理诊断	护理措施	护理目标跟踪
躯体移动障碍 1. 问诊　患者主诉不能有目的地移动躯体。 2. 评估量表　肌力评定量表（MMT）≤4级	1. 评估与紧急处理　协助患者卧床休息，良肢位摆放，评估肌力。 2. 告知医生进行综合评估。 3. 准确执行医嘱　指导患者翻身、坐起、床一椅转移，使用轮椅或助行器。 4. 健康指导　①饮食：指导进食高蛋白、高维生素、清淡易消化的食物，戒烟酒。②康复：指导患者主/被动运动，如用健手带动患手上举，下肢屈伸，踝关节趾屈、背伸等主动活动，每天2～3次，每次10～15分钟。③阳性体征管理：指导下床及转移训练方法，注意患侧肩、肘、腕、髋、膝、踝等关节的保护，正确使用轮椅、助行器，并确保安全。出现任何不适或异常时及时告知医护人员。④心理：做好心理护理，使其保持良好心态，避免焦虑、抑郁等负性情绪，积极配合康复治疗。 5. 按分级护理原则进行巡视　评估措施落实效果，并做好记录	1. 问诊　学会用自主或代偿方式，有目的的移动躯体。 2. 评估量表　肌力评定量表（MMT），肌力较前提高。 3. 患者及家属能知晓疾病相关知识，掌握主/被动运动及安全转移的方法，并进行自我管理
语言沟通障碍 1. 问诊　患者不能言语或言语不清。 2. 体格检查　患者不能张口、伸舌	1. 评估与紧急处理　评估言语障碍的程度，与患者建立信任，利用语言、书写、图片、手势等方式进行有效沟通。 2. 告知医生进行综合评估。 3. 准确执行医嘱　进行对症康复治疗，观察疗效并记录。 4. 健康指导　①康复：指导患者进行康复训练，如呼吸训练、唇舌颌腭训练、吐字、发音训练，积极配合言语治疗师主动参与言语康复治疗。②心理：鼓励家属多与患者交流，促进沟通交流能力的恢复。 5. 按分级护理原则进行巡视　评估措施落实效果，并做好记录	1. 问诊　言语功能逐渐恢复。 2. 体格检查　口、舌活动正常。 3. 患者及家属能知晓言语康复训练的方法，并进行自我管理

续表

护理诊断	护理措施	护理目标跟踪
有误吸的危险 1. 问诊　患者自诉进食困难，饮水呛咳。 2. 体格检查　留置胃管，口腔进食出现呛咳。 3. 评估量表　洼田饮水试验3～5级	1. 按分级护理原则进行巡视与评估　动态监测患者神志、体温、呼吸、血氧饱和度等，观察咳嗽、咳痰、肺部呼吸音等。 2. 预防　留置胃管患者在喂食中和喂食后1小时内将床头抬高30°～45°，保持口腔清洁，每天口腔护理2次；口腔进食者，取坐位或半坐卧位，食物从健侧舌根部放入，指导一口量从3～5ml开始，酌情增加至15～20ml，进食后半小时内避免改变体位。 3. 健康指导　①饮食：留置胃管者鼻饲高热量、高蛋白、高维生素的流质饮食，少量多餐，鼻饲前回抽胃液，观察有无胃残留；口腔进食者首选营养丰富的糊状食物，进食后观察口腔内有无食物残渣。②康复：指导吞咽训练：空吞咽、交互吞咽、侧方吞咽、点头样吞咽。出现任何不适或进食异常时及时告知医护人员。 4. 识别与紧急处理　患者出现呛咳、呼吸困难，立刻停止进食，轻拍其背部，鼓励咳嗽，采用海姆立克手法助其排出气管异物，必要时用电动吸引器吸出，吸氧，同时告知医生进行综合评估，执行医嘱，并做好记录	1. 问诊　正常进食，无误吸发生。 2. 体格检查　留置胃管者可拔管，进食、饮水无呛咳。 3. 评估量表　洼田饮水试验1～2级。 4. 患者及家属明确易发生误吸的食物或液体，知晓预防误吸的方法，并进行自我管理
消瘦 1. 问诊　患者自诉食欲低下，体重减轻。 2. 体格检查　患者消瘦、皮肤松弛。 3. 辅助检查　血清总蛋白＜60g/L、白蛋白＜35g/L。 4. 评估量表　营养风险评估（NRS-2002）≥3分	1. 评估与紧急处理　进行营养风险筛查与评估，取舒适卧位，鼓励进食。 2. 告知医生进行综合评估。 3. 准确执行医嘱　给予肠内或肠外营养，服用促消化药物并观察疗效。 4. 健康指导　①饮食：指导患者均衡营养，进食高蛋白、高维生素、易消化的食物，少量多餐。②药物：遵医嘱给予氨基酸、脂肪乳、匀浆等改善营养状况，出现任何不适及时告知医务人员。③康复：指导患者养成细嚼慢咽的饮食习惯，进食前后保持良好的口腔卫生习惯，适当活动，增进食欲。④阳性体征管理：定期监测营养指标，吞咽障碍患者首选肠内营养。⑤心理：为患者提供心理支持，使其保持良好心态，有利于增进食欲。 5. 按分级护理原则进行巡视　评估措施落实效果，并做好记录	1. 问诊　患者食欲增加，体重增加。 2. 体格检查　BMI在18.5～23.9kg/m^2，面色红润。 3. 评估量表　营养风险评估（NRS-2002）＜3分。 4. 患者及家属知晓均衡营养的方法，并进行自我管理
排尿困难 1. 问诊　患者自诉腹胀，无法自主排尿。 2. 体格检查　下腹膀胱区膨隆	1. 评估与紧急处理　协助患者立即卧床休息，评估排尿情况，测量膀胱残余尿量。 2. 告知医生进行综合评估。 3. 准确执行医嘱　实施导尿术，排出尿液。 4. 健康指导　①饮食：指导留置尿管患者每天多饮水（2000ml以上）。②康复：保持尿道口及会阴部清洁，	1. 问诊　患者恢复自主排尿，无腹胀、腹痛。 2. 体格检查　下腹平软，无尿路感染发生。

续表

护理诊断	护理措施	护理目标跟踪
	防脱管，保证引流通畅。③阳性体征管理：每日评估拔管指征，尽早拔出留置尿管。拔管后不能自主排尿者，在完善尿常规、尿培养、泌尿系超声等检查后，指导患者执行饮水计划（每天饮水量 1500～2000ml，均衡摄入），规律实施间歇导尿，指导盆底肌训练。④心理：为患者提供心理支持，消除患者紧张情绪。 5. 按分级护理原则进行巡视　评估措施落实效果，并做好记录	3. 患者及家属能知晓保持小便通畅的方法及相关知识，并进行自我管理
有跌倒的危险 1. 问诊　患者自诉偏侧肢体无力，站立、行走不稳。 2. 评估量表　Morse 评分≥45 分	1. 按分级护理原则进行巡视与评估　动态评估患者肌力及跌倒风险，床头挂防跌倒标识，床尾挂预防跌倒告知书。 2. 预防　家属 24 小时留陪，正确实施下床、转移及步行训练。 3. 健康指导　①康复：指导患者及家属知晓并遵循渐进下床法，选择合适的轮椅或助行器，站起或转移时由家属或医务人员协助，动作缓慢，避免急躁情绪，下床活动时穿防滑鞋，扶支撑物，介绍病区无障碍设施，指导使用。②阳性体征管理：出现任何不适或异常时及时告知医护人员。 4. 识别与紧急处理　患者发生跌倒时，立即测量生命体征，评估损伤情况，同时告知医生进行综合评估，执行医嘱，并做好记录	1. 问诊　患者未发生跌倒。 2. 患者及家属能知晓疾病相关知识，掌握跌倒危险因素及防范措施，并进行自我管理
有深静脉血栓栓塞的危险 1. 问诊　患者诉肢体疼痛。 2. 体格检查　患者肢体肿胀。 3. 评估量表　血栓风险评估中高危。 4. 辅助检查　D-二聚体异常	1. 按分级护理原则进行巡视与评估　动态监测呼吸、血压、心率、血脂、血糖、凝血功能等，观察患肢肿胀、疼痛、皮肤颜色及温度、出血倾向等。 2. 预防　根据患者病情行物理预防，如踝泵运动等。遵医嘱予以低分子肝素钠 2500U 腹部皮下注射、口服迈之灵等药物预防，观察疗效及不良反应。 3. 健康指导　①饮食：以优质蛋白为主，多食用新鲜水果蔬菜，多饮水，病情允许，每天饮水量≥2000ml，戒烟、戒酒、控制血糖、血脂。②药物：观察药物不良反应，关注牙龈、皮肤黏膜出血、黑便等。③阳性体征管理：指导抬高患肢高于心脏水平 20～30cm，制动，禁止按摩、热敷。出现任何不适及时告知医务人员。 4. 识别与紧急处理　制动，抬高患肢，测量腿围，同时告知医生进行综合评估，并做好记录	1. 问诊　患者肢体疼痛减轻或缓解。 2. 体格检查　患者肢体无肿胀。 3. 患者及家属能知晓疾病相关知识，掌握血栓的预防措施，并进行自我管理

二、脊髓损伤恢复期临床护理诊断

疾病简介

脊髓损伤是由各种致病因素造成脊髓结构、功能的损害，引起损伤平面以下不同程度的运动、感觉及自主神经功能障碍，是一种严重的致残性疾病。可分为外伤性和非外伤性。脊髓受损平面以下可出现完全性迟缓性瘫痪，各种反射、感觉、运动及括约肌功能消失，部分可引起自主神经功能障碍、体温调节障碍、呼吸困难、心律失常、直立性低血压或高血压等，严重者致永久性残疾。高位脊髓损伤引起呼吸功能障碍，危及生命。

护理诊断	护理措施	护理目标跟踪
躯体移动障碍 1. 问诊　患者主诉不能有目的地移动躯体。 2. 评估量表　肌力评定量表（MMT）≤4级	1. 评估与紧急处理　协助患者卧床休息，良肢位摆放，评估四肢肌力，肌张力。 2. 告知医生进行综合评估。 3. 准确执行医嘱　指导患者轴线翻身，下床活动佩戴支具保护，选用合适的轮椅。 4. 健康指导　①饮食：指导进食高蛋白、高热量、高维生素、易消化的食物，多食蔬菜、水果，戒烟酒。②药物：遵医嘱给予甲钴胺、维生素 B_1 等营养神经的药物，观察药物疗效及不良反应。③康复：加强双上肢力量训练，下肢主/被动活动，每天 2～3 次，每次 10～15 分钟。④阳性体征管理：教会患者床—椅转移，自主使用轮椅、助行器，并保证安全。⑤心理：引导患者以积极心态面对疾病，避免焦虑、抑郁等负性情绪，积极配合康复治疗。 5. 按分级护理原则进行巡视　评估措施落实效果，并做好记录	1. 问诊　学会用自主或代偿方式，有目的地移动躯体。 2. 评估量表　肌力评定量表（MMT），肌力较前提高。 3. 患者及家属能知晓疾病相关知识，掌握主/被动运动及安全转移的方法，并进行自我管理
排尿困难 1. 问诊　患者自诉腹胀，无法自主排尿，或仅能排出少量尿液。 2. 体格检查　膀胱区域膨隆。 3. 辅助检查　自主排尿后膀胱残余尿量＞100ml	1. 评估及紧急处理　协助患者立即卧床休息，评估尿潴留、尿失禁等情况，测量膀胱残余尿量。 2. 告知医生进行综合评估。 3. 准确执行医嘱　实施留置导尿术，每天评估拔管指征，尽早拔出留置尿管，行间歇导尿。 4. 健康指导　①饮食：指导留置尿管患者每天多饮水（2000ml 以上），间歇导尿患者每日饮水量 1500～2000ml，均衡摄入。②康复：盆底康复治疗，指导盆底肌训练，每天 2～3 次，每次 10～15 分钟，定期监测残余尿量。③阳性体征管理：教会患者每日清洗尿道口及会阴部至少 2 次，观察小便颜色、性状，异常及时告知医护人员。间歇导尿者，每 4～6 小时间导一次，定期复查尿常规；出院前教会患者或家属清洁间歇导尿方法及注意事项。④心理：讲解排尿障碍的处理方法和措施，消除患者紧张情绪，主动参与膀胱管理 5. 按分级护理原则进行巡视　评估措施落实效果，并做好记录	1. 问诊　患者恢复自主排尿或自我完成清洁间歇导尿。 2. 体格检查　膀胱区域无膨隆、无腹胀、腹痛及尿路感染的发生。 3. 患者及家属能知晓疾病相关知识，掌握排尿障碍的处理方法，并进行自我管理

续表

护理诊断	护理措施	护理目标跟踪
有深静脉血栓栓塞的危险 1. 问诊　患者诉肢体疼痛。 2. 体格检查　患者肢体肿胀。 3. 评估量表　血栓风险评估中高危。 4. 辅助检查　D-二聚体异常	1. 按分级护理原则进行巡视与评估　动态监测呼吸、血压、心率、血脂、血糖、凝血功能等，观察患肢肿胀、疼痛、皮肤颜色及温度、出血倾向等。 2. 预防　根据患者病情行物理预防，如踝泵运动等。遵医嘱予以低分子肝素钠 2500U 腹部皮下注射、口服迈之灵等药物预防，观察疗效及不良反应。 3. 健康指导　①饮食：以优质蛋白为主，多食用新鲜水果蔬菜，多饮水，病情允许，每天饮水量大于 2000ml，戒烟、戒酒、控制血糖、血脂。②药物：观察药物不良反应，关注牙龈、皮肤黏膜出血、黑便等。③阳性体征管理：指导抬高患肢高于心脏水平 20～30cm，制动，禁止按摩、热敷。出现任何不适及时告知医务人员。 4. 识别与紧急处理　患者出现呼吸困难或肢体疼痛、肿胀等情况立即制动，抬高患肢，测量腿围，同时告知医生进行再次评估，执行医嘱，并做好记录	1. 问诊　患者肢体疼痛减轻或缓解。 2. 体格检查　患者肢体无肿胀。 3. 患者及家属知晓疾病相关知识，掌握血栓的预防措施，并进行自我管理
便秘 1. 问诊　自诉排便次数减少（每周少于 3 次），粪便干硬，排便困难。 2. 体格检查　左下腹可摸到长条状硬物	1. 评估与紧急处理　协助患者卧床休息，评估排便习惯及规律。 2. 告知医生进行综合评估。 3. 准确执行医嘱　如口服麻仁丸、乳果糖，使用开塞露、清洁灌肠，观察治疗效果及药物不良反应。 4. 健康指导　①饮食：进食足量高纤维的食品，如蔬菜、水果等，补充足够水分，早餐前 30 分钟喝一杯温水，每天饮水量大于 2000ml（间导患者除外）。②药物：遵医嘱使用缓泻剂，教会患者使用开塞露。保持情绪稳定。③康复：养成定时排便的习惯，选择坐位排便，教会患者顺肠蠕动方向做腹部按摩，进行适当的室外活动或体育锻炼，促进肠蠕动，必要时人工掏便，注意动作轻柔，保护肛门黏膜。出现任何不适或排便异常时及时告知医护人员。④心理：安抚患者，避免紧张，减轻焦虑。 5. 按分级护理原则进行巡视　评估措施落实效果，并做好记录	1. 问诊　一周内自行排便≥3次，大便形态、颜色正常。 2. 体格检查　腹部平软，无腹痛、腹胀。 3. 患者及家属能知晓疾病相关知识，掌握预防便秘的方法，并进行自我管理
有跌倒的危险 1. 问诊　患者自诉肢体无力，活动受限。 2. 评估量表　Morse 评分≥45 分	1. 按分级护理原则进行巡视与评估　动态评估患者肌力及跌倒风险，床头挂防跌倒标识，床尾挂预防跌倒告知书。 2. 预防　家属 24 小时留陪，正确实施下床、转移及步行训练。 3. 健康指导　①康复：指导患者及家属知晓并遵循渐进下床法，选择合适的轮椅或助行器，站起或转移时由家属或医务人员协助，动作易慢，避免急躁情绪，下	1. 问诊　患者未发生跌倒。 2. 患者及家属知晓疾病相关知识，掌握跌倒危险因素及防范措施，并进行自我管理

续表

护理诊断	护理措施	护理目标跟踪
	床活动时穿防滑鞋，扶支撑物，介绍病区无障碍设施，指导使用。②阳性体征管理：出现任何不适或异常时及时告知医护人员。 4. 识别与紧急处理　患者发生跌倒时，立即测量生命体征，评估损伤情况，同时告知医生进行综合评估，执行医嘱，并做好记录	

第十三章　感染性专科常见疾病临床护理诊断

一、新型冠状病毒感染临床护理诊断

疾病简介

新型冠状病毒感染是由严重急性呼吸综合征冠状病毒感染引起的一种急性呼吸道传染病。干咳、发热和乏力等为主要临床表现，少数患者伴有鼻塞、流涕、腹泻等上呼吸道和消化道症状。重症病例多在1周后出现呼吸困难，严重者快速进展为急性呼吸窘迫综合征、脓毒症休克、难以纠正的代谢性酸中毒、出凝血功能障碍及多器官功能衰竭等。

护理诊断	护理措施	护理目标跟踪
发热 1. 问诊　主诉疲乏无力、畏寒、寒战、头痛、肌肉酸痛等。 2. 体格检查　患者皮肤潮红，体温≥37.3℃。 3. 辅助检查　新型冠状病毒核酸阳性，胸部X线检查或CT检查异常	1. 评估与紧急处理　采取呼吸道隔离，单间安置或同种病原体感染者同室隔离，给予氧疗。 2. 告知医生进行综合评估。 3. 准确执行医嘱　如布洛芬混悬液口服或双氯芬酸钠栓直肠给药，观察治疗效果及药物不良反应。 4. 健康指导　①饮食：给予高热量、高蛋白、高维生素易消化流食或半流食，无心功能不全的患者，保证每天饮水量达2000ml以上。②药物：教会患者正确使用退热栓剂，注意观察疗效及不良反应。③阳性体征管理：教会患者、家属自我监测体温变化及物理降温方法，出现任何不适及时告知医护人员。 5. 按分级护理原则进行巡视　评估措施落实效果，并做好记录	1. 问诊　患者未诉无力，无畏寒、寒战、头痛、肌肉酸痛等。 2. 体格检查　体温<37.3℃。 3. 辅助检查　新型冠状病毒核酸转阴，胸部X线检查或CT检查正常。 4. 患者及家属能知晓疾病相关知识，能践行温水擦浴及正确测量体温的方法，并进行自我管理
呼吸困难 1. 问诊　患者主诉呼吸费力、胸闷；痰咳不出；呼吸频率快，或者呼吸频率减慢，咳嗽咳痰无力。 2. 体格检查　双侧语颤减弱；肺部过清音；双肺呼吸音减弱，呼气延长；叩诊呈实音或浊音。SpO_2≤93%。 3. 辅助检查　PaO_2≤60mmHg伴或不伴$PaCO_2$>50mmHg。PaOi低于150mmHg（1mmHg=0.133kPa）。	1. 评估与紧急处理　评估患者呼吸急促，立即抬高床头30°～45°，氧气吸入，翻身叩背，痰多且不易咳出者，必要时给予密闭式吸痰。 2. 告知医生进行综合评估　协助完善检查。 3. 准确执行医嘱　如急查动脉血气分析、雾化吸入、经鼻高流量湿化治疗、无创辅助通气，观察治疗效果及药物不良反应。 4. 健康指导　①饮食：指导患者戒烟酒，勿进食辛辣刺激性饮食。②药物：抗病毒药（奈玛特韦片/利托那韦片、阿兹夫定片）使用方法等，注意观察疗效及不良反应。③康复：指导有效咳嗽咳痰，如翻身叩背，气道湿化，自下而上，从外向内；加强呼吸功能锻炼，缩唇呼吸及腹式呼吸，每天2～3次，每次10～15分钟；教会并指导患者每天进行俯	1. 问诊　患者呼吸平稳、胸闷缓解，呼吸正常。 2. 体格检查　肺部听诊无异常，SpO_2>93% 3. 评估量表　Borg呼吸困难评分≤0.5分 4. 辅助检查　恢复正常。 5. 患者及家属能知晓疾病相关知识，患者能掌握有效咳嗽咳痰、俯卧位通气的方法，并进行自

续表

护理诊断	护理措施	护理目标跟踪
4. 评估量表　Borg 呼吸困难评分≥4 分	卧位通气 12 小时以上。④阳性体征管理：教会患者及家属注意用氧安全，进食、饮水时不宜中断给氧。 5. 按分级护理原则进行巡视　评估措施落实效果，并做好记录	我管理
有发生呼吸衰竭、ARDS 的危险 1. 问诊　主诉呼吸困难、呼吸费力。 2. 体格检查　口唇及面色发绀、呼吸急促或呼吸“三凹征”、躁狂、昏迷、抽搐。SpO_2≤93%。 3. 辅助检查　PaO_2＜60mmHg，$PaCO_2$ 降低或正常，pH 可正常或降低，SpO_2/FiO_2≤300mmHg；如白细胞介素 -6（IL-6）、CRP、铁蛋白、D-二聚体等指标明显升高，胸部 X 线检查或 CT 检查异常	1. 按分级护理原则进行巡视与评估　评估患者呼吸情况、口唇、面色及意识情况，有无躁狂、抽搐、昏迷，血氧饱和度有无进行性下降。 2. 预防　做好患者基础护理，严密观察患者的病情，重点监测患者呼吸频率和血氧饱和度，做好氧疗护理，避免氧疗并发症的发生。必要时做好机械通气准备。 3. 健康指导　①饮食：指导患者勿进食辛辣刺激性饮食，气管插管患者给予肠内营养支持。②康复：做好气道管理，如需进行机械通气的患者，教会并指导患者勿“人机对抗”，在氧合及血流动力学稳定的情况下，尽早开展被动及主动活动，促进痰液引流及肺康复。③心理：患者常存在紧张焦虑情绪，应当加强心理疏导，分散注意力，减轻焦虑，出现任何不适及时告知医护人员。 4. 识别与紧急处理　患者出现呼吸困难、呼吸费力、口唇及面色发绀、呼吸急促或呼吸“三凹征”、躁狂、昏迷、抽搐，血氧饱和度下降，迅速告知医生，及时配合医生做好无创或有创机械通气，并做好记录	1. 问诊　患者情绪平稳，呼吸平稳。 2. 体格检查　面色红润，呼吸正常，SpO_2＞93%。 3. 辅助检查　恢复正常。 4. 患者及家属能知晓疾病相关知识，掌握加强呼吸锻炼的方法及预防呼吸衰竭的相关措施，并进行自我管理

二、病毒性肝炎临床护理诊断

疾病简介

病毒性肝炎是由多种肝炎病毒引起的以肝病变为主的一种传染病。临床上以食欲下降、恶心、上腹部不适、肝区痛、乏力为主要表现。部分患者可有黄疸发热和肝大伴有肝功能损害。有些患者可慢性化，甚至发展成肝硬化，少数可发展为肝癌。

护理诊断	护理措施	护理目标跟踪
活动无耐力 1. 问诊　患者诉乏力、食欲下降。	1. 评估与紧急处理　急性肝炎、慢性肝炎活动期、肝衰竭者卧床休息。患者伴随面色苍白、发绀、虚弱等症状，测量生命体征，协助患者卧床休息，拉起护栏预防坠床。	1. 问诊　患者未诉乏力，食欲增加、体力恢复。 2. 评估量表　运动耐

续表

护理诊断	护理措施	护理目标跟踪
2. 体格检查　面色暗黄，皮肤、巩膜黄染，慢性乙肝、肝硬化患者有肝掌。 3. 评估量表　Gordon分级≥Ⅲ级；运动耐量＜4METs	2. 告知医生进行综合评估。 3. 准确执行医嘱　予以对症支持治疗，观察疗效，预防并发症并记录。 4. 健康指导　①饮食：高热量、丰富维生素、易消化吸收的食物，避免产气、辛辣、刺激性食物摄入。②心理：保持情绪稳定，注意休息，劳逸结合。 5. 按分级护理原则进行巡视　评估措施落实效果，并做好记录	量评估分级增高。 3. 患者及家属知晓活动耐力下降的危险因素，并掌握提升活动耐力的方法
消瘦 1. 问诊　患者诉进食量减少，食欲下降，体重减轻。 2. 体格检查　慢性面容、体型消瘦、精神萎靡。 3. 辅助检查　血清总蛋白＜60g/L、白蛋白＜35g/L。 4. 评估量表　营养风险评估（NRS-2002）≥3分	1. 评估与紧急处理　取舒适卧位，进行营养风险筛查与评估，有无恶心、呕吐，便秘腹泻，吞咽困难等情况。 2. 告知医生进行综合评估。 3. 准确执行医嘱　行营养支持治疗，如氨基酸18AA注射液静脉滴注；留置胃管能全力胃管内注入，观察药物疗效及不良反应。 4. 健康指导　①饮食：了解患者的饮食习惯，提供舒适愉快的就餐环境，给予高热量、高蛋白、高维生素、易消化的食物，少食多餐，多食水果蔬菜。②药物：遵医嘱给予脂肪乳剂、复方氨基酸、全血、血浆或白蛋白等改善营养状况，出现任何不适及时告知医务人员。③阳性体征管理：指导患者进行营养监测，对于不能经口进食的患者首选肠内营养治疗。④心理：安抚患者的情绪，保持均衡的营养的摄入。 5. 按分级护理原则进行巡视　评估措施落实效果，并做好记录	1. 问诊　患者食欲增加，体重增加。 2. 体格检查　BMI在18.5～23.9kg/m^2。 3. 评估量表　营养风险评估（NRS-2002）＜3分。 4. 患者及家属知晓消瘦的相关知识，掌握均衡营养方法，并进行自我管理
有出血的危险 1. 问诊　患者诉恶心、呕吐、上腹部不适、心悸、呕血或黑便。 2. 体格检查　注射部位瘀斑；触摸患者脉搏细弱，皮肤湿冷，血压降低。 3. 辅助检查　血红蛋白数值降低；大便潜血试	1. 按分级护理原则进行巡视与评估　动态监测生命体征、电解质、血红蛋白等指标变化，观察呕吐物及大便的性状、颜色及量，记24小时出入量，密切观察对症支持治疗后的疗效并记录。 2. 预防　根据病情需要查血型、交叉配血，予以抑酸护胃、止血等对症治疗，积极治疗原发疾病，有手术指征者，立即手术治疗。 3. 健康指导　①饮食：出现急性大出血伴恶心、呕吐者禁食水，出血停止后可进温凉、清淡流质半流质饮食，避免过硬、粗糙食物，少量多餐，逐步过渡到正常饮食。②药物：规范药物治疗（如维生素K等）。③心理：解答患者及家属的提问，消除紧张、焦虑，出现任何不适及时告知医护人员。	1. 问诊　患者无恶心、呕吐，未诉上腹部不适。 2. 体格检查　生命体征正常。 3. 辅助检查　大便潜血试验转阴。 4. 患者及家属知晓并掌握疾病相关健康知识，提高健康与安全管理依从性

续表

护理诊断	护理措施	护理目标跟踪
验呈阳性或强阳性	4. 识别与紧急处理　患者出现呕血、呼吸困难等症状，迅速告知医生，立即头偏向一侧，清除口鼻分泌物，保持呼吸道通畅，予以心电监护及氧疗，迅速建立静脉双通路，备齐急救药械，并做好记录	
有发生肝性脑病的危险 1. 问诊　性格改变，举止反常、精神错乱、意识模糊、睡眠障碍、行为异常，计算力及定向力异常。 2. 体格检查　昏迷前期出现神经体征，常出现扑翼样震颤。昏睡期主要表现为木僵和昏睡。昏迷期呼之不醒。 3. 辅助检查　血氨偏高、神经系统紊乱，严重者可出现脑电图异常，表现为节律变慢	1. 按分级护理原则进行巡视与评估。 2. 预防　复查血氨，肝肾功能、电解质等辅助检查，积极治疗原发疾病，予以对症支持治疗，口服乳果糖保持大便通畅，禁用肥皂水灌肠。观察疗效，预防并发症并记录。 3. 健康指导　①饮食：肝性脑病在营养评估情况下合理食用蛋白类食物，完全严格限制会造成营养不良，加重肝性脑病的发生率，常规蛋白质的摄入量在每天 1.2～1.5g/kg，肥胖或超重患者摄入量控制在 2.0g/kg。②药物：应用谷氨酸钾钠降血氨时，应根据血清钾钠浓度与病情而定；患者少尿时少用钾剂，明显腹水和水肿时慎用钠剂。③阳性体征管理：神志异常，性格及行为改变，饮食结构发生变化等，及时通知医生，安抚患者，留陪，防止不良事件发生。④心理：安抚患者，消除其紧张因素，积极配合，树立战胜疾病的信心。 4. 识别与紧急处理　患者出现意识不清，胡言乱语，尽早识别早期肝性脑病征象，告知医生，监测生命体征及瞳孔变化，间断吸氧 3L/min。“三防三护”，防走失、防伤人、防自残，床档、约束带（家属签知情同意后）、乒乓球手套防护，并做好记录	1. 问诊　患者意识状态逐渐恢复正常。 2. 体格检查　患者神志清楚，生命体征在正常范围。 3. 辅助检查　恢复正常。 4. 患者及家属知晓并掌握疾病相关知识，合理饮食，提高健康与安全管理依从性

三、脓毒血症临床护理诊断

疾病简介

脓毒血症是化脓性致病菌从感染部位侵入血液，并在其中大量繁殖，通过血液扩散至宿主的其他组织或器官，产生新的化脓性病灶。按严重程度可分为脓毒症、严重脓毒症、脓毒性休克、多器官功能障碍综合征。

护理诊断	护理措施	护理目标跟踪
发热 1. 问诊　患者主诉疲乏无力，肌肉酸	1. 评估与紧急处理　评估患者热型、感染源及传播方式，根据感染病原体采取相应的隔离措施。 2. 告知医生进行综合评估　完善辅助检查，积极	1. 问诊　体力恢复正常，肌肉酸痛缓解，皮肤红润、干燥温

续表

护理诊断	护理措施	护理目标跟踪
痛，皮肤苍白、湿冷，畏寒，寒战，气促等。 2. 体格检查　心率加快、脉搏细速、呼吸急促，体温呈弛张热或稽留热。 3. 辅助检查　白细胞计数升高或降低；中性粒细胞升高；C-反应蛋白升高；血浆降钙素原升高；肌酐升高	配合处理。 3. 准确执行医嘱　发热患者采取药物降温或物理降温，监测血压、尿量情况，避免出现低血容量休克，并观察治疗效果及药物不良反应。 4. 健康指导　①饮食：指导患者进食高热量、高蛋白、高维生素易消化流食或半流食，无心功能不全的患者，保证每天饮水量达 2000ml 以上。②药物：指导患者遵医嘱按时按量使用退热药，勿随意增减、漏服、更换药物。指导患者退热后及时监测体温、出汗、血压、尿量情况，出汗较多者，及时更换衣物。③阳性体征管理：教会患者及家属监测体温，有畏寒、寒战等不适及时通知医护人员。④心理：安慰鼓励患者，减少患者紧张。 5. 按分级护理原则进行巡视　评估措施落实效果，并做好记录	暖，无畏寒寒战，呼吸平稳。 2. 体格检查　生命体征恢复正常。 3. 辅助检查　白细胞计数、中性粒细胞、C-反应蛋白、血浆降钙素原、肌酐均恢复正常值。 4. 患者及家属知晓发热相关知识，掌握自我监测体温，物理降温的方法，并进行自我管理
有休克的危险 1. 问诊　患者主诉乏力、心慌、尿量减少。 2. 体格检查　意识改变、心率加快、脉搏细速、皮肤湿冷、持续性低血压，毛细血管充盈受损或皮肤花斑。 3. 辅助检查　乳酸＞2mmol。 4. 评估量表　SOFA 评分≥2 分。GCS 评分＜15 分。毛细血管再充盈时间（CRT）试验阳性	1. 按分级护理原则进行巡视与评估。 2. 预防　积极处理原发病灶，给予足量、有效的抗生素治疗，纠正酸中毒、及时补充血容量，避免出现感染性休克。发热患者采取药物降温或物理降温时，注意监测血压、尿量情况，避免出现低血容量性休克。 3. 健康指导　①饮食：指导患者进食高热量、高蛋白、高维生素易消化流食或半流食；②阳性体征管理：教会患者及家属监测患者意识，有心慌、大汗淋漓、意识改变，如嗜睡等不适及时通知医护人员；③心理：安慰鼓励患者，减少患者紧张。 4. 识别与紧急处理　患者出现皮肤湿冷、意识改变、心率加快、脉搏细速、血压降低至休克血压时，立即告知医生，协助患者取中凹卧位或平卧位，迅速建立 2 条以上静脉通路，执行医嘱，并做好记录	1. 问诊　体力恢复正常，无心慌，皮肤干燥温暖，尿量增加并恢复正常。 2. 体格检查　意识清楚、生命体征恢复正常，皮肤颜色恢复正常，花斑消失。 3. 辅助检查　乳酸恢复正常。 4. 评估量表　SOFA 评分＜2 分，GCS 评分≥15 分。 5. 患者及家属知晓疾病相关知识，并进行自我管理

四、传染性单核细胞增多症临床护理诊断

疾病简介

传染性单核细胞增多症（IM）是由 EB 病毒（EBV）感染引起的急性感染性疾病，以发热、咽峡炎和淋巴结肿大为典型临床特点，可出现肝脾肿大、外周血中淋巴细胞增多及异型淋巴细胞等。

护理诊断	护理措施	护理目标跟踪
疼痛 1. 问诊　患者诉咽喉部疼痛。 2. 体格检查　咽、悬雍垂、扁桃体充血、水肿，部分患者扁桃体有渗出物或灰白色假膜形成或上腭有瘀点。 3. 评估量表　疼痛评分增高	1. 评估与紧急处理　评估咽部疼痛程度、性质。鼓励饮水，指导患者采用分散注意力的方法缓解疼痛。 2. 告知医生进行综合评估。 3. 准确执行医嘱　疼痛严重者遵医嘱采用药物对症治疗，观察治疗效果及药物不良反应。 4. 健康指导　①饮食：指导患者进清淡、易消化的高热量、高蛋白、富含维生素的流质或半流质饮食，少量多餐。避免干硬、粗糙和辛辣酸咸等刺激性食物，食物温度可偏凉。②阳性体征：教会患者注意咽部肿胀情况，如出现呼吸或吞咽困难及时告知医务人员。③心理：关心安慰患者，减少患者紧张。 5. 按分级护理原则进行巡视　评估措施落实效果，并做好记录	1. 问诊　患者咽痛缓解或消失。 2. 体格检查　咽、悬雍垂、扁桃体无充血肿胀。 3. 评估量表　疼痛评分减低。 4. 患者及家属知晓疾病的相关知识，掌握分散注意力的方法，并进行自我管理
发热 1. 问诊　患者诉疲乏无力、头疼、肌肉酸痛、畏寒或寒战、食欲缺乏等。 2. 体格检查　体温≥37.5℃，皮肤苍白或发红伴灼热感、呼吸急促、心动过速等不适。 3. 辅助检查　外周血异型淋巴细胞比例≥0.10；淋巴细胞增多≥5.0×10^9/L	1. 评估与紧急处理　在标准预防的基础上，采取接触隔离和飞沫隔离。评估患者体温≥37.5℃并持续升高，立即协助患者卧床休息，建立静脉通路，合理氧疗并记录。 2. 告知医生进行综合评估。 3. 准确执行医嘱　采用物理和（或）药物降温，予以补液、抗感染、抗病毒等对症支持治疗，观察治疗效果及药物不良反应。禁忌酒精擦浴。 4. 健康指导　①饮食：指导进食高热量、优质高蛋白、丰富维生素、清淡易消化的食物，每天饮水1000～2500ml。②药物：避免自行服用阿司匹林降温，以免诱发脾破裂及血小板减少。③康复：高热患者大量出汗后，及时用温水擦拭，更换浸湿的床单和衣裤，以保持皮肤清洁、干燥，病室定时通风换气。④阳性体征：教会患者及家属定时监测体温，若有心慌、胸闷、呼吸困难、头痛、恶心、呕吐等不适及时告知医务人员。⑤隔离：指导患者和家属做好飞沫隔离，避免交叉感染。 5. 按分级护理原则进行巡视　动态评估生命体征、神志及尿量变化并记录，观察中枢神经系统症状，如嗜睡、易激惹、抽搐、意识障碍等，应警惕出现噬血细胞综合征。评估措施落实效果，并做好记录	1. 问诊　患者未诉乏力、疼痛等不适，食欲增加。 2. 体格检查　体温正常，呼吸平稳。 3. 患者及家属知晓疾病相关知识，掌握温水擦浴及正确测量体温的方法，并进行自我管理
皮肤、口腔黏膜完整性受损 1. 问诊　口腔黏膜疹疼痛、皮疹瘙痒。 2. 体格检查　躯干	1. 评估与紧急处理　评估口腔黏膜及全身皮疹情况，并记录。 2. 告知医生进行综合评估。 3. 准确执行医嘱　给予生理盐水或复方硼砂含漱液（朵贝液）漱口。出现溃疡者，用3%过氧化氢溶液清洗口腔后，涂以冰硼散，局部皮肤瘙痒较重者，	1. 问诊　患者口腔无疼痛或疼痛减轻，皮肤无瘙痒。 2. 体格检查　口腔黏膜完整无破损，口腔无感染；

续表

护理诊断	护理措施	护理目标跟踪
常见红斑、荨麻疹、斑丘疹或丘疹，软硬腭交界处有黏膜疹	可用炉甘石洗剂等药物涂抹患处。观察治疗效果及药物不良反应。 4. 健康指导　①药物：遵医嘱给予口腔含漱液、炉甘石洗剂等改善症状，出现任何不适及时告知医务人员。②康复：保持口腔、皮肤清洁，温水清洗出疹皮肤，禁用肥皂和酒精擦洗。穿刺、扎止血带尽量避开皮疹严重部位。③心理：关心安慰患者，减少患者紧张。 5. 按分级护理原则进行巡视　评估措施落实效果，并做好记录	皮疹消退。 3. 患者及家属知晓疾病相关知识，并进行自我管理
有发生脾破裂的危险 1. 问诊　患者诉左上腹疼痛、心慌。 2. 体格检查　触诊肝脾肿大，患者面色苍白、表情淡漠，四肢发凉、脉搏细数；血压急剧下降；腹膜刺激征阳性。 3. 辅助检查　红细胞、血红蛋白和血细胞比容下降；腹腔诊断性穿刺抽出不凝固血液，ALT 升高。 4. 评估量表　休克分级量表显示中度及以上	1. 按分级护理原则进行巡视与评估。 2. 预防　指导患者避免任何可能挤压或撞击脾的动作。限制或避免活动，患儿尤其青少年患者在症状改善 2～3 个月后才能剧烈活动；嘱患者勿剧烈咳嗽、打喷嚏、用力排便或突然变换体位等，以免引起自发性脾破裂。 3. 健康指导　①药物：尽量少用阿司匹林退热，以免诱发脾破裂。②阳性体征管理：教会患者注意观察腹部症状，出现腹痛、心慌等不适时及时告知医护人员。 4. 识别与紧急处理　患者出现面色苍白、表情淡漠、四肢发凉、左上腹疼痛等情况立即告知医生，嘱患者绝对卧床休息，减少搬动患者。禁食水，建立 2 条及以上静脉通路，给予心电监护及吸氧，并做好记录	1. 问诊　患者腹痛缓解。 2. 体格检查　患者神志清楚，面色红润、皮肤温度正常，生命体征平稳。 3. 辅助检查　恢复正常。 4. 评估量表　休克分级量表显示轻度或无休克。 5. 患者及家属知晓疾病相关知识，掌握准确记录 24 小时出入量的方法及脾破裂相关预防措施，并进行自我管理

五、肾综合征出血热临床护理诊断

疾病简介

肾综合征出血热是由汉坦病毒引起的，以鼠类为主要传染源的一种自然疫源性疾病，本病的主要病理变化是全身小血管和毛细血管广泛性损害，临床上以发热、出血、充血、低血压休克及肾脏损害为主要表现。

护理诊断	护理措施	护理目标跟踪
发热 1. 问诊　主诉突起畏寒、高热，疲乏无力、可伴头痛、腰痛、眼眶痛、全身肌肉关节酸痛。发病前 2 个月内有疫区旅居史，或有鼠类或其排泄物、分泌物等的接触史。 2. 体格检查　体温升高，颜面、颈部和胸部皮肤潮红，有头痛、腰痛和眼眶痛；球结膜充血、水肿，皮肤黏膜出血点。 3. 辅助检查　白细胞总数增多，中性粒细胞比例增高，异型淋巴细胞增多。汉坦病毒特异性 IgM 抗体阳性。 4. 评估量表　汉密尔顿焦虑量表≥7 分	1. 评估与紧急处理　评估热型，注意观察发热的过程、持续时间及伴随症状。 2. 告知医生进行综合评估　完善辅助检查，积极配合处理。 3. 准确执行医嘱　高热患者以物理降温为主。慎用对乙酰氨基酚等退热药物。使用退热药后监测血压情况，警惕低血压。遵医嘱给予抗病毒治疗，慎用糖皮质激素治疗。 4. 健康指导　①饮食：给予高热量、高维生素易消化流食或半流食，每天摄糖量 150～200g，发热时应适当增加饮水量，保持口腔清洁。②药物：监测使用退热药物的血压变化，必要时遵医嘱给予静脉补液。③阳性体征管理：教会患者自我监测体温。④心理：引导患者以积极的心态对待疾病，保持情绪稳定，缓解患者的焦虑和紧张。 5. 按分级护理原则进行巡视　评估措施落实效果，并做好记录	1. 问诊　无寒战高热，乏力及疼痛症状缓解。 2. 体格检查　逐渐恢复至正常。 3. 辅助检查　白细胞计数等相关检查指标逐渐好转。 4. 评估量表　汉密尔顿焦虑量表评分＜7 分。 5. 患者及家属知晓观察出血点及皮肤变化，掌握自我疏解情绪的办法，并进行自我管理
有休克的危险 1. 问诊　主诉烦躁不安，口渴心慌、乏力、恶心、呕吐，少尿。 2. 体格检查　面色及皮肤苍白，口唇甲床发绀，表情淡漠，意识进行性改变；有肾区叩痛；成人血压＜90/60mmHg。 3. 辅助检查　BUN 和血 Cr 升高，RBC 和 Hb 明显增高。生化标志物：血乳酸 2mmol/L。心电图异常，以窦性心律失常和 ST-T 改变最常见	1. 按分级护理原则进行巡视与评估。 2. 预防　监测生命体征及尿量，根据体温、血压、尿量及血液浓缩情况予以补液治疗，定期监测凝血功能，处于高凝状态时遵医嘱给予小剂量肝素抗凝。 3. 健康指导　①饮食：指导进高碳水化合物、高维生素、低盐低蛋白饮食。②药物：遵医嘱使用血管活性药物，出现任何不适告知医护人员。③阳性体征管理：注意保暖。出现口渴、心慌或其他不适及时告知医护人员。④心理：安慰鼓励患者，减少患者紧张。 4. 识别和紧急处理。出现烦躁不安，口渴心慌、面色苍白等情况时，迅速告知医生，建立 2 条以上静脉通路，遵医嘱快速补充血容量，并做好记录	1. 问诊　患者体力恢复，无心慌、乏力等不适。 2. 体格检查　生命体征正常，小便正常。 3. 辅助检查　相关检查指标恢复正常。 4. 患者及家属知晓并掌握休克相关预防措施，提高健康与安全管理依从性

续表

护理诊断	护理措施	护理目标跟踪
水肿 1. 问诊　患者诉呼吸困难、疲乏、食欲下降，水肿部位感胀痛等。 2. 体格检查　球结膜水肿、眼睑和面部水肿。 3. 辅助检查　尿蛋白"++"或"+++"、血尿素氮＞30mmol/L、血肌酐≥353.6umol/L、血清白蛋白＜30g/L。X线胸片示肺淤血、肺水肿。B超示双肾实质性改变、腹水及胸腔积液	1. 评估与紧急处理　监测并及时处理电解质酸碱平衡，遵医嘱监测肾功能变化，关注血钾、血尿素氮、血肌酐情况，出现高钾血症、高血容量综合征、肾衰竭时应尽早进行血液净化治疗。再次评估患者，并做好记录。 2. 准确执行医嘱　注意控制补液量和速度，按"量出为入，宁少勿多"的原则摄入或输入液体，遵医嘱给予利尿剂。 3. 健康指导　①饮食：指导进食富含纤维素的清淡饮食，避免高糖食物引起痰液黏稠，蛋白质 1.0～1.5g/（kg · d），饮水量控制在1500ml/d，限制钠盐＜2g/d。②药物：使用利尿剂后记录24小时尿量。③阳性体征管理：下肢水肿者抬高下肢，少尿持续4天以上或无尿24小时以上，明显氮质血症，高血钾或高血容量综合征者、严重代谢性酸中毒，应尽早行血液透析治疗。 4. 按分级护理原则进行巡视　评估措施落实效果，记24小时出入量，并做好记录	1. 问诊　患者食欲和体力逐渐增加，无呼吸困难。 2. 体格检查　球结膜、眼睑和面部水肿减轻。 3. 辅助检查　血肌酐＜176.8μmol/L，血尿素氮＜7.1mmol/L，血清白蛋白＞35g/L。B超示无积液。 4. 患者知晓体液过多危险因素，并掌握相关护理措施，提高患者自护的能力
疼痛 1. 问诊　患者主诉头痛、腰痛、眼眶痛、全身肌肉酸痛。 2. 体格检查　肾叩击痛、腹部有压痛、反跳痛。 3、评估量表　疼痛评分增高	1. 评估与紧急处理　评估疼痛的部位、性质、程度、持续时间。提供安静的休息环境，减少外界刺激，绝对卧床休息，协助取半卧位，指导患者缓慢深呼吸，再次评估患者，做好记录。 2. 告知医生进行综合评估　完善辅助检查，积极配合处理。 3. 准确执行医嘱　指导患者正确服用止痛药物，观察药物的疗效及不良反应。 4. 健康指导　卧床休息。活动时动作应缓慢，避免出现碰撞引起腹膜后血肿而诱发出血。保证充足的睡眠，避免熬夜，保持乐观情绪，树立战胜疾病信心。 5. 按分级护理原则进行巡视　评估措施落实效果，并做好记录	1. 问诊　疼痛缓解或消失。 2. 体格检查　无肾叩击痛。腹部无压痛反跳痛。 3. 评估量表　疼痛评分减低。 4. 患者掌握缓解疼痛的方法

第十四章　乳腺专科常见疾病临床护理诊断

一、急性乳腺炎临床护理诊断

疾病简介

急性乳腺炎是乳腺的急性化脓性感染，多见于产后哺乳期女性，尤其以初产妇多见，往往发生在产后3～4周。主要与产后抵抗力降低、乳腺淤积、细菌入侵有关，临床表现为患侧乳房胀痛，局部红、肿、发热，有压痛性肿块，处理不及时可形成乳房脓肿。

护理诊断	护理措施	护理目标跟踪
疼痛 1. 问诊　患侧乳房疼痛、活动受限。 2. 体格检查　患侧乳房发红、有压痛性肿块。 3. 评估量表　疼痛评分增高	1. 评估与紧急处理　卧床休息，抬高床头，局部托起乳房，准确评估疼痛级别并做好记录。 2. 告知医生进行综合评估。 3. 准确执行医嘱　如局部药物外敷，给予抗炎、止痛等对症治疗，观察疗效及药物不良反应。 4. 健康指导　①饮食：指导患者进食高热量、高蛋白质、富含维生素的清淡易消化饮食，多饮水。②药物：遵医嘱正确使用抗菌及止痛药物等。③康复：注意婴儿口腔卫生；保持乳头清洁，养成良好哺乳习惯，及时正确排空乳汁，纠正乳头内陷。④阳性体征管理：针对乳房局部红肿热痛，指导患者根据医嘱正确药物外敷或理疗，促进局部血液循环，用宽松胸罩托起患乳，出现任何不适及时告知医护人员。⑤心理：安抚患者情绪，避免产后焦虑。 5. 按分级护理原则进行巡视　评估措施落实效果，并做好记录	1. 问诊　患侧乳房疼痛减轻或消失。 2. 体格检查　患乳发红、压痛性肿块、破溃等症状消失或减轻。 3. 评估量表　疼痛评分降低。 4. 患者及家属知晓导致疼痛的危险因素并掌握相关预防措施
发热 1. 问诊　燥热伴患侧乳房胀痛，乏力、食欲缺乏、全身不适。 2. 体格检查　体温≥37.5℃，患侧乳房红肿胀痛。 3. 辅助检查　白细胞计数及中性粒细胞比例升高	1. 评估与紧急处理　协助患者卧床休息，给予物理或药物降温，并做好记录。 2. 告知医生进行综合评估。 3. 准确执行医嘱　如进行血标的采集与送检，行物理降温或直肠给予双氯芬酸钠栓，观察药效及不良反应。 4. 健康指导　①饮食：指导患者少量多次饮水，进食高热量、优质蛋白质、富含维生素、清淡易消化饮食。②药物：指导患者正确使用退热药，注意观察药效及不良反应。③康复：保持患侧乳房皮肤清洁，掌握正确哺乳方法。④阳性体征管理：指导患者发热及退热期间卧床休息并适当补水，行降温处理后及时更换衣物，避免受凉。⑤心理：安慰患者，减少焦虑，有效母乳喂养。 5. 按分级护理原则进行巡视　评估措施落实效果，并做好记录	1. 问诊　燥热及患侧乳房胀痛等症状消失或减轻。 2. 体格检查　患者体温＜37.5℃，患侧乳房无红肿及触痛。 3. 辅助检查　白细胞计数及中性粒细胞比例恢复正常。 4. 患者及家属知晓导致发热的因素及预防措施

续表

护理诊断	护理措施	护理目标跟踪
焦虑 1. 问诊　神经紧张，担心可能中断母乳喂养。 2. 评估量表　焦虑量表评估异常	1. 评估与紧急处理　分析患者焦虑原因，转移注意力减少刺激，缓解焦虑情绪。 2. 告知医生进行综合评估。 3. 准确执行医嘱。 4. 健康指导　①饮食：指导患者进食高热量、优质蛋白质、富含维生素、清淡易消化饮食。②康复：指导患者注意休息，适当运动。③阳性体征管理：以案示教，宣讲母乳喂养及预防乳腺炎相关知识并掌握自我护理方法。④心理：安慰、鼓励患者，制订个性化治疗对策。 5. 按分级护理原则进行巡视　评估措施落实效果，并做好记录	1. 问诊　患者情绪稳定，积极配合治疗。 2. 体格检查　生命体征正常。 3. 评估量表　焦虑量表得分下降。 4. 患者情绪稳定并与家属和睦相处，积极应对产后自我及婴儿照护

二、乳腺癌手术临床护理诊断

疾病简介

乳腺癌是乳腺上皮细胞在多种致癌因子的作用下，发生增殖失控的现象。疾病早期常表现为乳房肿块、乳头溢液、腋窝淋巴结肿大等症状，晚期可因癌细胞发生远处转移，出现多器官病变，直接威胁患者的生命。乳腺癌的治疗采用的是以手术治疗为主的综合治疗策略。对早期乳腺癌患者，手术治疗是首选。手术适应证为TNM分期为0期、Ⅰ期、Ⅱ期和部分Ⅲ期的患者。手术方式分保留乳房的乳腺癌切除术、乳腺癌改良根治术、乳腺癌根治术、全乳房切除术、前哨淋巴结活检术、乳腺癌根治术后乳房重建术。

护理诊断	护理措施	护理目标跟踪
术后出血 1. 问诊　术后引流为血性液体，局部敷料有血汁。 2. 体格检查　切口敷料渗血、引流液呈鲜红色，每小时引流量大于100ml，持续3小时以上，伤口周围肿胀、皮下瘀斑；皮肤张力高，按压发硬。血压下降、呼吸轻快等休克症状。	1. 评估与紧急处理　立即协助患者取平卧位，准确评估出血量及颜色，观察患者面色、血压变化，建立静脉通道，吸氧、心电监护。 2. 告知医生进行综合评估　完善相关辅助检查。 3. 准确执行医嘱　配合医生行清创缝合，遵医嘱正确使用止血药物等并观察疗效。 4. 健康指导　①饮食：指导患者戒烟酒，勿进食辛辣刺激性饮食。②药物：遵医嘱使用止血药物，如苏灵、邦亭、卡洛黄钠等。注意观察疗效及不良反应。③康复：指导患者循序渐进进行功能锻炼，避免手术部位剧烈活动；告知患者不可随意拆除或调节绷带的松紧。④阳性体征管理：教会患者及家属保持引流管通畅并观察引流液的性质及量，发现敷料有渗血、胸闷心慌等立即告知医务人员。⑤心理：安慰鼓励患者树立战胜疾病	1. 体格检查　患者生命体征平稳，切口敷料干燥，引流管无血色引流液。 2. 患者及家属能知晓疾病相关知识，能知晓出血的危险因素，并掌握出血预防相关知识，健康与安全管理依从性提高

续表

护理诊断	护理措施	护理目标跟踪
3. 辅助检查　红细胞计数＜3.5×10^9/L，血红蛋白＜110g/L	的信心。 5. 按分级护理原则进行巡视　监测患者生命体征，动态评估患者引流液情况，并做好记录	
疼痛 1. 问诊　切口疼痛。 2. 评估量表　疼痛评分增高	1. 评估与紧急处理　协助患者抬高床头，取舒适体位，检查并调节胸带松紧度。 2. 告知医生进行综合评估。 3. 准确执行医嘱　如双氯芬酸钠栓塞肛、氟比洛芬酯注射液（凯纷）静脉输注等。 4. 健康指导　①药物：指导患者正确使用镇痛药，并观察药效与不良反应。②心理：转移注意力，缓解焦虑和紧张，减轻疼痛感。 5. 按分级护理原则进行巡视　评估措施落实效果，并做好记录	1. 问诊　疼痛消除或减轻。 2. 评估量表　疼痛评分降低。 3. 患者及家属知晓疼痛缓解相关知识
水肿 1. 问诊　患肢疼痛、臂围增粗、麻木、沉重。 2. 体格检查　双上肢周径测量两侧相差大于2～3cm。 3. 辅助检查　核素扫描造影出现聚集在注射部位、淋巴管与淋巴结显影缓慢或不显影、淋巴管扩大等、CT患肢皮下组织呈粗糙的蜂窝样改变。 4. 评估量表　乳腺癌术后淋巴水肿风险评分≥13分	1. 评估与紧急处理　对评估淋巴水肿高危风险的患者实施徒手淋巴引流、佩戴弹力袖套等指导，根据病情进行肌肉力量渐进式抗阻力运动。 2. 告知医生进行综合评估。 3. 准确执行医嘱　如行动静脉血栓彩超排查血栓。 4. 健康指导　①饮食：保持良好的生活方式，限制钠盐的摄入，多食优质蛋白。②药物：使用pH为中性或弱酸性的润肤品和清洗用品，出现任何不适及时告知医务人员。③康复：指导患者进行渐进式患肢功能锻炼，进行深呼吸及全身的有氧运动，患肢避免剧烈重复用力的离心性动作，避免穿着过紧的衣物、使用带钢托的胸罩、戴过紧的首饰、患侧卧位，保持患侧手臂血液循环通畅。④阳性体征管理：识别患肢臂围大小变化，有无肩部、肘部、手臂、腕部、手指活动受限，有无上肢、乳房、胸壁肿胀，有无患肢沉重、僵硬、紧绷感、皮肤增厚、不灵活、麻木、触痛、疼痛/隐痛/酸痛、发红、皮温升高、起水泡、烧灼感、刺痛、针扎样感觉、患肢无力、患肢疲乏等淋巴水肿早期症状。一旦发生以上症状，应及时就医。⑤心理：帮助患者树立战胜疾病的信心。 5. 按分级护理原则进行巡视　动态监测患肢臂围，关注患肢皮肤状况，评估措施落实效果，并做好记录	1. 问诊　患肢水肿减轻、功能改善。 2. 体格检查　双上肢周径测量，两侧相差小于2～3cm。 3. 评估量表　乳腺癌术后淋巴水肿风险评分＜13分。 4. 患者及家属能知晓淋巴水肿发生的危险因素，并掌握淋巴水肿发生预防相关措施，健康与安全管理依从性提高

第十五章　中医专科常见疾病临床护理诊断

一、痔临床护理诊断

疾病简介

痔，又称痔疮，是直肠末端黏膜下和肛管皮肤下的直肠静脉丛发生扩大、曲张所形成的柔软的静脉团。痔因饮食不洁，燥热内生，下迫大肠及久坐、负重远行等所致。以便血、肛门有肿物、坠胀、异物感或疼痛为主要临床表现。根据发病部位的不同，分为内痔、外痔和混合痔。

护理诊断	护理措施	护理目标跟踪
血瘀性疼痛 1. 问诊　诉疼痛影响睡眠、进食、活动。 2. 体格检查　痛苦面容，活动受限、血压升高，心率呼吸增快。 3. 评估量表　疼痛评分增高	1. 评估与紧急处理　观察患者疼痛的部位、性质、持续时间及疼痛程度，并做好记录。 2. 告知医生进行综合评估。 3. 准确执行医嘱　给予止痛措施（针刺二白、承山，中药坐浴）或止痛药物并记录。 4. 健康指导　①饮食：进富含维生素、高纤维素饮食，如多食蔬菜和水果。②药物：指导患者遵医嘱使用止痛药物。③阳性体征管理：指导平卧位，保持大便通畅，按时用药。任何不适及时告知医护人员。④心理：指导患者正确描述疼痛的程度及转移注意力的技术，避免精神紧张，减轻恐惧等情绪的影响。 5. 按分级护理原则进行巡视　评估措施落实效果，并做好记录	1. 问诊　疼痛缓解或消失。 2. 体格检查　血压、心率、呼吸正常。 3. 评估量表　疼痛评分减低。 4. 患者及家属能知晓疾病相关知识，并进行自我管理
尿潴留 1. 问诊　诉腹胀、小便难解。 2. 体格检查　下腹隆起，叩诊呈浊音	1. 评估与紧急处理　评估患者腹胀情况，并做好记录。 2. 告知医生进行综合评估。 3. 准确执行医嘱　提供舒适隐蔽的排尿环境，消除患者焦虑和紧张情绪。利用条件反射诱导排尿，如听流水声。给予热敷、按摩或针刺刺激穴位（关元、中极、三阴交、太溪），必要时导尿。 4. 健康指导　保持外阴清洁，防止感染，每天饮水量在 2000ml 以上。告知患者防脱管等注意事项。 5. 按分级护理原则进行巡视　评估措施落实效果，并做好记录	1. 问诊　患者未诉腹胀，小便能正常排出。 2. 体格检查　恢复正常。 3. 患者及家属知晓尿潴留的相关知识，并进行自我管理
不寐 1. 问诊　诉睡眠困难。 2. 评估量表　匹兹堡睡眠质量指数（PSQI）评分	1. 评估与紧急处理　观察患者的睡眠时长、质量，做好记录。 2. 告知医生进行综合评估。 3. 准确执行医嘱　减少对患者在睡眠期间的干扰。遵医嘱给予针刺（神门、内关、照海）、贴敷、五音疗法等中医护理措施进行干预。	1. 问诊　患者自诉睡眠质量有改善。 2. 评估量表　PSQI 量表评分≤6 分。 3. 患者及家属知晓疾病相关知识，并进

续表

护理诊断	护理措施	护理目标跟踪
＞6 分	4. 健康指导　指导患者保持情绪稳定，创造静谧、舒适的睡眠环境；静听单调的响声、默念数字等诱导入眠；病情允许时可于晚睡前散步，晚睡前热水泡足。 5. 按分级护理原则进行巡视　评估措施落实效果，并做好记录	行自我管理
便秘 1. 问诊　诉排便有梗阻感，排便困难。 2. 体格检查　大便干结，排便次数＜3 次/周	1. 评估与紧急处理　观察排便间隔时间、大便性状、便后有无出血、腹部有无肿块、有无腹痛等，并做好记录。 2. 告知医生进行综合评估。 3. 准确执行医嘱　给予热敷、按摩刺激穴位（足三里、上巨虚、支沟），必要时可用中药熏洗，诱导排便，如果出现粪便秘结，遵医嘱服用或外用通便药物。若燥屎坚硬，无力排除时可协助掏出，减轻患者痛苦。 4. 健康指导　①饮食：进富含维生素、高纤维素饮食，如多食蔬菜和水果，忌辛辣。②指导患者养成定时排便的习惯，避免排便时间过长和过分用力；每天饮水 2000ml 以上。③适当活动，增加肠道蠕动。④心理：多与患者沟通，取得患者的信任，解除其心理障碍。 5. 按分级护理原则进行巡视　评估措施落实效果，并做好记录	1. 问诊　患者自述排便正常。 2. 体格检查　大便正常。 3. 患者及家属能知晓疾病相关知识，并进行自我管理

二、肛痈临床护理诊断

疾病简介

肛痈指肛管直肠周围软组织或其周围间隙发生急慢性化脓性感染并形成脓肿的疾病。肛痈因过食肥甘、辛辣、醇酒，或肺、脾、肾亏虚，湿热之邪乘虚下注所致。以肛门周围红肿、疼痛、有波动感，伴恶寒发热为主要临床表现。

护理诊断	护理措施	护理目标跟踪
恶寒发热 1. 问诊　主诉畏寒，甚则出现寒战。 2. 体格检查　体温≥37.5℃	1. 评估与紧急处理　评估患者体温、寒热、汗出、咳嗽、咳痰、痰色、舌苔、脉象情况，并做好记录。 2. 告知医生进行综合评估。 3. 准确执行医嘱　如给予退热（按摩或针刺大椎、风府、风门、肺俞、肝俞，刮痧，擦浴等）、抗炎、补液治疗；必要时留取血培养标本。 4. 健康指导　①饮食：饮食以清淡易消化，富于营养	1. 问诊　患者无恶寒症状。 2. 体格检查　体温＜37.5℃ 3. 患者及家属能知晓疾病相关知识，并进行自我管理

续表

护理诊断	护理措施	护理目标跟踪
	的流质、半流质饮食为宜，多饮热水。②环境：保持病室清洁、舒适、安静，空气新鲜，定时通风。③药物：必要时使用退热药物。④活动：宜卧床休息，热退后可适当下床活动，防止劳复。 5. 按分级护理原则进行巡视　评估措施落实效果，并做好记录	
血瘀性疼痛 1. 问诊　诉疼痛，影响睡眠、进食、活动及日常生活。 2. 体格检查　痛苦面容，活动受限，血压升高，心率呼吸增快。 3. 评估量表　疼痛评分增高	1. 评估与紧急处理　观察患者疼痛的部位、性质、持续时间及疼痛程度，并做好记录。 2. 告知医生进行综合评估。 3. 准确执行医嘱　给予止痛措施（针刺二白、承山，中药坐浴）或止痛药物并记录。 4. 健康指导　①饮食：进富含维生素、高纤维素饮食，如多食蔬菜和水果。②药物：指导患者遵医嘱使用止痛药物。③阳性体征管理：指导平卧位，保持大便通畅，按时用药。任何不适及时告知医护人员。④心理：指导患者正确描述疼痛的程度及转移注意力的技术，避免精神紧张，减轻恐惧等情绪的影响。 5. 按分级护理原则进行巡视　评估措施落实效果，并做好记录	1. 问诊　疼痛缓解或消失。 2. 体格检查　血压、心率、呼吸正常。 3. 评估量表　疼痛评分减低。 4. 患者及家属能知晓疾病相关知识，并进行自我管理
尿潴留 1. 问诊　诉腹胀，小便难解。 2. 体格检查　下腹隆起，叩诊呈浊音	1. 评估与紧急处理　评估患者腹胀情况，并做好记录。 2. 告知医生进行综合评估。 3. 准确执行医嘱　提供舒适隐蔽的排尿环境，消除患者焦虑和紧张情绪；利用条件反射诱导排尿，如听流水声。遵医嘱给予热敷、按摩或针刺刺激穴位（关元、中极、三阴交、太溪），必要时导尿。 4. 健康指导　保持外阴清洁，防止感染，每天饮水量在 2000ml 以上。告知患者防脱管等注意事项。 5. 按分级护理原则进行巡视　评估措施落实效果，并做好记录	1. 问诊　患者未诉腹胀，小便能正常排出。 2. 体格检查　恢复正常。 3. 患者及家属知晓尿潴留的相关知识，并进行自我管理
不寐 1. 问诊　诉睡眠困难。 2. 评估量表　匹兹堡睡眠质量指数（PSQI）评分＞6 分	1. 评估与紧急处理　观察患者的睡眠时长、质量，做好记录。 2. 告知医生进行综合评估。 3. 准确执行医嘱　减少对患者在睡眠期间的干扰。遵医嘱给予针刺（神门、内关、照海）、贴敷、五音疗法等中医护理措施进行干预。 4. 健康指导　指导患者保持情绪稳定，创造静谧、舒适的睡眠环境；静听单调的响声、默念数字等诱导入眠；病情允许时可于晚睡前散步，晚睡前热水泡足。 5. 按分级护理原则进行巡视　评估措施落实效果，并做好记录	1. 问诊　患者自诉睡眠质量有改善。 2. 评估量表　PSQI 量表评分≤6 分。 3. 患者及家属能知晓疾病相关知识，并进行自我管理

续表

护理诊断	护理措施	护理目标跟踪
便秘 1. 问诊　诉排便有梗阻感，排便困难。 2. 体格检查　大便干结，排便次数<3次/周	1. 评估与紧急处理　观察排便间隔时间、大便性状、便后有无出血、腹部有无肿块、有无腹痛等，并做好记录。 2. 告知医生进行综合评估。 3. 准确执行医嘱　给予热敷、按摩刺激穴位（足三里、上巨虚、支沟），必要时可用中药熏洗，诱导排便，如果出现粪便秘结，遵医嘱服用或外用通便药物。若燥屎坚硬，无力排除时可协助掏出，减轻患者痛苦。 4. 健康指导　①饮食：进富含维生素、高纤维素饮食，如多食蔬菜和水果，忌辛辣。②指导患者养成定时排便的习惯，避免排便时间过长和过分用力；每天饮水2000ml以上。③适当活动，增加肠道蠕动。④心理：多与患者沟通，取得患者的信任，解除其心理障碍。 5. 按分级护理原则进行巡视　评估措施落实效果，并做好记录	1. 问诊　患者自述排便正常。 2. 体格检查　大便正常。 3. 患者及家属能知晓疾病相关知识，并进行自我管理

第十六章　老年专科常见疾病临床护理诊断

一、老年衰弱临床护理诊断

疾病简介

老年衰弱症是指老年衰弱综合征，是一组由机体退行性改变和多种慢性疾病引起的机体易损性增加的非特异性临床综合征。其核心是老年人与年龄有关的生理储备能力和功能下降，易损性增加和抗应激能力下降，外界较小的刺激即可引起临床负性事件的发生。诊断标准通常为体重下降、活动耐力下降、疲乏无力等。

护理诊断	护理措施	护理目标跟踪
活动耐力下降 1. 体格检查　握力下降、步行速度减慢、疲乏等。 2. 评估量表　运动耐量评估＜4METs、活动无耐力（Gordon）分级≥Ⅲ级、简易疲乏评分≥7分	1. 评估与紧急处理　协助患者采取舒适卧位休息，吸氧，保持环境安静。 2. 告知医生进行综合评估。 3. 准确执行医嘱　如维持水、电解质和酸碱平衡、营养治疗等对症处理，观察疗效及不良反应。积极治疗原发病。 4. 健康指导　①饮食：指导患者调整饮食习惯，多食富含蛋白质的食物，补充丰富的维生素，避免辛辣刺激性食物，戒烟限酒，掌握营养均衡原则。②康复根据运动耐量评估、活动无耐力分级、简易疲乏评分评估，制订个性化活动计划，患者及家属知晓运动计划，并掌握有氧运动的原则。指导并协助重度衰弱患者进行被动运动。③心理：指导家属增加陪伴时间，鼓励患者坚持锻炼。 5. 按分级护理原则进行巡视　定期进行老年综合评估，积极开展健康教育指导，评估措施落实效果，并做好记录	1. 体格检查　疲乏无力等减轻。 2. 评估量表　运动耐量评估分级增高、活动无耐力（Gordon）分级＜Ⅲ级、运动耐量评估＜7METs。 3. 患者知晓活动耐力下降的危险因素，并掌握降低活动耐力下降的方法
消瘦 1. 问诊　食欲下降，体重减轻。 2. 体格检查　体型消瘦、面色苍白、精神萎靡。 3. 辅助检查　血清总蛋白＜60g/L、白蛋白＜35g/L。 4. 评估量表　营养风险评估（NRS-2002）	1. 评估与紧急处理　进行营养风险筛查，评估有无恶心、呕吐、便秘、腹泻等情况，鼓励进食，实施营养支持治疗。 2. 告知医生进行综合评估。 3. 准确执行医嘱　如氨基酸等静脉滴注、营养制剂口服、肠内营养液胃管内注入等对症处理，观察疗效及不良反应。 4. 健康指导　①饮食：指导患者掌握均衡营养原则，进食优质高蛋白饮食，如鱼、瘦肉等，每天蛋白质摄入量 1.2～1.5g/kg，以及富含维生素、易消化的食物。②药物：指导患者每天补充 800～1000U 的维生素 D，同时监测维生素 D 水平。掌握肠内外营养支持治疗注意事项。③心理：关心和鼓励患者，	1. 问诊　食欲和体重逐渐增加。 2. 体格检查　生命体征稳定，精神状态良好。 3. 辅助检查　血清总蛋白、白蛋白逐渐恢复正常。 4. 评估量表　营养风险评估（NRS-2002）＜3分，BMI 18.5～23.9kg/m^2。 5. 患者及家属知晓

续表

护理诊断	护理措施	护理目标跟踪
≥3 分	增进治疗信心，保持乐观心态。 5. 按分级护理原则进行巡视 评估措施落实效果，并做好记录	疾病相关知识，掌握均衡营养喂养方法，并进行自我管理
有跌倒的危险 评估量表 Morse 评分≥45 分	1. 按分级护理原则巡视与评估 动态监测呼吸、血压、心率、血钾等，观察患者自理能力、步态、有无头晕、乏力等。 2. 预防 ①开展预防跌倒健康指导，提高健康管理依从性。②维持水、电解质和酸碱平衡，观察疗效和不良反应。③生活上对如厕、淋浴、活动前后的重点看护。 3. 健康指导 ①饮食：指导患者和家属掌握均衡营养原则，并根据生化结果，合理补充豆制品、小米、燕麦、香蕉、苹果、梨等食物。②药物：指导患者掌握正确口服补钾药的方法，会自我监测心率和呼吸。③康复：患者及家属知晓渐进下床法，扶支撑物，并使用合适的助行器，穿防滑鞋等。出现任何不适及时告知医务人员。④心理：保持乐观心态，增进治疗信心，减轻或消除恐惧心理。 4. 识别与紧急处理 发现患者出现头晕、乏力、步态不稳等情况，立即协助卧床休息，吸氧，拉起双侧床栏，防跌倒和坠床。监测生命体征，通知医生，查找原因，准确执行医嘱，再次评估并做好记录。发现患者跌倒立即通知医生，检查并确认伤情，正确搬运，有外伤、出血则立即止血包扎，行 X 线、CT 等检查，准确执行医嘱，再次评估并做好记录	1. 未发生跌倒。 2. 患者及家属知晓跌倒风险防范的相关知识并进行自我管理

二、老年胃食管反流症临床护理诊断

疾病简介

食管反流病是一种慢性消化系统疾病，是指由于防御机制减弱或受损，导致胃、十二指肠内容物通过松弛的食管下括约肌反流到食管引起的一系列症状和体征，以及侵蚀咽、喉、气管等食管以外组织损害的并发症。老年人因膈肌、韧带松弛，食管裂孔疝的发生率较高，所以胃食管反流病的发生率明显升高，发病率随年龄增加而增加。

护理诊断	护理措施	护理目标跟踪
疼痛 1. 问诊 反酸伴胃烧灼感，胸骨后烧灼感或疼痛。	1. 评估与紧急处理 进行疼痛评估，检查口腔情况，协助患者取半坐卧位，做好记录。 2. 告知医生进行综合评估。 3. 准确执行医嘱 遵医嘱给予抑酸剂、黏膜保护剂，	1. 问诊 疼痛缓解或消失。 2. 评估量表 疼痛评分减低。

续表

护理诊断	护理措施	护理目标跟踪
2. 评估量表　疼痛评分增高	观察疗效及不良反应。 4. 健康指导　①饮食：指导患者调整饮食结构，避免进食过饱，晚上睡前2～3小时禁食禁饮，限制柑橘汁、西红柿汁等酸性食品，减少酒、茶、咖啡、糖等刺激性食品摄入。②药物：指导患者服药时需保持直立位，至少饮水150ml。③阳性体征管理：指导患者餐后采取半卧位或直立位，睡眠时可将头侧床垫抬高15～20cm，将枕头垫在背部以抬高胸部。掌握改变不良睡姿，避免右侧卧位，避免将两上臂上举或枕于头下，避免反复弯腰及抬举动作。做好口腔护理，防止口腔感染。④心理：教会患者及家属知晓减轻疼痛的方法和技巧，消除紧张情绪。 5. 按分级护理原则进行巡视　观察患者进食及疼痛改善情况，评估措施落实效果，并做好记录	3. 患者及家属知晓疾病相关知识，并进行自我管理
消瘦 1. 问诊　嗳气、反食、反胃、吞咽困难等。 2. 体格检查　体型消瘦、面色苍白、精神萎靡。 3. 辅助检查　胃镜检查提示食道异常。 4. 评估量表　营养风险评估（NRS-2002）≥3分，BMI＜18.5kg/m^2	1. 评估与紧急处理　进行营养风险筛查，评估吞咽功能，协助患者餐后取半卧位，保持呼吸道畅通。 2. 告知医生进行综合评估。 3. 准确执行医嘱　如西沙比利、甲氧氯普胺、多潘立酮等促胃动力药，注意观察疗效及不良反应。 4. 健康指导　①饮食：避免饱腹及刺激性食物，指导患者进食低脂饮食，少量多餐，食物的搭配宜多样化。②药物：告知患者及家属知晓口服药的注意事项及不良反应，出现任何不适及时告知医护人员。③心理：关心和鼓励患者，保持乐观心态。 5. 按分级护理原则进行巡视　根据患者文化程度、接受能力和知识需求开展饮食营养相关健康指导，评估措施落实效果，并做好记录	1. 问诊　嗳气、反食、反胃等减轻或消失。 2. 体格检查　食欲和体重逐渐增加，面色转红润，生命体征稳定。 3. 评估量表　营养风险评估（NRS-2002）＜3分，BMI 18.5～23.9kg/m^2。 4. 患者及家属知晓均衡营养原则，并进行自我管理
有误吸的危险 1. 问诊　食物反流、咳嗽等。 2. 评估量表　误吸风险评估≥13分	1. 评估　按分级护理原则进行巡视与评估，评估患者生命体征、意识、咳嗽、配合程度、吞咽功能及误吸风险，积极预防并发症，观察疗效并记录。 2. 预防　床头抬高15°～30°，每4小时评估一次口腔情况，预防隐性误吸。早期开展吞咽功能训练，遵医嘱给予胃动力药物，观察疗效及不良反应。 3. 健康指导　①康复：指导患者采取坐位进食，少量多餐，减慢进食速度，进食后保持坐位30分钟，避免晚餐进食过饱。卧位休息时，抬高床头，头偏向一侧，保持呼吸道畅通。②阳性体征管理：指导家属掌握一定的预防误吸应急处理措施，如	1. 未发生误吸。 2. 患者及家属知晓引起误吸的危险因素，掌握相关预防措施，并进行自我管理

续表

护理诊断	护理措施	护理目标跟踪
	发生呛咳，立即停止进食，迅速清理口腔分泌物、必要时吸痰等，出现任何不适及时告知医护人员。 4. 识别与紧急处理　发现患者突然不能说话、呛咳、面色发绀、呼吸困难等，立即将头偏向一侧，迅速清除口鼻及呼吸道误吸物、吸痰，同时开放气道，保持呼吸道通畅，吸氧，通知医生，执行医嘱，评估措施落实效果，做好记录	

第十七章　急危重症专科常见疾病临床护理诊断

一、急性胸痛临床护理诊断

疾病简介

急性胸痛是临床上最常见的症状之一，是以胸痛为主要表现的一组异质性疾病群。不同病因导致的胸痛既可相似，又有不同特征，表现可以是不同部位、不同性质和不同程度的疼痛，其伴随症状亦各不相同。急性胸痛病因繁多、病情严重性差异极大，不仅包括急性冠状动脉综合征、以急性主动脉夹层为主的急性主动脉综合征、以急性肺栓塞（APE）为主的“急性肺动脉综合征”及张力性气胸等高危胸痛，也包括稳定性冠心病、胃食管反流病、肋间神经痛、神经官能症等中低危胸痛。

护理诊断	护理措施	护理目标跟踪
疼痛 1. 问诊　胸部闷痛、压迫感或撕裂样胸、背痛，甚或濒死感，部分患者可放射至上肢、后背部或颈部。 2. 体格检查　表情痛苦、皮肤湿冷、发绀、颈静脉怒张、心脏杂音、肺部啰音，呼吸频率≥20 次/分、SpO_2 异常。 3. 辅助检查　心电图异常，肌钙蛋白、D-二聚体、血气分析、血生化检验等异常，超声、放射影像检查异常。 4. 评估量表　疼痛评分增高	1. 评估与紧急处理　立即协助患者严格卧床休息，硝酸甘油舌下含服，床边心电图，心电监护，氧气吸入，建立静脉通路。 2. 告知医生进行综合评估　心内科、心胸外科等多学科会诊，做好急救及术前准备。 3. 准确执行医嘱　如硝普钠静脉泵入，肌内注射吗啡止痛治疗，观察疗效与不良反应，持续心电监护，协助完善相关辅助检查。 4. 健康指导　①饮食：进食低盐低脂、清淡易消化饮食，戒烟限酒，保持大小便通畅，排便勿用力。②药物：指导规范服药，胸痛发作时休息或含服硝酸甘油，出现任何不适及时告知医护人员。③心理：保持情绪稳定，消除紧张和焦虑。 5. 按分级护理原则进行巡视　评估措施落实效果，并做好记录	1. 问诊　胸闷、胸痛缓解或消失。 2. 体格检查　面色红润，皮温正常，心脏听诊杂音逐渐消失，呼吸 16～20 次/分、SpO_2≥95%。 3. 辅助检查　心电图、肌钙蛋白、D-二聚体、血气分析血生化检验、超声、放射影像检查正常或向好转归。 4. 评估量表　疼痛评分减低。 5. 患者及家属能知晓疾病相关知识，并进行自我管理
有心肌梗死的危险 1. 问诊　心前区或胸骨后疼痛，向左肩和左臂内侧放射。	1. 按分级护理原则巡视与评估患者有无胸闷、胸痛等症状，监测心电图及心肌标志物等。 2. 预防　如嚼服阿司匹林、氯吡格雷、吗啡静脉注射等，观察疗效及不良反应。做好急救准备。 3. 健康指导　①饮食：进食低盐低脂低糖、清淡	1. 问诊　胸痛等症状缓解或消失。 2. 体格检查　面色转红润，心脏杂音、肺部啰音逐渐消失，呼

续表

护理诊断	护理措施	护理目标跟踪
2. 体格检查 面色苍白、皮肤湿冷伴口唇发绀、颈静脉怒张、心脏杂音、肺部啰音。呼吸频率≥20次/分。 3. 辅助检查 心电图异常。 4. 评估量表 TIMI危险评分≥4分	易消化饮食，戒烟限酒，保持大便通畅；②药物：指导患者严格按照医嘱服药治疗，疼痛逐渐加剧不能缓解时，立即制动休息，告知医护人员；③心理：保持情绪稳定，消除焦虑和紧张。 4. 识别与紧急处理 立即停止一切活动，绝对卧床休息，持续心电监护和动态心电图监测，准确执行医嘱，并协助处理，做好记录	吸16～20次/分。 3. 辅助检查 心电图恢复。 4. 评估量表 TIMI危险评分<4分。 5. 患者及家属能知晓疾病知识与危险因素，并进行自我管理
有猝死的危险 1. 体格检查 严重胸痛、急性呼吸困难、突发心悸或晕厥。呼吸>24次/分、心率>100次/分、BP≥140/90mmHg，SpO_2<90%。 2. 辅助检查 心电图、电解质及心肌酶学检测结果提示异常改变。 3. 评估量表 疼痛评分增高	1. 按分级护理原则巡视及评估，评估患者有无严重胸闷、胸痛等心肌灌注缺血表现，动态监测血压、心率、心律、意识、皮色、皮温、尿量、血氧饱和度等，持续心电监护和吸氧。备好除颤器等急救设备。 2. 预防 ①积极纠正诱因，治疗原发疾病；②维持电解质和酸碱平衡，观察疗效及不良反应。 3. 健康指导 ①饮食：指导患者进食低盐低脂饮食，避免摄入刺激性食物，如咖啡、浓茶等，戒烟酒。②药物：指导患者严格按照医嘱规范服药，掌握不良反应及注意事项。③阳性体征管理：教会患者胸痛时停止一切活动，并制动休息，勿用力排便，出现任何不适及时告知医护人员。④心理：保持情绪稳定，避免焦虑和紧张。 4. 识别及紧急处理 发现猝死早期表现，立即稳定患者情绪，绝对卧床休息，保持呼吸道及静脉通畅，备好急救车和除颤仪，告知医生，执行医嘱，随时做好心肺复苏和建立人工气道的抢救准备，再评估病情并做好记录	1. 体格检查 呼吸困难、胸痛、心悸等症状逐渐好转或消失。呼吸16～20次/分、心率60～100次/分、BP 140/90mmHg至90/60mmHg。SpO_2≥90%。 2. 辅助检查 心电图、电解质及心肌酶学检测结果逐渐恢复正常。 3. 评估量表 疼痛评分降低。 4. 患者家属知晓猝死的早期识别，进行疾病自我管理

二、急性脑梗死临床护理诊断

疾病简介

脑梗死又称缺血性卒中，是指因脑部血液循环障碍，缺血、缺氧所致的局限性脑组织的缺血性坏死，具有发病率高、致残率高、死亡率高和复发率高的特点。脑梗死早期有效的治疗方法是血管再通治疗，包括静脉溶栓和血管内介入治疗，但救治时间窗较短；二级预防以抗血小板或抗凝、降脂、降压、降糖等药物治疗为主，预防卒中复发。现代康复技术在一定程度上改善神经功能障碍，但未能解决卒中复发率和致残率。目前，中医药通过改善患者证候或症状，可达到促进神经功能恢复，提高患者日常生活能力和生存质量的目的，临床应用具有较好的依从性。

护理诊断	护理措施	护理目标跟踪
躯体移动障碍 1. 体格检查　活动被约束，肌力与耐力下降。 2. 评估量表　肢体肌力≤3 级，ADL 评分≤40 分	1. 评估与紧急处理　协助患者取良肢体位摆放，关节受压处垫软枕，提供必要的生活护理。 2. 告知医生进行综合评估　必要时请康复科会诊，早期开展康复治疗。 3. 准确执行医嘱　遵医嘱补液、扩管、抗凝等对症支持治疗，观察疗效及不良反应。 4. 健康指导　①饮食：指导进食优质蛋白、富含维生素和纤维素食物，多饮水，保持口腔清洁和大便通畅。②康复：指导并协助患者正确变换体位，进行床上主被动运动。掌握渐进式下床活动方法，下床时扶助支撑物，选用合适的助行工具。配合落实力量训练、体位治疗、关节运动等康复训练。③心理：稳定情绪，增强自我照顾能力和自信心。 5. 按分级护理原则进行巡视　评估自理能力及肌力恢复情况，以及措施落实效果并记录	1. 体格检查　躯体移动能力逐步增强。 2. 评估量表　ADL 评分＞40 分，肢体肌力逐渐恢复 3. 患者及家属知晓并配合肢体功能。康复训练，健康和安全管理依从性提高
吞咽困难 1. 体格检查　意识障碍、流涎、吞咽时发生干呕、哽咽、咳嗽或无法吞咽。 2. 评估量表　（EAT-10）吞咽筛查＞30 分，（SSA）标准吞咽功能评分 18～46 分（分值越高吞咽障碍越严重）	1. 评估与紧急处理　协助患者取半卧位，头偏向一侧，预防误吸。少量多餐进食，发生呛咳立即停止进食。 2. 告知医生进行综合评估。 3. 准确执行医嘱　如维持水、电解质和酸碱平衡，早期开始营养支持治疗，观察疗效及不良反应。 4. 健康指导　①饮食：指导家属掌握鼻饲喂养方法，以及均衡营养饮食的选择。②康复：指导患者及家属积极配合康复理疗师进行吞咽功能康复训练，逐步提高吞咽能力。③心理：稳定情绪，增强疾病恢复的信心。 5. 按分级护理原则进行巡视　观察患者进食及吞咽改善情况，评估措施落实效果并记录	1. 体格检查　症状缓解。 2. 评估量表　（EAT-10）吞咽筛查＜30 分，（SSA）标准吞咽功能评分下降。 3. 患者及家属知晓相关危险因素，并掌握预防措施，健康与安全管理依从性提高
有误吸的危险 1. 体格检查　意识障碍、躁动不安、昏迷、携带人工气道、机械通气、鼻饲喂养。患者剧烈呛咳、发绀、呼吸困难、痰液带有食物残渣等。 2. 评估量表　误吸风险评估≥13 分	1. 按分级护理原则进行巡视与评估，动态监测患者面色、呼吸、心率、脉搏、血压、氧饱和度、意识、胃管位置、胃残余量、腹内压等，积极预防并发症并记录。 2. 预防　①肠内营养前使用促进胃动力药物，观察疗效及不良反应。②评估胃管在位、通畅，人工气道气囊压力 25～30cmH_2O，抬高床头 30°～45°，采取低流量、匀速喂养方式，每 4～6 小时监测胃残余量。③保持气道畅通，及时清理口鼻腔及气道分泌物，头偏向一侧。 3. 健康教育　①药物：指导患者遵医嘱使用益生菌及促进食欲的药物治疗，肠内营养前给予助消化的药物，如胃蛋白酶、胰酶，掌握不良反	1. 体格检查　患者家属掌握相关预防措施，住院期间未发生呛咳、呼吸困难、误吸等。 2. 患者或家属知晓误吸的危险因素并掌握预防措施，预防误吸措施落实有效，住院期间未发生误吸事件，健康与安全管理依从性高

续表

护理诊断	护理措施	护理目标跟踪
	应及注意事项。②康复：家属掌握正确喂养方式和口腔护理，会监测胃残余量，早期开展吞咽功能训练。出现任何不适及时告知医护人员。③心理：稳定情绪，增进治疗信心。 4. 识别与紧急处理　患者出现不适症状，立即停止喂养，将头偏向一侧，翻身叩背，及时清除口鼻分泌物，保持气道畅通，必要时进行吸引护理，再次评估，告知医生进行评估，并做好记录	
有压力性损伤的危险 1. 体格检查　患者卧床、肢体活动受限。 2. 辅助检查　血清总蛋白≤60g/L，白蛋白≤35g/L。 3. 评分量表　Braden 评分≤12 分，营养风险评估（NRS-2002）≥3 分	1. 按分级护理原则进行巡视　动态评估患者皮肤受压处有无红肿、破溃等情况，给予早期干预并记录。 2. 预防　①指导并协助患者保持病床单位清洁、平整，保持肛周皮肤清洁、干燥，避免局部刺激，每 2 小时翻身 1 次，使用水胶体敷料保护受压皮肤，选择合适的减压器具支撑受压部位。②遵医嘱予抗炎、补液、营养支持等治疗，观察疗效及不良反应。 3. 健康教育　①饮食：指导进食优质蛋白质高碳水化合物，增加维生素的摄入。必要时遵医嘱进行营养支持治疗。②康复：指导并协助床上肢体功能运动，每 2 小时翻身、按摩、减压护理。病情允许，早期下床活动。③心理：稳定情绪，增强治疗信心。 4. 识别与紧急处理　准确识别压力性损伤分期，根据分期给予适宜处置。协助患者更换体位，合理使用合适的减压器具，告知医生进行综合评估，准确执行医嘱，并做好记录	1. 体格检查　未发生压力性损伤。 2. 辅助检查　血清总蛋白、白蛋白逐渐恢复正常。 3. 评分量表　Braden 评分＞12 分，营养风险评估（NRS-2002）＜3 分。 4. 患者及家属知晓预防压力性损伤的措施，并进行自我管理
有深静脉血栓发生的危险 1. 问诊　肢体疼痛、麻木感、活动障碍等。 2. 辅助检查　多普勒超声检查提示有静脉血栓形成，计算机断层扫描血管造影（CTA），D-二聚体进行性升高。 3. 评估量表　手术患者 Caprini 评分≥5	1. 按分级护理原则进行巡视　动态监测呼吸、血压、心率、血脂、血糖、凝血功能等，观察肢体有无肿痛、皮温、末梢循环，出血倾向等，配合医生进行原发疾病的治疗，积极预防肺栓塞、出血等并发症。 2. 预防　准确执行医嘱，如完善 D-二聚体、彩超、CT、核磁等检查。落实梯度压力弹力袜、间歇充气加压装置物理治疗。遵医嘱肝素钠皮下注射抗凝药物治疗，积极预防并发症，观察疗效并记录。 3. 健康教育　①饮食：进食低盐低脂低糖、维生素及纤维素丰富食物，病情允许下多饮水，每天饮水量>2000ml，戒烟酒，保持情绪稳定及	1. 问诊　未发生深静脉血栓。 2. 辅助检查　超声、放射等影像学检查正常，D-二聚体正常。 3. 评估量表　血栓风险评估为低风险

续表

护理诊断	护理措施	护理目标跟踪
分或非手术患者Padua评分≥4分	大便通畅。②药物：指导患者正确规范服用双抗药，掌握注意事项并会观察不良反应。③康复：指导患者及家属知晓踝泵运动、肌肉静力收缩和直腿抬高运动，每天2～4次，每次15～30分钟。血栓形成应指导并协助患肢制动，禁止热敷和按摩。病情允许指导早期下床活动，出现任何不适及时告知医护人员。④心理：安慰鼓励患者，消除紧张情绪 4. 识别与紧急处理　协助患者绝对卧床休息，抬高患肢高于心脏水平20～30cm，并制动。告知医生进行综合评估，积极配合医生治疗原发疾病，随时做好抢救准备并完善记录	
有废用综合征的危险 1. 体格检查　长期卧床伴随其他系统的慢性疾病，有局部或全身废用综合征症状、感知觉及肌肉力量下降的征象。 2. 评估量表　ADL≤40分，肌力评估0级	1. 按分级护理原则巡视，动态评估患者生命体征、电解质、白蛋白、体重、肌力、24小时尿量，并观察患者局部及全身感知觉运动恢复情况并记录。 2. 预防　①根据患者病情早期开展肢体功能训练等康复运动；②根据病情早期开展营养支持治疗，观察疗效及不良反应。 3. 健康教育　①饮食：流质饮食为主，予少量藕粉、蔬菜及苹果汁，低盐低脂饮食，摄入优质蛋白质、维生素和矿物质等。②药物：指导患者按时按量服用治疗原发病的药物及扩血管、抗凝药，并适量补充钙剂、维生素等，掌握注意事项及不良反应。③康复：早期开展规范化康复训练，预防废用综合征的发生。协助患者取舒适功能卧位，骨关节处垫软枕减压支撑。病情允许，指导并协助早期下床活动，掌握渐进式下床活动方法。④心理：稳定情绪，增进治疗的信心。 4. 识别与紧急处理　协助取舒适功能卧位，告知医生进行综合评估，准确执行医嘱给予补充能量及营养支持治疗，必要时请康复科会诊早期开展有计划的康复训练，预防并发症，评估措施落实效果并记录	1. 体格检查　床上主被动活动量逐渐增加，局部及全身肌肉群未发生机能废用征象。 2. 评估量表　ADL评分>40分，肌力逐渐恢复>2级。 3. 患者及家属的照护理念提升，知晓并掌握相关康复运动措施，健康管理依从性提高

三、重症肺炎疾病临床护理诊断

疾病简介

重症肺炎（severe pneumonia，SP）是由肺组织（细支气管、肺泡、间质）炎症发展到一定疾病阶段，恶化加重形成，引起器官功能障碍甚至危及生命。中国 2015 年成人 CAP 指南采用新的简化诊断标准：符合下列 1 项主要标准或≥3 项次要标准者可诊断为重症肺炎，需密切观察、积极救治，并建议收住监护病房治疗。主要标准：①气管插管需要机械通气；②感染性休克积极体液复苏后仍需要血管活性药物。次要标准：①呼吸频率＞30 次/分；② PaO_2/FiO_2＜250mmHg；③多肺叶浸润；④意识障碍和（或）定向障碍；⑤血尿素氮≥7mmol/L；⑥低血压需要积极的液体复苏。

护理诊断	护理措施	护理目标跟踪
呼吸困难 1. 问诊　患者主诉呼吸费力、胸闷。 2. 体格检查　呼吸频率增快，呼吸＞24 次/分，缩唇呼吸；双肺呼吸音减弱；SpO_2＜90%。 3. 评估量表　呼吸困难严重程度（mMRC）3 级，慢性阻塞性肺疾病评估测试（CAT）≥20 分	1. 评估与紧急处理　评估患者呼吸急促，立即抬高床头 30°～45°，行文丘里面罩吸氧或呼吸机辅助通气等。 2. 告知医生进行综合评估。 3. 准确执行医嘱　如急查血气，盐酸左沙丁胺醇雾化吸入，多索茶碱组、甲强龙组静脉滴注，观察治疗效果及药物不良反应。 4. 健康指导　①饮食：指导患者戒烟酒，勿进食腥辣刺激性饮食。②药物：教会患者正确使用吸入剂，如：布地奈德、万托林等，观察疗效及不良反应。③康复：指导患者掌握缩唇呼吸及腹式呼吸，每天 2～3 次，每次 10～15 分钟。④阳性体征管理：指导患者及家属掌握家庭氧疗方法，出现呼吸困难等不适及时告知医护人员。⑤心理：安慰鼓励患者，树立信心。 5. 按分级护理原则进行巡视　评估措施落实效果，并做好记录	1. 问诊　呼吸平稳、胸闷缓解 2. 体格检查　呼吸 16～20 次/分，SpO_2≥90%。 3. 评估量表　呼吸困难严重程度（mMRC）≤2 级，CAT 评分≤10 分。 4. 患者及家属知晓疾病相关知识，并进行自我管理
发绀 1. 问诊　患者主诉痰液不易咳出，呼吸困难。 2. 体格检查　口唇、面部青紫，甲床苍白。呼吸频率增快，呼吸＞24 次/分，SpO_2＜90%，双肺听诊可闻及痰鸣音。 3. 评估量表　咳嗽力量分级 2 级，痰液黏稠度分级Ⅲ度	1. 评估与紧急处理　评估患者口唇、面部发绀，取合适体位（半坐位或俯卧位）并给予氧气吸入，必要时吸痰。根据患者病情调整给氧方式和浓度，根据痰液性状调节气道湿化程度。 2. 告知医生进行综合评估。 3. 准确执行医嘱　如乙酰半胱氨酸溶液雾化吸入，机械辅助排痰治疗，观察治疗效果及药物不良反应。 4. 健康指导　①康复：指导有效咳嗽咳痰，如翻身叩背，气道湿化，自下而上、由外向内。②阳性体征管理：指导患者及家属掌握如何监测血氧饱和度，出现呼吸困难或其他不适时及时告知医护人员。③心理：引导患者以积极的心态面对疾病。 5. 按分级护理原则进行巡视　评估措施落实效果，并做好记录	1. 问诊　患者痰液易于咳出，痰液总量变少。 2. 体格检查　呼吸 16～20 次/分、SpO_2≥95%。 3. 评估量表　咳嗽力量≥3 级、痰液黏稠度Ⅰ度。 4. 患者及家属知晓疾病相关知识，掌握有效咳嗽的方法，并进行自我管理
发热 1. 问诊　诉发热、寒战、头疼、食	1. 评估与紧急处理　评估患者腋下体温≥37.5℃，并持续升高，实验室炎症指标异常，立即协助患者卧床休息，取舒适功能疗，拉起护栏预防坠床，根据	1. 问诊　患者诉发热、寒战、头疼、食欲缺乏、疲乏

续表

护理诊断	护理措施	护理目标跟踪
欲缺乏、疲乏不适等。 2. 体格检查　虚弱、呼吸急促，皮肤潮红，皮温升高，体温≥37.5℃。 3. 辅助检查　心电监护示心动过速，实验室检查示白细胞计数>9.5×10^9/L，C-反应蛋白>6mg/L	血培养结果做好标准预防或接触性隔离等。 2. 告知医生进行病情综合评估。 3. 准确执行医嘱　如体温≥38.5℃，遵医嘱采集血培养标本并及时送检，根据医嘱给予物理或药物降温、抗炎补液治疗，监测体温变化，预防并发症，观察疗效并记录。 4. 健康指导　①饮食：指导进食高热量、优质高蛋白（蛋白质可按 1.5～2.0g/kg 体重摄入）、丰富维生素、清淡易消化的食物，少量多餐，每天饮水 1000～2500ml，行口腔护理每天 2 次，预防感染，增进食欲。②药物：指导患者遵医嘱规范服药治疗，教会患者正确使用吸入剂，如布地奈德、万托林等，注意观察疗效及不良反应。③康复：指导患者发热期间卧床休息为主，减少探视，加强呼吸功能锻炼，缩唇呼吸及腹式呼吸，每天 2～3 次，每次 10～15 分钟。④阳性体征管理：指导并协助行温水擦浴或五点冰敷等物理降温处理，及时更换清洁、干燥的床单及衣物，注意保暖，避免受凉。⑤心理：予以一定的心理护理，稳定情绪，安慰、鼓励患者，减少患者紧张，出现任何不适及时告知医护人员。 5. 按分级护理原则巡视，动态监测生命体征、体温、意识、尿量等并记录	等症状好转。 2. 体格检查　体温恢复正常范围。 3. 患者及家属知晓疾病与风险预防措施，掌握物理降温方法，健康与安全管理依从性提高
营养失调：低于机体需要量 1. 问诊　患者诉近一周体重低于标准体重范围的 10～20%，伴有吞咽困难、咳嗽、厌食等。有重症感染等疾病史。 2. 体格检查　四肢皮皱，背部及腹部皮下脂肪少，衰弱状态等。 3. 辅助检查　体格检查、血液生化检查、血常规、维生素检测、X 线检查、CT 检	1. 评估与紧急处理　患者营养风险评估（NRS-2002）≥3 分，伴随乏力、食欲下降等症状，立即协助患者卧床休息，取舒适功能卧位，建立静脉通路，合理氧疗，拉起护栏预防坠床。 2. 告知医生进行病情综合评估。 3. 准确执行医嘱　如遵医嘱予以补充能力合剂，输注脂肪乳剂、氨基酸、白蛋白、血浆、多特等肠外营养制剂，必要时请营养科会诊制订个性化营养支持治疗方案，积极预防并发症，观察疗效并记录。 4. 健康指导　①饮食：指导患者选择可口、高热能、优质蛋白质、易消化吸收的清淡饮食。饮食量由少到多、由稀到稠，循序渐进，避免发生腹泻，加重胃肠功能紊乱。②药物：指导患者遵医嘱规范服药治疗原发疾病。肠道菌群失调时，使用益生菌及促进食欲的药物治疗。肠内营养前给予助消化的药物，如胃蛋白酶、胰酶。③康复：指导并协助患者每天口腔护理 2 次，预防感染，增进食欲。病情允许时，鼓励适当活动，以增加营养物质的吸收与代	1. 问诊　患者自述食欲好转，体重逐渐增加，每天营养摄入量能满足日常活动和机体代谢的需要。 2. 体格检查　营养状态及衰弱状态逐渐恢复。 3. 辅助检查　白蛋白指标恢复正常，营养风险评估（NRS-2002）<1 分。 4. 患者及家属知晓并掌握良好的营养与生活习惯，及相关风险预防

续表

护理诊断	护理措施	护理目标跟踪
查、MRI 检查、人体成分分析提示异常改变。 4. 评估量表　营养风险评估（NRS-2002）≥3 分	谢。④心理：给予一定的心理护理，稳定情绪。出现任何不适及时告知医护人员。 5. 按分级护理原则巡视　动态监测生命体征、胃残余量、血清白蛋白指标、体重等并记录	知识，健康与安全管理依从性提高
焦虑 1. 问诊　患者诉紧张、心悸、出汗、失眠、尿频。 2. 体格检查　呼吸＞24 次/分，血压≥140/90mmHg。 3. 评估量表　汉密尔顿焦虑量表评分≥7 分	1. 评估与紧急处理　安抚患者，让患者感到放心和舒适，说话平缓，使用简短语言，表达理解的情感，除去多余的刺激，做好心理安抚。再次评估患者，并做好记录。 2. 告知医生，进行综合评估。 3. 准确执行医嘱　如口服佐匹克隆，观察药物疗效及不良反应。 4. 健康指导　指导患者解焦虑的办法，如听轻音乐，下棋等娱乐活动，分散注意力，减轻焦虑，出现任何不适及时告知医护人员。 5. 按分级护理原则进行巡视　评估措施落实效果，并做好记录	1. 问诊　患者情绪平稳，积极配合治疗。 2. 体格检查　呼吸 16～20 次/分、血压 140/90mmHg 至 90/60mmHg。 3. 评估量表　汉密尔顿焦虑量表评分＜7 分。 4. 患者及家属知晓疾病相关知识，掌握自我疏解情绪的办法，并进行自我管理
有误吸的危险 1. 体格检查　患者意识障碍、躁动不安、昏迷、携带人工气道、机械通气、鼻饲喂养，有剧烈呛咳、发绀、喘鸣、呼吸困难、窒息、痰液带有食物残渣的风险发生。 2. 评估量表　误吸风险评估≥13 分	1. 按分级护理原则巡视　动态监测患者面色、呼吸、心率、脉搏、血压、氧饱和度、意识、胃管位置、胃残余量、腹内压等，积极预防并发症并记录。 2. 预防　①根据病情遵医嘱完善相关检查，肠内营养前使用促进胃动力药物，观察疗效及不良反应。②抬高床头 30°～45°，头偏向一侧，保持气道通畅，匀速喂养，并观察病情。 3. 健康教育　①饮食：患者携带人工气道及鼻饲管时，妥善固定，每班检查管道位置，置入深度及通畅情况，确保在位、通畅，确保人工气道气囊压力 25～30cmH_2O，抬高床头 30°～45°，采取低流量、匀速喂养方式，观察痰液是否带有食物的残渣，每 4～6 小时监测胃残余量，胃残余量＜200ml，维持原速度，≤100ml 则需要加速 20ml，＞200ml，对患者进行肠内营养耐受评估。患者意识障碍、舌后坠、咳嗽反射减弱时，使用合适的口咽通气导管并固定，保持气道畅通，及时清理口鼻腔及气道分泌物，头偏向一侧。②康复：患者意识清楚，评估吞咽功能，进行洼田饮水实验，早期开展吞咽功能训练。	1. 体格检查　患者未出现咳嗽、发绀、呼吸困难等症状，预防误吸措施落实有效，未发生误吸事件。 2. 评估量表　误吸风险评估≤12 分，肠内营养耐受评分＜5 分。 3. 患者或家属知晓误吸的危险因素并掌握预防措施，并进行主动参与健康管理

续表

护理诊断	护理措施	护理目标跟踪
	4. 识别与紧急处理　评估患者误吸风险评分≥13 分，肠内营养耐受评分≥5 分，为误吸高危患者，立即协助患者取半坐卧位，头偏向一侧，畅通气道，清理口腔分泌物，暂停喂养，告知医生再次综合评估病情，必要时行口鼻吸引，气管镜检等，做好心肺复苏等抢救准备，动态观察生命体征及措施落实效果并记录	
发生压力性损伤的危险 1. 体格检查　营养摄入不足，高龄合并基础疾病。 2. 辅助检查　血清总蛋白≤60g/L，白蛋白≤35g/L。 3. 评分量表 Braden 评分≤12 分，营养风险评估（NRS-2002）≥3 分	1. 按分级护理原则进行巡视，动态评估皮肤受压、红肿、破溃等情况，积极给予早期干预并记录。 2. 预防　①指导并协助患者保持病床单位清洁、平整，及肛周皮肤清洁、干燥，避免局部刺激，每 2 小时翻身一次，使用水胶体敷料进行保护性干预，选择合适的减压器具或软垫支撑受压部位。②准医嘱予抗炎、补液、营养支持等治疗，观察治疗效果及不良反应。 3. 健康指导　①饮食：指导进食优质蛋白质和碳水化合物，增进维生素的摄入。②康复：指导并协助床上肢体功能运动，病情允许，协助患者早期下床活动，预防压力性损伤发生。③心理：给予一定的心理护理，稳定情绪，增强治疗信心。 4. 识别与紧急处理　准确识别压力性损伤的分期，立即协助患者更换体位，使用合适的减压器具进行干预，必要时请压力性损伤小组会诊，根据病情给予床边清创处理，完善护理记录。告知医生进行综合评估，准确执行医嘱，并做好记录	1. 体格检查　患者皮肤完好，住院期间未发生压力性损伤。 2. 辅助检查　血清总蛋白、白蛋白逐渐恢复正常。 3. 评估量表 Braden 评分＞12 分，营养风险评估（NRS-2002）＜1 分。 4. 患者及其家属知晓压力性损伤的相关预防措施，并主动参与健康管理
有深静脉血栓的危险 1. 问诊　肢体疼痛。 2. 体格检查　肢体肿胀、浅静脉扩张，肢体色素沉着、肢体远端溃疡，皮温升高。 3. 辅助检查　多普勒超声检查提示有静脉血栓形成，血浆 D-二聚体＞0.2mg/L。 4. VTE 评估量表 Padua 评分≥3 分	1. 按分级护理原则进行巡视　动态监测呼吸、血压、心率、血脂、血糖、凝血功能等，观察患肢肿胀、疼痛、皮肤颜色及温度、末梢循环，出血倾向等，配合医生进行原发疾病的治疗，积极预防肺栓塞、出血等并发症，观察对症支持治疗后的效果并记录。 2. 预防　准确执行医嘱，如采集 D-二聚体，完善彩超、CT、核磁、静脉造影等检查。落实梯度压力弹力袜（GCS）、间歇充气加压装置（IPC）物理治疗。肝素钠皮下注射抗凝药物治疗，积极预防并发症，观察疗效并记录。 3. 健康指导　①饮食：进食低盐低脂低糖、维生素及纤维素丰富食物，病情允许下多饮水，每天饮水量＞2000ml，戒烟酒，保持情绪稳定及大便通畅。②药物：指导患者遵医嘱正确规范服用双抗药，会观察不良反应症状。③康复：指导踝泵运动、肌肉	1. 问诊　血栓栓塞后综合征得到有效处理，肢体疼痛症状减轻或消失。 2. 体格检查　肢体肿胀、浅静脉扩张、肢体色素沉着、皮温升高等症状消失，未发生肢体远端溃疡。 3. 辅助检查　多普勒超声检查提示未发现静脉血栓形成，血浆 D-二

续表

护理诊断	护理措施	护理目标跟踪
	静力收缩和直腿抬高运动，每天2～4次，每次15～30分钟。血栓形成应指导并协助患肢制动，禁止热敷和按摩。协助术后患者早期下床活动，避免久站、久卧，预防跌倒，出现任何不适及时告知医护人员。④心理：安慰鼓励患者，减少患者紧张，出现任何不适及时告知医护人员。 4. 识别与紧急处理　患者肢体肿胀伴疼痛，Caprini评分≥3分，Padua评分≥3分，Khorana评分≥1分，多普勒超声检查提示有静脉血栓形成，立即协助患者绝对卧床休息，抬高患肢高于心脏水平20～30cm，并制动。告知医生进行综合评估及措施落实效果，随时做好抢救准备并完善记录	聚体<0.2mg/L。 4. 评估量表　Padua评分<3分。 5. 患者及家属知晓并掌握深静脉血栓预防相关知识，健康与安全管理依从性提高

四、大面积烧伤临床护理诊断

疾病简介

烧伤泛指各种热力、光源、化学腐蚀剂、放射线等因素所致，始于皮肤、由表及里的一种损伤。狭义的烧伤指由热力所引起的组织损伤。

护理诊断	护理措施	护理目标跟踪
疼痛 1. 问诊　烧伤部位疼痛。 2. 体格检查　烧伤处皮肤溃烂、红肿伴渗液，触痛。 3. 评估量表　疼痛评分增高	1. 评估与紧急处理　立即协助患者使用烧伤专用病床，调整好舒适体位，评估患者疼痛性质及程度，并做好记录。 2. 告知医生进行综合评估　必要时请疼痛科会诊。 3. 准确执行医嘱　如布洛芬缓释片口服，双氯芬酸钠直肠给药，吗啡肌内注射等，动态评估镇痛效果及不良反应。 4. 健康指导　①饮食：指导患者进食高热量、高蛋白、清淡易消化的饮食，补充维生素和纤维素，保持大便通畅，避免辛辣刺激性食物的摄入。②阳性体征管理：进行护理操作或移动患者时，动作轻柔，以免用力不当加重疼痛。教会患者深呼吸、分散注意力，与家人交谈等。③心理：关心疏导，消除紧张情绪，增进治疗信心。 5. 按分级护理原则进行巡视　评估措施落实效果，并做好记录	1. 问诊　疼痛减轻或消失。 2. 体格检查　烧伤面积、程度、深度等较前明显好转或恢复。 3. 评估量表　疼痛评分降低。 4. 患者或家属知晓疼痛管理的相关知识

续表

护理诊断	护理措施	护理目标跟踪
体液不足 1. 问诊　口渴、乏力。 2. 体格检查　心率增快>100 次/分，血压<90/60mmHg。尿量减少，24 小时尿量<400ml，每小时<17ml	1. 评估及紧急处理　评估患者的意识、神志、面色、状态、生命体征、尿量等，一旦发生休克，立即协助患者取中凹卧位，心电监护及氧气吸入，维持水、电解质和酸碱平衡。 2. 告知医生进行综合评估。 3. 准确执行医嘱　如葡萄糖注射液、低分子右旋糖酐、氨基酸注射液静脉滴注，必要时输注全血、血浆等血制品，观察疗效及不良反应。 4. 健康指导　①饮食：指导患者进食高热量、优质蛋白质食物，补充水和维生素，勿进食辛辣、过酸、过咸的饮食；②药物：患者及家属知晓静脉补液治疗的注意事项，掌握输液速度的正常范围，并参与安全管理；③心理：安慰患者，消除紧张情绪。 5. 按分级护理原则重点巡视　观察体液不足引起的并发症、动态评估患者神志、意识、生命体征、尿量及性质等，评估措施落实效果，做好记录	1. 问诊　口渴、乏力等组织灌注不足症状缓解。 2. 体格检查　生命体征稳定，呼吸16～20 次/分，心率 60～100 次/分，血压 140/90mmHg 至 90/60mmHg，24 小时尿量>400ml，每小时>17ml。 3. 患者及家属知晓并掌握体液不足相关预防措施，并进行自我管理
躯体移动障碍 1. 体格检查　患肢行外科包扎固定术，有目的地活动被约束和受限。 2. 评估量表　ADL 评分≤40 分	1. 评估与紧急处理　协助患者取良肢体位摆放，关节处垫软枕，提供必要的生活护理。 2. 告知医生进行综合评估。 3. 准确执行医嘱　遵医嘱补液、抗炎、抗凝等对症支持治疗，观察疗效及不良反应。 4. 健康指导　①饮食：指导进食优质蛋白、富含维生素和纤维素食物，多饮水，保持口腔清洁和大便通畅。②康复：指导并协助患者正确变换体位，进行床上主被动运动。掌握渐进式下床活动方法，选用合适的助行工具。配合落实力量训练、体位治疗、关节运动等康复训练，有效预防废用综合征的发生。③心理：稳定情绪，增强自我照顾能力和自信心。 5. 按分级护理原则进行巡视　评估患者躯体移动恢复情况，及措施落实效果并记录	1. 体格检查　躯体移动能力逐步增加。 2. 评估量表　ADL 评分>40 分。 3. 患者及家属知晓并配合肢体功能训练，并进行自我管理
有感染的危险 1. 问诊　寒战，发热。 2. 体格检查　体温≥37.5℃，创面周围皮温高，有脓性分泌物等。 3. 辅助检查　白细	1. 按分级护理原则进行巡视与评估　密切监测体温，严格无菌操作，防止交叉感染。 2. 预防　①保持创面周围皮肤及敷料清洁、干燥；②准确使用抗生素，观察疗效及不良反应。 3. 健康指导　①饮食：指导进食高热量、优质蛋白，如蛋禽、鱼肉类、牛奶等、饮食，补充锌等维生素和纤维素，保持大便通畅；②阳性体	1. 问诊　寒战、发热症状消失。 2. 体格检查　体温正常，创面周围皮温正常，伤口一期愈合，未发生感染。 3. 辅助检查　白细

续表

护理诊断	护理措施	护理目标跟踪
胞、CRP、PCT、血清总蛋白、白蛋白指标异常	征管理：出现创面周围疼痛、红肿等不适，及时告知医护人员；③心理：安慰鼓励患者，消除紧张。 4. 识别与紧急处理　动态评估患者创面、敷料渗液情况、实验室检查结果等，告知医生，执行医嘱，评估措施落实效果，做好记录	胞、CRP、PCT、血清总蛋白、白蛋白指标逐渐恢复正常。 4. 患者知晓疾病相关知识，并掌握预防措施，自我管理依从性高
有发生压力性损伤的危险 1. 体格检查　局部皮肤完整性受损，局部组织压红等。 2. 评估量表　Braden评分＜12分	1. 按分级护理原则进行巡视，观察皮肤受压状态、颜色、受压面积，评估压力性损伤分期，并进行早期保护性干预。 2. 预防　①落实预防措施，使用水胶体敷料进行保护性预防，必要时请压力性损伤小组床边会诊；②加强营养干预，观察疗效及不良反应。必要时请营养科会诊。 3. 健康教育　①饮食：加强患者营养，高蛋白饮食，增强抵抗力。②药物：患者及家属知晓营养治疗的重要性和注意事项。③康复：指导并协助患者每2小时翻身，关节及骨突出处垫软枕，保持皮肤清洁、干燥。④心理：安慰患者，缓解紧张情绪。 4. 识别与紧急处理　评估措施落实效果，做好记录	1. 体格检查　皮肤完整性好，护理措施落实有效，未发生压力性损伤事件。 2. 评估量表　Braden评分≥12分。 3. 患者及患者家属知晓相关知识及预防措施，健康管理依从性高

五、毒蛇咬伤临床护理诊断

疾病简介

毒蛇咬伤是指蛇毒液经毒蛇咬伤伤口进入体内，引起的一种急性全身性中毒性疾病。咬伤部位一般以手、臂、足、下肢常见。蛇毒液呈淡黄色、琥珀色或无色，咬伤压痕为2个针尖大牙印。蛇毒中的神经毒素可麻痹神经末梢，引起肢体麻木，阻断运动神经与横纹肌之间的神经冲动，引起瘫痪；蛇毒中的磷脂酶A2释放组胺、5-羟色胺和缓动素，引起伤口局部水肿、炎症反应和疼痛；透明质酸酶使局部炎症进一步扩散；蛋白质溶解酶破坏血管壁，引起出血、损伤组织或局部坏死。根据蛇毒毒性引起的临床表现一般分为神经毒损伤（金或银环蛇、海蛇）、心脏毒和凝血障碍毒损伤（蝰蛇、五步蛇、竹叶青、烙铁头等）、肌肉毒损伤（海蛇、眼镜蛇）、混合毒损伤（眼镜王蛇、蝰蛇、蝮蛇等）。

护理诊断	护理措施	护理目标跟踪
疼痛 1. 问诊　伤肢肿胀、疼	1. 评估与紧急处理　立即协助患者取舒适功能卧位，抬高患肢15°，监测患肢肿胀程度	1. 问诊　肿胀、疼痛、乏力等不适症状逐

续表

护理诊断	护理措施	护理目标跟踪
痛、乏力等不适。 2. 体格检查　伤口切排引流口肿胀、青紫、渗血。 3. 辅助检查　血常规、凝血功能提示异常改变。 4. 评估量表　疼痛评分增高，蛇咬伤严重程度评分 4～20 分为中重度	≥健侧肢体围度 10%以内，并记录。 2. 立即告知医生进行综合评估，完善相关检测，积极预防横纹肌溶解症等并发症。 3. 准确执行医嘱　如曲马多注射液 0.1g 肌内注射，观察疗效及不良反应。 4. 健康指导　①药物：教会患者及家属正确使用止痛剂双氯芬酸钠栓剂直肠给药方法，掌握不良反应及注意事项。②阳性体征管理：指导并协助患者进行放松练习，听舒缓音乐、深呼吸等分散注意力，减轻疼痛。③康复：指导取舒适功能卧位，伤肢抬高 15°～30°，关节处垫软枕并制动。指导并协助患者保持伤口周围皮肤清洁、干燥，预防感染。④心理：保持情绪稳定，消除紧张及焦虑，出现任何不适及时告知医护人员。 5. 按分级护理原则进行巡视　评估措施落实效果，并记录	渐减轻或消失。 2. 体格检查　伤口渗液、渗血减少，肿胀逐渐减轻。 3. 辅助检查　血常规、凝血功能指标提示正常。 4. 评估量表　疼痛评分降低，蛇咬伤严重程度评分<4 分。 5. 患者知晓疾病相关知识，并掌握疾病与疼痛预防相关措施，自我管理依从性高
出血 1. 问诊　伤肢肿胀、疼痛，活动受限。 2. 体格检查　伤肢皮肤青紫、肿胀，伤口渗血、渗液。 3. 辅助检查　凝血功能异常	1. 评估与紧急处理　建立静脉通路并监测呼吸、心率、脉搏、意识、尿量、凝血功能等，积极预防失血性休克，再次评估并记录。 2. 告知医生进行综合评估。 3. 准确执行医嘱　如抗蛇毒血清进行多次、规范脱敏注射，以及止血、补液、扩容等对症处理。必要时输血治疗，观察疗效及不良反应。 4. 健康指导　①饮食：指导患者少量多餐进食清淡易消化软食，多饮水，保持大便通畅，并观察大便颜色、性状。②阳性体征管理：指导患者绝对卧床休息，伤肢制动，禁止热敷、按摩，保持引流管通畅，密切观察伤口出血改善情况。出现任何不适及时告知医护人员。③心理：指导放松心情，分散注意力，增进治疗信心。 5. 按分级护理原则进行巡视　评估措施落实效果，并做好记录	1. 问诊　伤肢肿胀、疼痛等症状减轻或消失。 2. 体格检查　伤肢皮肤青紫、渗血、渗液减轻或消失，活动能力逐渐恢复。 3. 辅助检查　凝血功能恢复正常
胸闷 1. 问诊　胸闷不适。 2. 体格检查　意识由清晰逐渐转模糊，呼吸频率<16 次/分，血压<140/90mmHg，并	1. 评估与紧急处理　立即取舒适卧位休息，吸氧，连接心电监护并监测呼吸、心率、脉搏、意识、尿量，建立静脉通路，维持水、电解质和酸碱平衡，严格控制输液速度，再次评估并记录。 2. 告知医生进行综合评估　完善相关辅助检	1. 问诊　胸闷不适好转或消失。 2. 体格检查　意识清楚，呼吸平稳，呼吸频率 16～20 次/分，血压<140/

续表

护理诊断	护理措施	护理目标跟踪
进行性下降。 3. 辅助检查　血常规、血生化、肝肾功能、心肌酶学检测提示部分指标异常	查，预防急性呼吸衰竭、肾衰竭、循环衰竭、DIC、继发感染等并发症。 3. 准确执行医嘱　如出现急性肾衰竭、MODS应尽早开展血液灌流治疗。必要时转重症监护室行高级生命支持。 4. 健康指导　①阳性体征管理：指导患者卧床休息为主，患肢制动，持续低流量吸氧和心电监护，控制静脉治疗的输入流速。教会家属观察呼吸、心率及小便颜色与性状的方法。出现任何不适及时告知医护人员。②心理：稳定情绪，放松心情，增进治疗信心。 5. 按分级护理原则进行巡视　动态监测呼吸、心率、心律、血钾、心电图等，评估措施落实效果，做好记录	90mmHg。 3. 辅助检查　血常规、血生化、肝肾功能、心肌酶学指标逐渐恢复正常
恶心与呕吐 1. 问诊　恶心、呕吐不适。 2. 体格检查　面色及口唇苍白，表情淡漠。呼吸＜16次/分，血压＜140/90mmHg。 3. 辅助检查　血生化、肝肾功能等指标提示部分异常	1. 评估与紧急处理　立即将头偏向一侧，吸氧，建立静脉通路快速补液处理，监测呼吸、心率、脉搏、意识、尿量，积极预防休克，再次评估并记录。 2. 告知医生进行综合评估。 3. 准确执行医嘱　如补液、扩容、对症支持治疗，观察疗效及不良反应。 4. 健康指导　①阳性体征管理：家属知晓休克早期表现并掌握紧急处理的方法，如协助患者平卧位休息，头偏向一侧，少量多餐进食清淡易消化软食，补充维生素，适量饮水。告知家属持续低流量吸氧和输液治疗的目的，掌握静脉输液的滴速、呼吸、心率、血氧饱和度的正常范围。②心理：放松心情，分散注意力，增进治疗信心。出现任何不适及时告知医护人员。 5. 按分级护理原则进行巡视　观察患者面色、呼吸、心率、血压、尿量等，评估措施落实效果，并做好记录	1. 问诊　恶心、呕吐症状好转或消失。 2. 体格检查　面色及口唇转红润，精神好。呼吸16～20次/分、血压140/90mmHg至90/60mmHg。 3. 辅助检查　肝肾功能等指标逐渐恢复正常。 4. 患者及家属知晓疾病相关知识，并进行自我管理
感染 1. 问诊　伤肢肿胀、疼痛、头晕、乏力、食欲下降等。 2. 体格检查　伤肢周围皮温增高，皮肤红肿，体温≥37.5℃、呼吸	1. 识别与紧急处理　患者出现头晕、乏力、体温持续性升高、寒战、意识模糊、呼吸急促等，立即协助患者绝对卧床休息，氧气吸入和心电监护，告知医生，执行紧急处理，评估措施落实效果，并记录。 2. 告知医生，进行综合评估。 3. 准确执行医嘱　如肌内注射破损风、静脉滴	1. 问诊　伤肢肿胀、疼痛、头晕、乏力等症状减轻或消失。 2. 体格检查　创面周围皮温正常、无脓性分泌物，处于一期愈合，生命体征正常。

续表

护理诊断	护理措施	护理目标跟踪
＞20 次/分、心率＞100 次/分。 3. 辅助检查　血常规、降钙素原、C-反应蛋白等炎性指标异常	注糖皮质激素、抗感染等对症支持治疗。必要时行双瓶血培养及其他生理标志物的采集，每天用碘伏和生理盐水进行周围皮肤的消毒与清洁，积极配合医生，预防并发症，观察疗效及不良反应。 4. 健康指导　①饮食：指导患者进食高热量、优质蛋白质、富含维生素、易消化食物，每天饮水量不少于 2000ml，戒烟限酒，保持大便通畅。②康复：指导患者保持伤口周围皮肤及敷料清洁干燥，保持引流管通畅。落实口腔和皮肤护理。掌握物理降温的方法，注意保暖，避免受凉。③心理：保持情绪稳定，增强治疗信心。出现任何不适及时告知医护人员。 5. 按分级护理原则进行巡视　评估措施落实效果，并记录	3. 辅助检查　血常规、降钙素原、C-反应蛋白等炎性指标逐渐恢复正常。 4. 患者及家属知晓疾病与预防相关健康知识，健康管理依从性高
有 VSD 密闭式负压引流管滑脱/移位的危险 1. 问诊　伤肢肿胀明显、疼痛。 2. 体格检查　泡沫敷料隆起，管型消失，周围渗液，听到漏气声。负压＜0.017MPa 或＞0.060MPa	1. 按分级护理原则巡视与评估　每班评估负压引流情况，确保敷料干燥、无隆起，引流管敷料粘贴牢固，无侧漏及移位，负压维持在 0.017～0.060MPa，引流管管型存在，并记录。 2. 准确执行医嘱　遵医嘱使用生理盐水进行管道冲洗，预防堵管，观察管道固定及引流情况并记录。 3. 健康教育　①康复：指导患者伤肢需制动，掌握变换体位时保护引流管的方法，动作缓慢，防止移位或脱管。②心理：保持情绪稳定，消除紧张和焦虑，增进治疗信心，出现任何不适及时告知医护人员。 4. 评估与紧急处理　患者伤肢肿胀明显、疼痛未缓解时，评估 VSD 负压封闭引流管无管型，立即钳夹管道，检查负压装置，并维持负压在 0.017～0.060MPa 正常范围。告知医生，综合处理，评估措施落实效果，做好记录	1. 问诊　伤肢肿胀、疼痛症状减轻或消失。 2. 体格检查　VSD 负压封闭引流管固定牢靠且密闭性完好，敷料干燥、无渗液。负压维持 0.017～0.060MPa 正常范围，未出现漏气声。 3. 患者及家属知晓 VSD 引流技术相关知识，掌握防止脱管移位或侧漏的措施，健康与安全管理依从性高
有引流管堵塞的危险 1. 问诊　伤肢肿胀消退不明显，仍感胀痛，引流不畅。 2. 体格检查　负压引流	1. 按照分级护理原则进行巡视与评估　动态评估患者生命体征及伤肢引流情况，密切观察引流液的颜色、量、性状及引流管管型，冲洗盐水滴入是否通畅等情况并记录。 2. 准确执行医嘱　如 0.9%氯化钠 500ml 行	1. 问诊　伤肢肿胀及疼痛症状减轻。 2. 体格检查　VSD 负压封闭引流管引流通畅，冲洗盐水滴

续表

护理诊断	护理措施	护理目标跟踪
管型消失、敷料凸起，冲洗盐水滴入不畅	VSD 侧管冲洗，每次 2～5min，每天 6～8 次或遵医嘱调节滴数持续滴入，观察疗效并记录。 3. 健康教育　①饮食：指导进食优质高蛋白、清淡易消化软食，每天饮水不少于 2000ml，保持大便通畅。②康复：指导家属掌握引流管侧管冲管的方法，会自我观察引流管的管型和引流液的性状。出现任何不适及时告知医护人员。③心理：保持情绪稳定，减少紧张与焦虑，增进治疗信心。 4. 评估与紧急处理　评估患者伤肢肿胀消退不明显，仍感胀痛，引流不畅，负压引流管型消失、敷料凸起，冲洗盐水滴入不畅，立即进行处理，用 10～20ml 无菌生理盐水冲洗管道，必要时更换引流管。告知医生，综合处理，评估措施落实效果，做好记录	入顺畅，未发生堵塞。 3. 患者及家属知晓并掌握防止管道扭曲、受压、堵塞等相关措施，并进行自我管理

第四篇　护理技术相关护理诊断

第一章　静脉输液与输血护理操作技术相关护理诊断

一、静脉输液操作技术相关护理诊断

项目简介

静脉输液是指将大剂量无菌溶液或药物直接输入静脉的治疗方法。目的是补充水及电解质，预防及纠正水、电解质和酸碱平衡紊乱；增加循环血量，改善微循环，维持血压和微循环灌注量；供给营养物质，促进组织修复，维持正氮平衡；输入药物，治疗疾病。静脉输液法可划分为周围静脉输液法和中心静脉输液法。

护理诊断	护理措施	护理目标跟踪
疼痛 1. 问诊　主诉穿刺部位疼痛，异物感不适。 2. 体格检查　局部出现红、肿、热、痛等炎症反应，有时伴有发热等全身症状。 3. 评估量表　疼痛评分增高，静脉炎分级≥1级	1. 评估及紧急处理　更换穿刺部位，协助取舒适功能体位，抬高患肢，减少穿刺部位活动。 2. 立即告知医生进行综合评估。 3. 准确执行医嘱　局部使用50%硫酸镁或95%乙醇湿热敷，有计划地更换输液部位，并记录。 4. 健康指导　①阳性体征管理：指导患者或家属定时观察穿刺部位，减少穿刺局部活动，出现任何不适及时告知医护人员。②心理护理：安慰鼓励患者，并协助放松练习，听音乐、深呼吸、放松按摩等分散注意力。 5. 按分级护理原则巡视，评估措施落实效果，并记录	1. 问诊　疼痛程度及伴随症状逐渐减轻或消失。 2. 体格检查　红、肿、热、痛等炎症反应及全身症状缓解。 3. 评估量表　疼痛评分降低或正常。 4. 患者及家属知晓静脉输液过程中注意事项
发热 1. 问诊　主诉畏寒、发热，或伴有头痛、恶心、呕吐等全身症状。 2. 体格检查　寒战，体温≥37.5℃，体温可达40℃以上	1. 评估及紧急处理　发热＞37.5℃，应立即减慢点滴或停止输注，发热＞38℃，立即停止输液，更换新的输液装置，保留剩余溶液和输液器，必要时做细菌培养。 2. 立即告知医生进行病情综合评估。 3. 准确执行医嘱　给予物理降温，必要时遵医嘱给予抗过敏和激素治疗。 4. 健康指导　①饮食：给予清淡易消化的高热量、高蛋白流食或半流食，心肺功能正常者鼓励患者每天饮水＞3000ml。②阳性体征管理：指导患者或家属行温水擦浴，定时观察体温变化，保持室内空气新鲜，每天定时通风，出现任何不适及时告知医护人员。③心理护理：安慰鼓励患者，减少患者紧张情绪。 5. 按分级护理原则巡视，评价措施落实效果，并记录	1. 问诊　畏寒、头痛等症状渐减轻或消失。 2. 体格检查　患者体温＜37.5℃，逐渐降至正常范围。 3. 患者及家属知晓物理降温方法，并进行自我安全管理

续表

护理诊断	护理措施	护理目标跟踪
急性肺水肿 1. 问诊　呼吸困难、胸闷。 2. 体格检查　咳嗽，咳粉红色泡沫痰，严重时痰液从口、鼻腔涌出，肺部听诊布满湿啰音，心率快且节律不齐。 3. 辅助检查　X 线胸片显示心影增大，肺纹理增多增粗，扩大的肺门影	1. 评估及紧急处理　停止静脉输液，取端坐卧位，双腿下垂，氧气吸入 6～8L/min，湿化瓶内加入 20%～30%乙醇。 2. 立即告知医生进行病情综合评估。 3. 准确执行医嘱　遵医嘱给予镇静、平喘、强心、利尿和扩血管药物，并记录。 4. 健康指导　①饮食：避免吃辛辣刺激性食物。②阳性体征管理：指导患者或家属不随意调节输液滴数，减少液体摄入量，观察呼吸困难及胸闷症状，如有加重或出现任何不适及时告知医护人员。③心理护理：安慰鼓励患者，减少患者紧张。 5. 按分级护理原则巡视，评估措施落实效果，并记录	1. 问诊　呼吸困难、胸闷缓解。 2. 体格检查　咳嗽症状缓解，肺部听诊无啰音。 3. 患者及家属知晓静脉输液的注意事项
药物外渗或渗出 1. 问诊　穿刺部位疼痛，异物感等不适。 2. 体格检查　患部肿胀（常为沿注射部位或针头的周围）、发白、发紧、有渗出，严重时有凹陷性水肿。 3. 评估量表　药物外渗分级≥1 级	1. 识别及紧急处理　评估是否发生药物外渗与渗出，一旦发生应立即停止在原部位输液，抬高患肢；观察渗出或外渗区域的皮肤颜色、温度、感觉等变化及置管侧关节活动和远端血运情况并记录。若为外渗，应尽力回抽组织内残留药液。 2. 立即告知医生进行病情综合评估。 3. 准确执行医嘱　根据药物性质酌情选择冷热敷或其他对症处理，更换输液部位，并记录。 4. 健康指导　①阳性体征管理：指导患者或家属定时观察穿刺部位，减少穿刺局部活动，出现任何不适及时告知医护人员。②心理：安慰鼓励患者，并协助放松练习，听音乐等分散注意力。③饮食：避免吃辛辣刺激性食物。 5. 按分级护理原则巡视，评估措施落实效果，并记录	1. 问诊　疼痛程度及伴随症状逐渐减轻或消失。 2. 体格检查　外渗或渗出及时发现，处理后逐渐缓解。 3. 评估量表　药物外渗分级＜1 级。 4. 患者知晓预防和处理输液外渗或渗出的注意事项及方法
有发生急性肺水肿的危险 1. 体格检查　输液滴速＞60 滴/分，输液量过大。 2. 辅助检查　心肺功能不全	1. 按分级护理原则巡视评估。 2. 预防　输液过程中注意控制输液的速度及输液量，对老年人、儿童及心肺功能不全的患者更需谨慎。 3. 健康指导　①阳性体征管理：指导患者或家属不随意调节输液滴数，减少入量，观察呼吸困难及胸闷症状，如有加重或出现任何不适及时告知医护人员。②心理：安慰鼓励患者，减少患者紧张情绪。③饮食：避免吃辛辣刺激性食物。	1. 静脉输液期间未发生急性肺水肿。 2. 患者知晓静脉输液注意事项

续表

护理诊断	护理措施	护理目标跟踪
	4. 识别及紧急处理　输液过程中，密切观察，患者出现呼吸困难、胸闷、咳嗽，咯粉红色泡沫痰情况，立即停止静脉输液，取端坐卧位，双腿下垂，给予高流量吸氧，氧流量 6～8L/min，湿化瓶内加入 20%～30%乙醇。同时通知医生，遵医嘱行急救处理。 5. 按分级护理原则巡视，评估措施落实效果，并记录	
有药物外渗或渗出的危险 问诊　输注刺激性药物，穿刺部位有刺痛感	1. 按分级护理原则巡视评估。 2. 预防　①合理选择输液工具，避免关节及下肢静脉/肢体屈曲部位和不完整的皮肤上穿刺，选择粗直、血流丰富、无静脉瓣的血管进行穿刺。②输入药物过程中，注意观察回血情况。若使用导管静脉输液，导管留置期间每天评估导管功能，每次使用导管输注药物前宜通过回抽血液来确定导管在静脉管腔内。③规范置管操作，确保导管在静脉管腔内，有效固定。 3. 健康指导　①阳性体征管理：指导患者或家属定时观察穿刺部位，减少穿刺局部活动，出现任何不适及时告知医护人员。②心理：安慰鼓励患者，并协助放松练习，听音乐等分散注意力。③饮食：避免吃辛辣刺激性食物。 4. 识别及紧急处理　评估是否发生药物外渗与渗出，一旦发生应立即停止在原部位输液，抬高患肢，及时通知医师，给予对症处理；观察渗出或外渗区域的皮肤颜色、温度、感觉等变化及置管侧关节活动和远端血运情况并记录。若为外渗，应尽力回抽组织内残留药液，酌情选择冷热敷或其他对症处理。 5. 按分级护理原则巡视，评估措施落实效果，并记录	1. 未发生药物外渗或渗出。 2. 患者知晓预防和处理输液外渗或渗出的注意事项及方法
有发生空气栓塞的危险 体格检查　输液器、针头内有少许空气	1. 按分级护理原则巡视评估。 2. 预防　①输液前认真检查输液器的质量，排尽输液导管内及针头内的空气。②输液中及时添加或更换药液，输液完毕及时拔针。加压输液时应安排专人在旁守护。③拔出较粗的、近胸腔的深静脉导管后，必须立即严密封闭穿刺点 24 小时。 3. 健康指导　①阳性体征管理：输液结束时立即呼叫医护人员，及时更换输液瓶或拔针，出现	1. 未发生空气栓塞。 2. 患者知晓空气栓塞的严重性、静脉输液的观察及注意事项

续表

护理诊断	护理措施	护理目标跟踪
	任何不适应及时告知。②心理：安抚患者的情绪，积极配合治疗。③饮食：避免吃辛辣刺激性食物。 4. 识别与紧急处理 评估发生空气栓塞，立即停止静脉输液，置患者于左侧卧位和头低足高位，给予高流量吸氧，同时通知医生，遵医嘱行急救处理。严密观察病情变化，必要时协助医生采用中心静脉导管抽出空气，并做好记录。 5. 按分级护理原则巡视，评估措施落实效果，并记录	

二、静脉输血操作技术护理诊断

项目简介

静脉输血是指全血或血浆、红细胞、白细胞、血小板等成分血通过静脉输入体内的方法。目的是补充血容量，增加有效循环血量，防治休克；补充血红蛋白，纠正贫血，改善血液携氧能力；输入各种凝血因子，改善凝血功能，预防和控制出血；补充血浆蛋白，以改善营养；维持胶体渗透压，减少组织渗出和水肿；补充抗体，增强机体抵抗力。适应证：各种原因引起的大出血、贫血或低蛋白血症、严重感染及凝血功能障碍。禁忌证：①急性肺水肿；②充血性心力衰竭；③肺栓塞；④恶性高血压；⑤真性红细胞增多症；⑥肾功能极度衰竭；⑦对输血有变态反应者。

护理诊断	护理措施	护理目标跟踪
过敏反应 1. 问诊 诉皮肤瘙痒，颜面部水肿、呼吸困难。 2. 体格检查 脉搏增快，面色潮红，局部或全身出现荨麻疹，颜面部、口唇水肿，喉头水肿。 3. 辅助检查 血液中嗜酸性粒细胞增多；血浆中 IgA ＜0.05g/L	1. 评估与紧急处理 轻度过敏反应（如皮肤瘙痒、红斑）减慢输血速度，中度、重度过敏反应（如颜面部水肿、呼吸困难），立即停止输血；使用生理盐水保持静脉输液畅通，保留余血及输血器以便查找原因。备好抢救药物及仪器设备配合抢救，监测生命体征变化，并记录。 2. 立即告知医生进行病情综合评估。 3. 准确执行医嘱 出现过敏性休克时，给予仰卧中凹位，遵医嘱使用抗组胺药物、糖皮质激素及肾上腺素等；呼吸困难者给予氧气吸入，严重喉头水肿或呼吸、循环衰竭时协助医生请麻醉科、重症科会诊。 4. 健康指导 ①阳性体征管理：指导患者勿抓挠皮肤，出现呼吸困难等不适及时告知医护人员。②心理：放松心情，缓解焦虑情绪。③康复：卧床休息，减少机体耗氧量，注意保暖，增加	1. 问诊 患者皮肤瘙痒、颜面部水肿、呼吸困难的症状缓解或消失。 2. 体格检查 局部或全身出现荨麻疹，颜面部、口唇水肿，喉头水肿缓解或消失，脉搏正常。 3. 患者及家属知晓过敏反应的表现，做到及时发现、及时呼救

续表

护理诊断	护理措施	护理目标跟踪
	饮水量。④饮食：指导患者避免食用可能引起过敏的食物。 5. 按分级护理原则巡视，评估紧急处理后患者面色潮红、皮肤瘙痒症状是否缓解，颜面部水肿、呼吸困难、喉头水肿是否消失，并记录	
发热 1. 问诊　诉输血过程中或输血后1～2小时出现寒战。 2. 体格检查　体温突然升高至38～41℃	1. 评估及紧急处理　输血过程中体温逐渐升高或突然升高，伴寒战症状者应暂停输血，保持静脉输液通畅，保留余血及输血器以便原因查找。 2. 立即告知医生进行病情综合评估。 3. 准确执行医嘱　对发热反应进行判断，以排除细菌污染性反应引起的发热；遵医嘱给予吸氧、药物或物理降温，监测生命体征并记录。 4. 健康指导　①阳性体征管理：指导患者或家属寒战时注意保暖，出现高热给予物理降温。发热期间卧床休息预防跌倒，及时更换湿衣物注意保暖，避免受凉。②饮食：出汗较多时多饮水（饮淡盐水），避免吃辛辣刺激性食物。③心理：提供心理支持，帮助患者缓解因发热引起的焦虑和不适。 5. 按分级护理原则巡视，评估紧急处理后体温变化，并记录	1. 问诊　治疗及护理措施落实有效，患者寒战症状缓解。 2. 体格检查　体温逐渐恢复正常。 3. 患者及家属知晓物理降温方法，并进行自我安全管理
有过敏反应的危险 问诊　患者易过敏体质，接受输血治疗	1. 按分级护理原则巡视评估。 2. 预防　①监测患者生命体征：输血前、输血后15分钟、输血结束测生命体征并记录。②既往有输血过敏史者，输血前半小时口服抗组胺药，或应用类固醇类药。③严重过敏反应者要输注洗涤红细胞。 3. 健康指导　①阳性体征管理：指导患者勿抓挠皮肤，出现呼吸困难等不适及时告知医护人员。②心理：指导患者放松心情，缓解焦虑情绪。③康复：卧床休息，减少机体耗氧量，注意保暖，增加饮水量。 4. 评估与紧急处理　轻度过敏反应减慢输血速度，中、重度过敏反应，立即停止输血，通知医生进行病情综合评估；出现过敏性休克时，给予仰卧中凹位，协助医生进行抢救，遵医嘱使用抗组胺药物、糖皮质激素及肾上腺素等；呼吸困难者给予氧气吸入，严重喉头水肿或呼吸、循环衰竭时协助医生请麻醉科、重症医学科会诊	1. 未发生过敏反应。 2. 患者及家属知晓静脉输血相关知识，并进行自我管理

续表

护理诊断	护理措施	护理目标跟踪
有体温升高的危险 问诊．接受输血治疗	1. 按分级护理原则巡视评估。 2. 预防　①监测患者生命体征：输血前、输血后15分钟、输血结束测生命体征并记录。②采血与输血应严格无菌操作。③对怀疑或诊断由白细胞因素所致，可选用去白细胞、红细胞或洗涤红细胞输注。 3. 健康指导　①阳性体征管理：指导患者或家属寒战时注意保暖，出现高热给予物理降温。发热期间卧床休息预防跌倒，及时更换湿衣物注意保暖，避免受凉。②饮食：出汗较多时多饮水（饮淡盐水），避免吃辛辣刺激性食物。③心理：安慰鼓励患者，减少患者紧张。 4. 评估与紧急处理　输血过程中体温逐渐升高或突然升高，伴寒战症状者应暂停输血，立即告知医生进行病情综合评估，对发热反应进行判断，以排除细菌污染性反应引起的发热；遵医嘱给予吸氧、药物或物理降温，监测生命体征并记录	1. 未发生体温升高。 2. 患者及家属知晓体温升高的相关知识，并进行自我管理
有溶血反应的危险 问诊　接受输血治疗	1. 按分级护理原则巡视评估。 2. 预防　①严格执行输血查对制度；②输血过程中严密观察患者反应。 3. 健康指导　①心理：安慰鼓励患者，缓解焦虑和恐惧；②饮食：避免吃辛辣刺激性食物及摄入酸性食物或药物；③康复：减少活动，卧床休息，注意保暖，增加饮水量，勤排尿；④阳性体征管理：指导患者家属，如出现寒战、胸闷、腰背部剧烈疼痛时及时告知医护人员。 4. 识别与紧急处理　当患者出现寒战、头痛、四肢麻木、胸闷、胸前区紧迫感、腰背部剧烈疼痛、酱油尿时，立即停止输血，保持静脉输液通畅，立即告知医生进行病情综合评估，采集患者血标本，重新做血型鉴定及交叉配血试验。双人封存余血及输血器以便原因查找。寒战时注意保暖；发热时遵医嘱行降温处理；双侧腰部封闭，肾区行热水袋热敷；遵医嘱应用输液、升压药、糖皮质激素行抗休克治疗，使用利尿剂及碱性药物以防治急性肾衰竭，应用肝素防治弥散性血管内凝血，严重者行血浆置换，密切观察患者生命体征、尿量及颜色变化，准备好抢救药品及物品，警惕急性肾衰竭	1. 未发生溶血反应。 2. 患者及家属知晓溶血反应的表现及管理

续表

护理诊断	护理措施	护理目标跟踪
有枸橼酸钠中毒的危险 问诊　接受输血治疗	1. 按分级护理原则巡视评估。 2. 预防　每输入库存血 1000ml 以上，遵医嘱给予 10%葡萄糖酸钙或氯化钙 10ml 静脉注射。 3. 健康指导　①阳性体征管理：指导患者家属如出现恶心、呕吐等不适立即告知医护人员。②心理：指导患者放松心情，缓解焦虑情绪和恐惧。③饮食：避免吃辛辣刺激性食物。 4. 识别与紧急处理　当出现面色苍白、肢体麻木、恶心、呕吐、胸闷时立即减慢输血速度，观察患者症状；当出现血压及心率下降、抽搐、意识障碍时立即停止输血，同时立即告知医生进行病情综合评估。使用生理盐水保持静脉输液畅通，保留余血及输血器以便原因查找。遵医嘱给予吸氧，监测生命体征变化并记录	1. 未发生枸橼酸钠中毒。 2. 患者及家属知晓枸橼酸钠中毒的症状及管理
有急性肺水肿危险 1. 体格检查　输血滴速过快、输血量过大。 2. 辅助检查　心肺功能不全	1. 按分级护理原则巡视评估。 2. 预防　在进行输血前，对患者进行全面评估，确定其肝肾功能、心脏功能等情况，确定输血速度，避免血液过快进入循环系统。在进行输血过程中，观察患者生命体征及病情变化。 3. 健康指导　①阳性体征管理：指导患者及其家属勿自行随意调节输血滴速，如出现呼吸困难、咳粉红色泡沫痰等不适立即告知医护人员。②心理护理、支持安慰患者，缓解紧张情绪，使患者有安全感、信任感。 4. 识别与紧急处理　立即停止输血并通知医生，协助患者取端坐卧位、双腿下垂，予吸氧（6～8L/min），湿化瓶内置 20%～30%乙醇吸氧，遵医嘱给予扩血管、平喘药、强心剂、利尿剂等	1. 未发生急性肺水肿。 2. 患者掌握急性肺水肿识别及管理
有输血相关性移植物抗宿主病（TA-GVHD）的危险 问诊　接受输血治疗	1. 按分级护理原则巡视评估。 2. 预防　①血液细胞制品用 γ-射线照射后输注。②应用白细胞滤除器输血。③监测肝功能，行骨髓穿刺检查。 3. 健康指导　①阳性体征管理：告知患者及家属输血适应证，尽量避免亲属间输血。皮肤瘙痒时勿抓挠皮肤，保持皮肤清洁、干燥；正确佩戴口罩，减少探视，避免感染。②心理：保持情绪稳定，采取读书、听音乐等方式分散注意力，减轻病痛。 4. 识别与紧急处理　评估考虑 TA-GVHD 时，嘱患者绝对卧床休息，立即告知医生，给予氧气吸入，监测患者生命体征变化，遵医嘱使用免疫抑制药物，如抗淋巴细胞球蛋白、抗-T 细胞单克隆抗体等	1. 未发生输血相关性移植物抗宿主病（TA-GVHD）。 2. 患者及家属知晓输血适应证及 TA-GVHD 的表现

第二章　气道护理技术相关护理诊断

一、吸氧操作技术护理诊断

项目简介

吸氧是指针对各种原因造成的缺氧的患者，通过吸氧来提高其血氧饱和度，改善缺氧症状。目的是纠正各种原因造成的缺氧状态，提高动脉血氧分压（PaO_2）和动脉血氧饱和度（SaO_2），增加动脉血氧含量（CaO_2），促进组织的新陈代谢，维持机体生命活动。适应证：吸氧适用于各种原因引起的低氧血症、发绀、呼吸困难等。禁忌证：吸氧一般无禁忌证。

护理诊断	护理措施	护理目标跟踪
活动耐力下降 1. 问诊　诉活动耐力下降，气促、胸闷、出汗、虚弱、头晕、呼吸困难，食欲下降、疲乏等。 2. 体格检查　面色苍白、发绀；呼吸浅快，心率增加，血压升高，严重时有缩唇呼吸。 3. 辅助检查　根据动脉血氧分压（PaO_2）和动脉血氧饱和度（SaO_2）来确定。 4. 评估量表　改良呼吸困难评估量表（mMrc）≥2 级、运动耐量评估＜4METs、活动无耐力分级（Gordon）≥Ⅲ级、6 分钟步行试验（6MWTs）为中重度心衰、简易疲乏评分≥7 分	1. 评估及紧急处理　评估患者体力活动程度，循序渐进合理安排活动计划，评估患者 Gordon 分级≥Ⅲ级、6MWT 为中重度心衰、mMrc≥2 级，伴随面色苍白、发绀、虚弱等症状，立即协助患者卧床休息，取舒适半卧位，预防压力性损伤、预防跌倒。 2. 立即报告医生，进行综合评估。 3. 准确执行医嘱　遵医嘱给予相关药物对症治疗，并观察药物效果及不良反应。 4. 健康指导　①饮食指导：指导患者进食高热量、优质蛋白质、丰富维生素、易消化吸收的食物。②康复指导：制订个体化运动方案，包括运动方式、强度及持续时间等。③阳性体征管理：指导并协助患者早期渐进式下床活动，下床时扶助支撑物，预防跌倒。④心理：指导患者保持情绪稳定，注意休息，劳逸结合。 5. 按分级护理原则巡视，评估措施落实效果，并做好记录	1. 问诊　未诉活动耐力下降，气促、胸闷、出汗、虚弱、头晕、呼吸困难，食欲下降、疲乏等。 2. 体格检查　患者生命体征正常。 3. 辅助检查　动脉血氧分压（PaO_2）和动脉血氧饱和度（SaO_2）正常。 4. 评估量表　改良呼吸困难评估量表（mMrc）＜2 级、运动耐量评估＞4METs、活动无耐力分级（Gordon）＜Ⅱ级、6 分钟步行试验（6MWTs）为轻度心力衰竭、简易疲乏评分＜6 分。 5. 患者及家属能知晓疾病相关知识，掌握预防跌倒的相关注意事项，能进行自我管理
呼吸困难 1. 问诊　诉呼吸不畅或困难，呼吸费力、烦躁不安、易激动、嗜睡等症状。	1. 评估及紧急处理　评估患者呼吸困难，呼吸频率、深度、节律改变，16～24 次/分，SaO_2＜95%、PaO_2≤80mmHg、$PaCO_2$＞45mmHg，立即协助半卧位休息，保持呼吸道通畅；端坐呼吸者提供	1. 问诊　未诉呼吸不畅或困难，呼吸费力、烦躁不安、易激动、嗜睡等症状。 2. 体格检查　呼吸频率、节律、深度及生理指标等恢

续表

护理诊断	护理措施	护理目标跟踪
2. 体格检查　呼吸频率、深度、节律的改变，为16～24次/分。血氧饱和度≤90%、PaO_2≤80mmHg、$PaCO_2$＞45mmHg。面部、手掌、耳垂、手指甲床的改变，呈紫色或青紫色。 3. 辅助检查　肺功能测定评估患者通气功能、障碍类型、严重程度及呼吸系统弥散功能等	床旁桌支撑减少体力消耗，床头抬高30°～45°，合理性氧疗处理。 2. 立即报告医生，进行综合评估。 3. 准确执行医嘱　遵医嘱使用无创呼吸机治疗，并观察呼吸机运转情况及疗效。 4. 健康指导　①康复指导：行呼吸功能锻炼，每天1～2次，每次15～30分钟。②饮食：指导患者进食高蛋白、高热量、高维生素易消化的饮食，戒烟酒。③阳性体征管理：患者如出现血氧饱和度下降，呼吸困难，立即告知医护人员并进行处理。④心理：安慰鼓励患者，给予心理疏导，减少患者紧张，避免加重呼吸困难。 5. 按分级护理原则巡视，评估效果，做好记录	复正常范围，16～24次/分；PaO_2＞80mmHg、$PaCO_2$＜45mmHg、SaO_2＞95%。面部、手掌、耳垂、手指甲床由青紫色或紫色转变为红润。 3. 辅助检查　患者呼吸困难严重程度、通气功能、呼吸系统弥散功能逐渐减轻。 4. 患者及家属知晓疾病相关知识，掌握呼吸功能锻炼方法，能进行自我管理
鼻黏膜出血 1. 问诊　诉鼻腔内疼痛、烧灼感。 2. 体格检查　鼻腔内黏膜，红肿、破溃，渗血	1. 评估及紧急处理　评估患者出血量、颜色、形状，根据出血量为患者用棉签或棉球行压迫止血。 2. 立即报告医生，进行综合评估。 3. 准确执行医嘱　遵医嘱使用止血药物，观察药物疗效及不良反应。配合医生进行鼻腔局部填塞止血。 4. 健康指导　①阳性体征管理：指导患者及家属正确使用鼻喷剂等药物，勿自行调节氧流表，防止气流过大。②饮食：避免吃辛辣刺激性食物。③心理：安慰鼓励患者，给予心理疏导，减少患者紧张，避免血压升高再次引起出血。 5. 按分级护理原则巡视，评估效果，做好记录	1. 问诊　未诉鼻腔内疼痛、烧灼感。 2. 体格检查　鼻腔内黏膜无红肿、破溃、渗血。 3. 患者及家属知晓鼻腔黏膜出血预防及处理的方法，并进行自我管理
有鼻黏膜出血的危险 1. 问诊　诉鼻腔内疼痛、烧灼感。 2. 体格检查　鼻腔内黏膜红肿	1. 按分级护理原则巡视评估。 2. 预防　①插入、拔出氧管时，动作轻柔，感觉有阻力时，切勿用力插入，观察有无鼻中隔偏曲等情况，当氧管与鼻腔分泌物粘连时用湿棉签将鼻分泌物浸软后再轻轻拔出氧管，防止损伤鼻腔黏膜。②吸入的氧气保证充分湿化，防止气道黏膜的损伤，避免分泌物干结。③病房内湿度一般保持在40%～60%。	1. 未诉鼻黏膜出血。 2. 患者及家属知晓鼻腔黏膜出血预防及处理的方法，并进行自我管理

续表

护理诊断	护理措施	护理目标跟踪
	3. 健康指导 ①阳性体征管理：指导患者及家属正确使用鼻喷剂等药物，勿自行调节氧流表，防止气流过大。②饮食：避免吃辛辣刺激性食物。③心理：安慰鼓励患者，给予心理疏导，减少患者紧张，避免血压升高再次引起出血。 4. 识别与紧急处理 患者出现鼻腔黏膜出血情况，根据出血量为患者用棉签或棉球行压迫止血，同时告知医生综合评估，遵医嘱行对症处理	
有氧中毒的危险 问诊 持续氧气吸入	1. 按分级护理原则巡视评估。 2. 预防 ①患者及其家属勿自行随意调节氧流表，FiO_2为100%的吸氧时间宜≤6 小时，FiO_2≥60%的吸氧时间不宜超过 24 小时。②如有严重呼吸困难，需行气管插管或气管切开情况下，遵医嘱进行呼吸机辅助通气，保证机体通气正常。 3. 健康指导 ①阳性体征管理：如出现呼吸困难、烦躁，血氧饱和度进行性下降、心率增快，立即告知医护人员进行处理。②心理：安慰鼓励患者，给予心理疏导，减少患者紧张，积极配合治疗。 4. 识别与紧急处理 患者出现胸骨后灼热感、头痛、呼吸增快、恶心、呕吐、烦躁、干咳、进行性呼吸困难、血氧饱和度下降等疑似氧中毒情况时，立即停止吸氧，保证周围环境空气新鲜、通风良好，同时保持呼吸道通畅，同时通知医生，遵医嘱行急救处理	1. 未发生氧中毒。 2. 患者及家属知晓预防氧中毒的识别方法，并能进行自我管理

二、吸痰操作技术护理诊断

项目简介

吸痰是指经口腔、鼻腔、人工气道（气管切开术、气管切开的气管导管）将呼吸道分泌物吸出，以保持呼吸道通畅，预防吸入性肺炎、肺不张、窒息等并发症的一种方法。目的：①清除呼吸道分泌物，保证呼吸道通畅；②促进呼吸功能，改善肺通气；③预防并发症发生。适用于昏迷、痰多且咳痰无力的老年患者。禁忌证：一般无特殊禁忌证。

护理诊断	护理措施	护理目标跟踪
清理呼吸道无效 1. 问诊　诉痰液不易咳出，烦躁不安。 2. 体格检查　呼吸频率、深度、节律改变。呼吸＞24 次/分。SpO_2＜93%。 3. 评估量表　痰液黏稠度Ⅲ度，痰液量分级为中大量。咳嗽力量分级≤2 级	1. 评估及紧急处理　床头抬高 30°～45°，保持气道通畅，立即翻身叩背，清除呼吸道分泌物。 2. 立即报告医生，进行综合评估。 3. 准确执行医嘱　①遵医嘱给予雾化吸入。②按需吸痰，经气管插管吸痰选择适宜的吸痰管型号，吸引过程中应观察患者的面色、呼吸、血氧饱和度、心率/心律和血压，吸引后应评估患者的血氧饱和度、呼吸音，记录吸引物的颜色、性状和量。③根据痰液性状调整气道湿化的程度：黏稠度Ⅲ度，增加湿化率，黏稠度为Ⅰ度减少湿化率。④规范留取痰培养标本。⑤病情危重，意识不清患者，迅速协助医生建立人工气道，行有创机械通气，协助医生行纤维支气管镜下肺泡灌洗，清除气道分泌物。⑥观察抗感染、止咳、祛痰等疗效并记录。 4. 健康指导　①康复：指导进行有效的咳嗽咳痰；指导患者行呼吸功能训练、床上主动、被动运动、渐进式早期下床活动，促进肺康复；②饮食：指导患者适量饮水。无心肾功能障碍患者，每天饮水量达 1.5～2L；有心肾功能障碍者遵医嘱补充入量；③阳性体征管理：教会患者及家属监测血氧饱和度，出现呼吸困难或其他不适时及时告知医护人员；④心理：引导患者以积极的心态对待疾病，情绪稳定，缓解患者的焦虑和紧张。 5. 按分级护理原则巡视，评估效果，做好记录	1. 问诊　诉痰液易咳出，无烦躁，安静。 2. 体格检查　呼吸16～20 次/分。SpO_2 ≥95%。 3. 评估量表　痰液黏稠度Ⅱ度，咳嗽力量分级≥3 级。 4. 患者及家属知晓疾病相关知识，掌握有效咳嗽的方法，并进行自我管理
皮肤完整性受损 体格检查　呼吸道黏膜见黏膜破溃、充血肿胀、渗血，甚至出血，吸痰时可见血性痰	1. 评估及紧急处理　暂停吸痰，评估患者皮肤受损部位及程度。 2. 立即报告给医生进行综合评估。 3. 准确执行医嘱　遵医嘱使用止血药物，并观察药物效果。若患者气管鼓膜损伤，根据医嘱正确使用相应的药物进行超声雾化吸入。 4. 健康指导　①饮食：指导患者适量饮水，稀释痰液。②阳性体征管理：如患者口鼻腔黏膜损伤，指导患者正确外涂抗生素软膏或正确使用喷鼻剂。③心理：引导患者以积极的心态对待疾病，情绪稳定，缓解患者的焦虑和紧张。 5. 按分级护理原则巡视，评估效果，做好记录	1. 体格检查　呼吸道黏膜无破溃、充血肿胀、渗血，吸痰时未见血性痰。 2. 患者及家属知晓疾病相关知识，并进行自我管理

三、气管切开操作技术护理诊断

项目简介

气管切开术系切开颈段气管，放入金属气管套管或硅胶套管，是解除喉源性呼吸困难、呼吸功能失常或下呼吸道分泌物潴留所致呼吸困难的常见手术。适用于：①喉阻塞：喉部炎症、肿瘤、外伤、异物等引起的严重喉阻塞；②下呼吸道分泌物潴留：各种原因（颅脑外伤，胸腹外伤及脊髓灰质炎等）所致下呼吸道分泌物潴留，为吸痰和保持气道通畅，可考虑气管切开；③预防性气管切开：咽部肿瘤、脓肿伴呼吸困难，为了防止全麻术中及术后血液流入下呼吸道，保持术后呼吸道通畅；④防止术后术区出血或局部组织肿胀阻碍呼吸，可施行气管切开；⑤取气管异物：经内镜下钳取未成功，考虑再取有窒息危险，或无施行气管镜检查设备和技术者，可经气管切开途径取出异物（很少）。

护理诊断	护理措施	护理目标跟踪
呼吸道阻塞 体格检查　轻者表现为呼吸急促，严重时出现呼吸困难或 SpO_2 下降	1. 评估及紧急处理　出现呼吸困难时，清理痂皮和呼吸道分泌物，阻塞严重时，常规气管套管可立即拔除内套管；气囊套管可在内镜下协助清理痂皮，必要时拔出气管套管，重新置管。 2. 立即告知医生，进行病情综合评估。 3. 准确执行医嘱　拔管前需要评估气管造口瘘道是否形成，备好气管切开包。及时清理呼吸道分泌物，保持通畅；加强气道湿化；按时更换内套管，对于带气囊的套管应每周更换一次。 4. 健康指导　①阳性体征管理：清醒患者指导其进行有效咳嗽及呼吸功能锻炼。②心理：安抚患者的情绪，积极配合治疗。 5. 按分级护理原则巡视，评估效果，做好记录	1. 体格检查　患者心率 60～100 次/分、$SpO_2 \geqslant 95\%$。 2. 患者及家属知晓疾病相关知识，能进行自我管理
出血 1. 体格检查　创面渗血或咳血，气道内咳出血性痰液，吸痰管内有血性液吸出。 2. 辅助检查　凝血功能异常	1. 评估与紧急处理　出现渗血时，更换敷料，在气管套管周围填塞碘仿纱条；活动性小出血可用双极电凝镊进行止血，少数情况需要缝合止血。 2. 立即告知医生，进行病情综合评估。 3. 准确执行医嘱　根据医嘱使用止血药物，观察止血药物效果。 4. 健康指导　①阳性体征管理：指导患者或家属勿大幅度活动颈部，同时避免长时间剧烈咳嗽。②心理：安抚患者的情绪，积极配合治疗。 5. 按分级护理原则巡视　评估效果，做好记录	1. 体格检查　患者创面无渗血或无咳血，吸痰管内无血性液吸出。 2. 辅助检查　凝血功能正常。 3. 患者及家属知晓疾病相关知识，能进行自我管理
有出血的危险 辅助检查　凝血功能异常	1. 按分级护理原则巡视评估。 2. 预防　①吸痰时动作轻柔，吸痰管进入气道内过程中勿使用负压。②观察痰液的性质、颜色、量，判断气道内出血情况，观察敷料颜色，判断伤口出血情况。③检查套管固定是否牢靠，松紧以容	1. 未发生出血。 2. 患者及家属知晓出血的观察及管理

续表

护理诊断	护理措施	护理目标跟踪
	纳两指为宜。 3. 健康指导　①阳性体征管理：指导患者或家属勿大幅度活动颈部，同时避免长时间剧烈咳嗽。②心理：安抚患者的情绪，积极配合治疗。 4. 识别与紧急处理　出现渗血时，更换敷料，在气管套管周围填塞碘伏纱条；活动性小出血可用双极电凝镊进行止血，少数情况需要缝合止血。气道内出血时，可在气管镜下进行止血，遵医嘱使用止血药物	
有脱管的危险 体格检查　患者躁动	1. 按分级护理原则巡视评估。 2. 预防　①每班检查套管固定是否牢靠，松紧以容纳两指为宜。②妥善固定呼吸机管路，避免牵拉，床头抬高 30°～45°，头部不宜过高和过低，给患者翻身时应使其头、颈、躯干处于同一轴线。③躁动患者必要时给予保护性约束。 3. 健康指导　①阳性体征管理：指导患者及家属避免头颈部大幅度活动，系带松动及时报告护士重新妥善固定。②心理：安抚患者的情绪，积极配合治疗。 4. 识别与紧急处理　患者脱管，出现烦躁、呼吸困难，将患者平卧垫肩，给予经鼻氧气吸入，同时告知医生综合评估，遵医嘱行对症处理	1. 未发生脱管。 2. 患者及家属知晓脱管的观察及管理

四、气管插管操作技术护理诊断

项目简介

气管插管是指将特制导管经患者声门入路置于气管内的临床治疗技术手段，主要是为气体交换出现困难障碍患者提供供氧通气、控制、替代或转变自主呼吸等帮助，是 ICU 呼吸护理管理中最快捷、有效的手段之一。气管插管的适应证：不能保护或维持气道；不能有效通气或不能维持基本氧合；根据经验判断患者可能出现上述情况。气管插管的禁忌证：在致命性呼吸衰竭的情况下，无绝对禁忌证。相对禁忌证有喉水肿、急性咽峡（喉）炎、气管黏膜下血肿、气管离断、严重凝血功能障碍。

护理诊断	护理措施	护理目标跟踪
误吸 体格检查　口鼻腔有胃内容物溢出；心率增快，SpO_2进行性下	1. 评估及紧急处理　发生误吸，立即停止喂养，给予负压吸引（气道、口腔）。 2. 告知医生，进行病情综合评估。 3. 准确执行医嘱　配合医生进行气管镜下肺泡灌洗，清除肺部残余胃内容物及食物残渣。	1. 体格检查　口鼻腔无胃内容物溢出，心率 60～100 次/分，SpO_2≥95%。口唇及甲床无发绀。

续表

护理诊断	护理措施	护理目标跟踪
降，口唇及甲床发绀	4. 健康指导　①阳性体征管理：指导清醒患者如出现胃部不适、呃逆及时告知医护人员。②心理：安抚患者的情绪，积极配合治疗。 5. 按分级护理原则进行巡视，评估效果，做好记录	2. 患者及家属知晓疾病相关知识，能进行自我管理
口/鼻腔黏膜出血/溃疡 1. 体格检查　口/鼻腔黏膜破损、出血、溃疡形成。 2. 辅助检查　凝血功能异常	1. 评估及紧急处理　每班评估口腔卫生状况（牙齿、牙龈、舌、黏膜、口唇、气味等）、鼻腔及口腔周围皮肤，发现黏膜破损、出血、溃疡形成，立即更换口腔牙垫固定位置。 2. 立即告知医生，进行病情综合评估。 3. 准确执行医嘱　①遵医嘱使用止血药物，并观察药物效果；②每6～8小时行氯己定口腔护理，口腔护理动作轻柔，棉签干湿度适宜，交替更换牙垫位置，固定带松紧适宜。 4. 健康指导　①阳性体征管理：清醒患者指导其勿牵拉导管；②心理：安抚患者的情绪，积极配合治疗。 5. 按分级护理原则巡视，评估效果，做好记录	1. 体格检查　患者口/鼻腔黏膜无出血及溃疡发生。 2. 辅助检查　凝血功能逐步恢复正常。 3. 患者及家属知晓疾病相关知识，能进行自我管理
有导管堵塞的危险 评估量表　痰液黏稠度Ⅲ度	1. 按分级护理原则巡视评估患者。 2. 预防　①密切观察患者生命体征及呼吸机运行情况；②合理湿化，观察湿化效果，保持痰液黏稠度Ⅱ度（轻度黏痰）；③定时翻身叩背，按需吸痰。 3. 健康指导　①阳性体征管理：清醒患者指导其进行有效咳嗽及呼吸功能锻炼。②心理：安抚患者的情绪，使其积极配合治疗。 4. 评估及紧急处理　患者躁动、心电监护示心率增快、SpO_2进行性下降、患者口唇及甲床发绀，呼吸机报警显示气道高压，立即给予气道内吸痰（气道吸引不畅，予行简易呼吸器通气，判断有无气管导管堵塞），并立即通知医师，必要时协助医师更换气管导管	1. 未发生导管堵塞。 2. 患者及家属知晓导管堵塞观察及管理
有误吸的风险 评估量表　误吸风险评估≥13分	1. 按分级护理原则进行巡视评估患者。 2. 预防　①无禁忌证者床头抬高30°～45°，喂养前检查管道是否通畅在位。②每班监测并维持气管插管气囊压力在25～30cmH_2O。③每4小时回抽胃液监测胃残留，大于500ml应暂停喂养。④合理控制营养液的滴入速度，胃残留大于200ml应减慢喂养速度。 3. 健康指导　①阳性体征管理：指导清醒患者如出现胃部不适、呃逆及时告知医护人员。②心理：安抚患者的情绪，积极配合治疗。	1. 未发生误吸。 2. 患者及家属知晓误吸观察及管理

续表

护理诊断	护理措施	护理目标跟踪
	4. 识别及紧急处理　患者口鼻腔有胃内容物溢出；心率增快，SpO_2进行性下降，口唇及甲床发绀，如发生误吸，立即停止喂养，给予负压吸引。并立即通知医师，协助医生进行急救处理	
有非计划性拔管的危险 1. 体格检查　患者躁动。 2. 评估量表　导管滑脱风险评估≥9 分，RASS 评分≥1 分	1. 按分级护理原则巡视评估患者意识、配合程度。 2. 预防　①每班监测并维持气管插管气囊压力在 25～30cmH_2O。②口腔护理必要时双人配合完成，妥善固定气管插管。③躁动患者合理镇静镇痛，必要时给予保护性约束。④每日评估留置导管的必要性，尽早拔管。 3. 健康指导　①阳性体征管理：清醒患者指导其勿牵拉导管。②心理：安抚患者的情绪，积极配合治疗。 4. 识别与紧急处理　患者气管导管末端至门齿/鼻尖的距离变化或气管插管完全脱出，立即更换给氧方式。并通知医师综合评估后给予对症处理	1. 未发生非计划性拔管。 2. 患者及家属知晓非计划性拔管观察及管理
有呼吸机相关性肺炎发生的危险 1. 体格检查　机械通气。 2. 评估量表　误吸风险评估≥13 分	1. 按分级护理原则巡视评估患者留置导管的必要性，尽早拔管。 2. 预防　①无禁忌证者床头抬高 30°～45°，按时翻身叩背。②每 6～8 小时行氯己定口腔护理。③严格执行无菌技术操作规程。④每班监测并维持气管插管气囊压力在 25～30cmH_2O。⑤合理湿化、按需吸痰。 3. 健康指导　①阳性体征管理：清醒患者指导其进行有效咳嗽及呼吸功能锻炼。②心理：安抚患者的情绪，积极配合治疗。 4. 识别及紧急处理　患者发热，给予物理降温。并通知医师综合评估后给予对症处理	1. 未发生呼吸机相关性肺炎。 2. 患者及家属知晓呼吸机相关性肺炎的观察及管理

第三章　管道护理技术相关护理诊断

一、PICC 操作技术护理诊断

疾病简介

经外周静脉置入中心静脉导管（peripherally inserted central catheter, PICC）是指经上肢贵要静脉、肘正中静脉、头静脉、肱静脉、颈外静脉（新生儿还可通过下肢大隐静脉、头部颞静脉、耳后静脉等）穿刺置管，尖端位于上腔静脉或下腔静脉的导管。它适用于需要长期静脉输液或反复输血、采血、营养治疗，需要输注高渗或高浓度药液、细胞毒性药物、刺激性药物的患者和呼吸支持治疗的早产儿；禁用于有未缓解的深静脉血栓史、置入上腔静脉滤器病史、出血时间延长、血管梗阻/畸形/移植、预置管部位有骨折史及近期患侧乳腺切除术后上臂肿胀、乳腺癌根治术及淋巴结清扫的患者。

护理诊断	护理措施	护理目标跟踪
疼痛 1. 问诊　穿刺部位疼痛，异物感不适。 2. 体格检查　局部的红、肿、热、痛等炎症反应，有时伴有畏寒、发热等全身症状。 3. 评估量表　疼痛评分增高	1. 评估及紧急处理　更换穿刺部位，协助取舒适功能体位，抬高患肢，减少穿刺部位活动。 2. 立即告知医生进行综合评估。 3. 准确执行医嘱　遵医嘱执行三阶梯止痛治疗，局部使用50%硫酸镁或95%乙醇湿热敷，并记录。 4. 健康指导　①阳性体征管理：指导患者或家属定时观察穿刺部位，减少穿刺局部活动，出现任何不适及时告知医护人员。②心理：安抚患者情绪，听音乐、深呼吸、放松按摩等分散注意力。 5. 按分级护理原则巡视，评估效果，并记录	1. 问诊　疼痛程度及伴随症状逐渐减轻或消失。 2. 体格检查　红、肿、热、痛等炎症反应及全身症状缓解。 3. 评估量表　疼痛评分降低。 4. 患者及家属知晓疼痛的管理
出血/血肿 1. 问诊　诉穿刺点局部出血伴或不伴肿胀。 2. 体格检查　局部出现可见血液从穿刺点渗出，无菌透明敷贴内积聚渗血充盈或纱布被浸润，伴或不伴肿胀、皮肤青紫；出血量较多时可出现血压下降、心率增快等。 3. 辅助检查　出血量多时可出现血小板计数及血红蛋白低于标准值等	1. 评估及紧急处理　评估患者穿刺局部及出血情况，采取弹性绷带压迫止血等措施；若出血量较大时遵医嘱行止血治疗。 2. 立即告知医生进行综合评估。 3. 准确执行医嘱　遵医嘱对症处理予冷敷，48小时后再用热敷促进淤血吸收。并观察出血/血肿情况，记录。 4. 健康指导　①阳性体征管理：告知患者出血的相关因素，如凝血功能障碍、穿刺侧肢体过度活动等；指导患者自我观察与日常活动注意事项，发现穿刺局部渗血、敷料潮湿等情况及时告知医护人员。②心理：安抚患者的情绪，积极配合治疗。 5. 按分级护理原则进行巡视　观察弹性绷带等压迫止血的效果和置管侧肢体血运情况；评估出血控制情况，监测血压、心率等，及时发现并处理休克等严重并发症	1. 问诊　穿刺点局部无出血、无肿胀。 2. 体格检查　无菌透明敷贴内无渗血或纱布干净，未被血液浸润；经处理后患者穿刺局部出血得到控制。 3. 辅助检查　各项指标逐渐恢复正常。 4. 患者及家属知晓并掌握穿刺局部出血的相关知识，并进行自我管理

续表

护理诊断	护理措施	护理目标跟踪
焦虑 1. 问诊　主诉紧张、心悸、出汗、失眠、尿频。 2. 体格检查　呼吸频率＞24次/分，血压≥140/90mmHg。 3. 评估量表　汉密尔顿焦虑量表评分≥7分	1. 评估与紧急处理　安抚患者，让患者感到放心和舒适，说话平缓，使用简短语言，表达理解的情感，除去多余的刺激，做好心理安抚。再次评估患者，并做好记录。 2. 告知医生，进行综合评估。 3. 准确执行医嘱　心理疏导，适当使用助眠药物，观察治疗效果及药物不良反应。 4. 健康指导　①心理：指导患者进行听轻音乐，下棋等娱乐活动，分散注意力，减轻焦虑。②阳性体征管理：指导患者出现紧张、失眠等不适及时告知医护人员。 5. 按分级护理原则进行巡视　评估措施落实效果，并做好记录	1. 问诊　患者情绪平稳，积极配合治疗。 2. 体格检查　呼吸频率16～20次/分、血压90～140mmHg至60～90mmHg。 3. 评估量表　汉密尔顿焦虑量表评分＜7分。 4. 患者及家属能知晓疾病相关知识，掌握自我疏解情绪的办法，并进行自我管理
有导管相关性血流感染的危险 体格检查　留置PICC导管，穿刺点敷料有渗血、渗液	1. 按分级护理原则巡视评估。 2. 预防　①每天观察穿刺局部有无感染征象；评估留置导管的必要性，尽早拔管。②透明敷料每7天更换，无菌纱布敷料每2天更换，出现潮湿、污染等异常情况及时更换；维护时遵循无菌技术原则。③尽量减少“三通”等附加装置的使用，保证接头密闭性，并按规范消毒输液接头和更换输液装置。 3. 健康指导　①阳性体征管理：指导患者及家属按期行导管维护，敷料出现异常情况及时维护，出现发热、寒战等不适及时告知医护人员。②饮食：指导患者勿进食辛辣刺激性饮食，少量多次饮温水，病情允许下每天饮水量可大于3000ml。③心理：安慰鼓励患者，减少患者紧张。 4. 识别与紧急处理　穿刺局部感染时及时予以消毒和局部处理；出现不明原因发热、寒战等疑似导管相关血流感染（CRBSI）时立即停止使用PICC，并通知医师综合评估后给予对症处理。遵医嘱采集血培养标本协助诊断。确诊CRBSI后根据导管留置必要性与风险确定是否拔管；遵医嘱行抗感染治疗，严密观察局部与全身改善情况并记录；经抗感染治疗后若感染迹象无改善、菌血症持续存在，应拔除导管	1. 未发生导管相关性血流感染。 2. 患者及家属知晓导管相关性血流感染的观察及管理

续表

护理诊断	护理措施	护理目标跟踪
有导管移位/异位的危险 体格检查　留置PICC导管	1. 按分级护理原则巡视评估。 2. 预防　①首选贵要静脉、次选头静脉进行置管，并预测置管长度。置管后通过 X 线胸片等检查确认导管尖端位置。②妥善固定导管。每天观察敷料固定情况，每周监测导管外露长度。 3. 健康指导　①阳性体征管理：指导患者置管侧肢体避免做扩胸、提重物等动作；尽量减少导致胸腔内压力增加的活动如：用力排便等；带管期间出现任何不适及时告知医护人员。②心理：安慰鼓励患者，减少患者焦虑、紧张情绪。 4. 识别与紧急处理　立即停止经导管输液；并通知医师综合评估后给予对症处理。通过 X 线胸片确认导管尖端位置；病情允许时可采用体外手法等方式复位。经处理不能复位或反复移位的经患方同意后拔管	1. 无导管移位/异位。 2. 患者及家属知晓导管移位/异位的观察及管理
有导管脱管的危险 1. 体格检查　留置PICC 导管。 2. 评估量表　导管滑脱风险评估≥9 分	1. 按分级护理原则巡视评估。 2. 预防　①更换敷料时应注意沿导管向心方向揭开敷料，避免牵拉导管。②每班评估穿刺局部情况、导管外露长度、敷料固定的有效性。躁动患者可给予保护性约束。 3. 健康指导　①阳性体征管理：指导患者置管侧肢体避免剧烈运动、外力牵拉导致脱管；禁止盆浴、游泳等，淋浴时保护置管部位、避免浸湿；敷料潮湿、松动及时告知医护人员予以处理。②心理：安慰鼓励患者，减少患者焦虑、紧张情绪。 4. 识别与紧急处理　核对导管刻度；严禁将脱出体外部分重新送入体内；立即通知医师综合评估后确定留置必要性及导管尖端位置，酌情拔除导管或短期留置	1. 无导管脱管。 2. 患者及家属知晓导管脱管的观察及管理
有导管堵塞的危险 1. 辅助检查　血液成分异常，如血小板计数过高、纤维蛋白原升高、凝血功能异常等。 2. 评估量表　血栓评估为中高风险	1. 按分级护理原则巡视评估。 2. 预防　①及时更换液体（或拔针）。②掌握正确的冲封管时机与手法。输液前后及输入血液制品、脂肪乳等黏稠药品后行脉冲式冲管加正压封管；两种不相容的药液输注之间予冲管；治疗间歇期至少每周冲封管一次。 3. 健康指导　①阳性体征管理：指导患者按期行导管维护；带管肢体避免负重；保持大便	1. 未发生导管堵塞。 2. 患者及家属知晓预防导管堵塞的观察及管理

续表

护理诊断	护理措施	护理目标跟踪
	通畅；出现剧烈咳嗽等致胸膜腔内压增加的情况时及时告知医务人员处理。③心理：安抚患者的情绪，积极配合治疗。③康复：指导患者规范行 PICC 带管功能锻炼，如握力球手部锻炼等。 4. 识别与紧急处理　堵管时不可强行冲管；评估和纠正导管打折等机械性堵塞；同时通知医师综合评估，药物性、血栓性堵管可选用相应的溶栓剂进行溶栓处理，记录	
有导管相关静脉血栓的危险 1. 辅助检查　血液成分异常，如血小板计数过高、纤维蛋白原升高、凝血功能异常等。 2. 评估量表　血栓评估为中高风险	1. 按分级护理原则巡视评估。 2. 预防　①置管前全面评估，监测凝血功能，针对血栓高风险人群，置管后遵医嘱采取物理或药物预防措施；②采用超声引导下改良赛丁格等穿刺技术，提高穿刺成功率，减少血管刺激。 3. 健康指导　①阳性体征管理：指导患者置管侧肢体坚持功能锻炼；出现不适及时告知医护人员。②饮食：指导患者勿进食辛辣刺激性饮食，每天少量多次饮水（温水为宜）2000ml 以上。③心理：安慰鼓励患者，减少患者紧张。④康复：指导患者规范行 PICC 带管功能锻炼，如握力球手部锻炼等。 4. 识别与紧急处理　抬高患肢 20°～30°；同时通知医师综合评估，遵医嘱行抗凝溶栓治疗，密切监测有无出血倾向；每天测量双侧肢体臂围，对比肢体肿胀、疼痛、皮肤温度、颜色及功能活动情况；如合并抗凝禁忌证或在规范抗凝治疗下症状仍持续进展，酌情选择拔管	1. 未发生导管相关静脉血栓。 2. 患者及家属知晓导管相关静脉血栓的观察及管理
有静脉炎发生的危险 患者输注化疗、高渗和血管活性等刺激性药物	1. 按分级护理原则进行巡视 2. 预防　①在满足治疗需要的情况下选择管径细、管腔少的导管。②在置管、维护和使用中严格遵守无菌原则和手卫生；皮肤消毒时应充分待干；紧急条件下置入的导管及时移除并根据需要重新置管。③采用超声引导下改良赛丁格穿刺技术提高穿刺成功率；置管时送管动作轻柔，遇到阻力切勿强行送管。 3. 健康指导　①阳性体征管理：指导患者置管时避免紧张；出现局部疼痛不适及时告知医护人员。②心理：给患者进行心理安慰，做好其思想解释工作，消除恐惧等不良心理，以取得配合。	1. 未发生静脉炎。 2. 患者及家属知晓静脉炎观察及管理

续表

护理诊断	护理措施	护理目标跟踪
	4. 评估与紧急处理 抬高患肢，必要时制动；同时通知医师综合评估，遵医嘱使用抗生素；沿静脉走行使用多磺酸黏多糖乳膏、水胶体敷料、消炎止痛膏等外敷	
有渗出/外渗发生的危险 患者输注化疗、高渗和血管活性等刺激性药物	1. 按分级护理原则进行巡视。 2. 预防 导管留置期间每天评估导管功能，每次输液前通过回抽血液来判断导管是否在血管内。 3. 健康指导 ①阳性体征管理：指导患者或家属定时观察穿刺部位，减少穿刺局部活动，出现任何不适及时告知医护人员。②心理：安慰鼓励患者，减少患者紧张。 4. 识别与紧急处理 立即停止在原通路输液，保留导管尽量回抽渗出药物；评估药物渗出量、程度及药物性质，做好标记；抬高患肢，根据药物性质选择干热敷/冷敷。同时通知医师综合评估，根据医嘱使用相应解毒剂进行局部环形封闭；出现组织坏死、慢性溃疡，可进行清创等外科手术治疗	1. 未发生渗出/外渗。 2. 患者及家属知晓预防和处理输液外渗或渗出的注意事项及方法
有医用黏胶相关性皮肤损伤（MARSI）的危险 问诊 患者为过敏体质	1. 按分级护理原则进行巡视。 2. 预防 ①掌握患者过敏史，正确选择敷料。②规范操作：以穿刺点为中心无张力粘贴透明敷料；拆除敷料时采取0°或180°角度逆导管方向缓慢去除敷料。 3. 健康指导 ①阳性体征管理：告知患者MARSI的发生原因、风险因素及预防措施。出现水泡、溃烂等局部不适及时告知医护人员。②饮食：指导患者勿进食辛辣刺激性饮食，少量多次进食高蛋白、高热量、高维生素饮食。③心理：安慰鼓励患者，减少患者焦虑、紧张情绪。 4. 识别与紧急处理 通知医师综合评估，根据皮肤损伤的症状和体征确定损伤的类型和程度，明确原因，去除根因。经保守治疗7天内无效或恶化时，联系皮肤或伤口专业人员协助处理	1. 未发生医用黏胶相关性皮肤损伤（MARSI）。 2. 患者及家属知晓MARSI相关知识，并进行自我管理

二、外周动脉置管操作技术护理诊断

项目简介

外周动脉置管指通过桡动脉、尺动脉、肱动脉、腋动脉、足背动脉、股动脉等部位留置导管，适用于危重患者的抢救及重大手术监测，以准确反映血流动力学及动脉血标本采集。禁忌证：①改良 Allen 试验阴性者；②穿刺部位或附近存在感染、外伤者；③凝血功能障碍或机体高凝状态者；④有出血倾向或抗凝治疗期间者；⑤合并血管疾病，如脉管炎等的患者；⑥手术操作涉及同一范围部位的患者。

护理诊断	护理措施	护理目标跟踪
疼痛 1. 问诊　穿刺部位疼痛，异物感等不适。 2. 体格检查　轻者局部的红、肿、热、痛等炎症反应，重者可有全身表现头痛、寒战、高热。 3. 评估量表　疼痛评分增高	1. 评估与紧急处理　协助取舒适功能体位，抬高穿刺肢体，减少穿刺部位活动。 2. 立即告知医生进行病情综合评估。 3. 准确执行医嘱　排除动脉出血、假性动脉瘤等严重并发症，减轻患者疼痛，遵医嘱予止痛，并记录。 4. 健康指导　①阳性体征管理：急性期减少穿刺局部活动，出现任何不适及时告知医护人员；②心理：指导并协助放松练习，听音乐、深呼吸等分散注意力。 5. 按分级护理原则巡视　评价措施落实效果，并记录	1. 问诊　疼痛程度及伴随症状逐渐减轻或消失。 2. 体格检查　红、肿、热、痛等炎症反应及全身症状缓解。 3. 评估量表　疼痛评分降低。 4. 患者及家属知晓疼痛的管理
出血/血肿 1. 问诊　诉穿刺部位疼痛；活动受限。 2. 体格检查　皮肤穿刺部位的渗血及肿胀，穿刺点局部皮肤呈青紫色或面积进行性增大。 3. 辅助检查　凝血功能、血小板计数等	1. 评估与紧急处理　出血量/血肿较小，不影响血流时，观察出血量/血肿大小，及时更换敷料；如出血量增加或血肿增大，血流量＜100ml/min，立即拔除置管，按压至不出血为止（桡动脉 10 分钟，股动脉 15～20 分钟），必要时加压包扎，24 小时内局部冰敷，24 小时后热敷，避免并发假性动脉瘤。 2. 立即告知医生进行病情综合评估。 3. 准确执行医嘱　排除假性动脉瘤，遵医嘱对症处理，予 50%的硫酸镁湿敷、喜辽妥等外涂，血肿范围进行标记，做好交接班并记录。 4. 健康指导　①阳性体征管理：指导患者或家属置管侧肢体不宜剧烈运动、避免反复屈伸动作。如出现渗血、肿胀等不适及时告知医护人员。②心理：安慰鼓励患者，给予心理疏导，减少患者紧张情绪。 5. 按分级护理原则巡视，措施落实效果，并记录	1. 问诊　疼痛及活动受限症状逐渐减轻或消失。 2. 体格检查　穿刺点无出血，血肿减小或消失。 3. 辅助检查　凝血功能、血小板计数正常。 4. 患者及家属知晓出血/血肿的观察及管理
缺血性损伤 1. 问诊　诉置管部位重度疼痛难忍。	1. 评估与紧急处理　怀疑及诊断肢体远端缺血坏死，立即拔除置管，改善微循环障碍，局部保暖。 2. 立即告知医生进行病情综合评估。 3. 遵医嘱对症处理，并记录。	1. 问诊　疼痛缓解或消失。 2. 体格检查　置管一侧肢体皮色、皮温

续表

护理诊断	护理措施	护理目标跟踪
2. 体格检查 置管部位远端紫绀花斑、皮温降低、肿胀。 3. 辅助检查 超声显示血流减慢	4. 健康指导 ①阳性体征管理：指导患者或家属掌握置管部位的自我管理；拔管 2 小时内避免穿刺侧肢体用力握物，不可进行无创血压测量。股动脉拔管后 2 小时不可屈髋。置管部位及远端出现花斑、肿胀等不适即及时告知医护人员。②心理：予安慰及鼓励，消除患者紧张情绪。 5. 按分级护理原则巡视，评估效果，并记录	较前好转或恢复正常。 3. 辅助检查 超声显示血流正常
有出血/血肿的危险 1. 问诊 患者服用抗凝药物。 2. 辅助检查 凝血功能、血小板异常	1. 按分级护理原则巡视评估。 2. 预防 ①穿刺前评估患者凝血功能、血小板计数，及抗凝药物使用情况，凝血功能异常避免股动脉穿刺。②提高穿刺成功率，不盲目反复穿刺。动脉搏动较弱的患者，推荐使用超声定位引导置管。 3. 健康指导 ①阳性体征管理：嘱患者置管侧肢体不宜剧烈运动、避免反复屈伸动作。②心理：安慰鼓励患者，给予心理疏导，减少患者紧张，积极配合治疗。 4. 识别与紧急处理 通知医师综合评估，出血量/血肿较小时，密切观察出血量/血肿大小，及时更换敷料；如出血量增加或血肿增大立即拔除置管，按压至不出血为止，必要时加压包扎，避免并发假性动脉瘤，并记录	1. 未发生出血/血肿。 2. 患者及家属知晓出血/血肿的观察及管理
有导管堵塞的危险 1. 辅助检查 血液成分异常如：血小板计数过高、纤维蛋白原升高、凝血功能异常等。 2. 评估量表 血栓评估为中高风险	1. 按分级护理原则巡视评估。 2. 预防 ①应用加压包使用生理盐水持续冲洗导管，2～4 小时观察一次压力，确保压力维持在 300mmHg，滴速在 3ml/h。②每班评估导管通畅性，确保管腔内无气泡；妥善固定装置，避免受压/打折扭曲。③采血后冲尽残血，避免残留在接头内。④如发现动脉波形圆钝、低平等异常，立即检查管路。 3. 健康指导 ①阳性体征管理：指导患者家属置管一侧肢体不宜剧烈运动，如导管内有回血，导管渗液等异常及时告知医务人员。②心理：予患者进行心理安慰，做好其思想解释工作，消除恐惧等不良心理，以取得配合。 4. 识别与紧急处理 堵管时不能强行冲注，以防栓子脱落。通知医师综合评估，协助医生拔除管道，根据患者病情重新穿刺置管，并记录	1. 未发生导管堵塞。 2. 患者及家属知晓预防导管堵塞的观察及管理

续表

护理诊断	护理措施	护理目标跟踪
有肢体远端缺血坏死的危险 问诊　输注化疗、高渗和血管活性等刺激性药物	1. 按分级护理原则巡视评估。 2. 预防　①穿刺前行 Allen 实验，阳性者严禁穿刺置管；②肢体保暖，尤其是低灌注的时候采用局部或全身加温保暖。 3. 健康指导　①阳性体征管理：指导患者置管期间适度活动置管侧肢体，如肢体发冷、发麻、肿胀等不适立即报告医护人员；②心理：安慰鼓励患者，给予心理疏导，减少患者紧张，积极配合治疗。 4. 识别与紧急处理　怀疑及诊断肢体远端缺血坏死，通知医师综合评估，立即拔除置管，改善微循环障碍，局部保暖，记录	1. 未发生肢体远端缺血坏死。 2. 患者及家属知晓肢体远端缺血坏死的观察及管理

三、中心静脉导管操作技术护理诊断

项目简介

中心静脉导管（central venous catheter，CVC）是指经锁骨下静脉、颈内静脉、股静脉置管，尖端位于上腔静脉或下腔静脉的导管。目的：快速补液扩容，对不适应进行外周输注的药物，外周静脉穿刺困难可起到保护外周静脉血管的作用。适用于危重症患者的血流动力学监测、长期静脉营养、血液净化、化疗、自体干细胞移植等。禁忌证：①有起搏导线置管者不能在同侧颈内置管；②广泛上腔静脉系统血栓形成；③同侧动静脉造瘘管；④穿刺局部有感染、蜂窝组织炎；⑤上腔静脉压迫综合征。

护理诊断	护理措施	护理目标跟踪
疼痛 1. 问诊　穿刺部位疼痛，异物感等不适。 2. 体格检查　轻者局部的红、肿、热、痛等炎症反应，重者可有全身表现头痛、寒战、高热。心率、呼吸超过正常范围。 3. 评估量表　疼痛评分增高	1. 评估及紧急处理　协助取舒适功能体位，减少穿刺部位活动。 2. 立即告知医生进行病情综合评估，排除动脉出血、气胸、导管移位等严重并发症。 3. 准确执行医嘱　遵医嘱执行三阶梯止痛治疗，并记录。 4. 健康指导　①阳性体征管理：指导患者或家属定时观察穿刺部位，减少穿刺局部活动，出现任何不适及时告知医护人员；②心理：安抚患者情绪，通过听音乐、深呼吸、放松按摩等分散注意力。 5. 按分级护理原则巡视，评估效果，并记录	1. 问诊　疼痛程度及伴随症状逐渐减轻或消失。 2. 体格检查　红、肿、热、痛等炎症反应及全身症状缓解。 3. 评估量表　疼痛评分降低。 4. 患者及家属知晓疼痛的管理
置管部位出血/血肿 1. 问诊　诉疼痛，气管被血肿压迫偏移时患者主诉胸闷、	1. 评估与紧急处理　出现渗血时，更换敷料，手指按压穿刺点 5～10 分钟，或局部使用冰袋压迫止血。 2. 立即告知医生进行病情综合评估。	1. 问诊　疼痛、胸闷、心慌、呼吸困难症状减轻或消失。

续表

护理诊断	护理措施	护理目标跟踪
心慌、呼吸困难等不适。 2. 体格检查　皮肤穿刺部位的渗血及肿胀，穿刺点局部隆起、皮肤呈青紫色。 3. 辅助检查　凝血功能可能出现异常	3. 准确执行医嘱　排除动脉出血、血气胸等严重并发症；遵医嘱对症处理，观察出血/血肿情况，并记录。 4. 健康指导　①阳性体征管理：指导患者或家属置管侧肢体不宜剧烈运动，出现任何不适及时告知医护人员。②心理：安抚患者的情绪，积极配合治疗。 5. 按分级护理原则巡视　评估效果，并记录	2. 体格检查　穿刺点周围皮肤颜色正常，无渗血。 3. 辅助检查　凝血功能正常。 4. 患者掌握并落实管道护理要点
导管堵塞 1. 体格检查　输液滴入不畅或不滴，回抽无回血。 2. 辅助检查　X 线检查确认堵塞物类型以及导管尖端位置	1. 评估与紧急处理　更新输液装置，使用注射器评估导管通畅性，禁止强行冲注，以防栓子脱落；另建静脉通道，确保治疗不中断。 2. 立即告知医生进行病情综合评估。 3. 准确执行医嘱　遵医嘱根据堵塞类型分类处理。 4. 健康指导　①阳性体征管理：指导患者及家属活动时勿过度用力或屏气，避免静脉压增高血液回流，出现任何不适及时告知医护人员；②心理：安抚患者的情绪，积极配合治疗。 5. 按分级护理原则巡视　评估处理效果，并记录	1. 体格检查　导管回抽通畅，液体输入通畅。 2. 辅助检查　X 线检查确认导管在位通畅。 3. 患者及家属知晓预防管路堵塞的护理要点
有出血/血肿的危险 1. 问诊　患者服用抗凝药物。 2. 辅助检查　凝血功能、血小板异常	1. 按分级护理原则巡视评估。 2. 预防　①更换敷料时动作轻柔沿导管向心端揭开敷料，避免牵拉；②每班重点评估观察穿刺部位有无渗血、肿胀及局部血液循环障碍。 3. 健康指导　①阳性体征管理：指导患者或家属置管侧肢体不宜剧烈运动、避免反复屈伸动作，出现任何不适及时告知医护人员。②心理：安抚患者的情绪，积极配合治疗。 4. 评估与紧急处理　出现渗血时，更换敷料，手指按压穿刺点 5～10 分钟，或局部使用冰袋压迫止血。立即告知医生进行病情综合评估，排除动脉出血、血气胸等严重并发症；遵医嘱对症处理，并记录	1. 未发生出血/血肿。 2. 患者及家属知晓出血/血肿的观察及管理
有导管堵塞的危险 1. 辅助检查　血液成分异常，如血小板计数过高、纤维蛋白原升高、凝血功能异常等。 2. 评估量表　血栓评估为中高风险	1. 按分级护理原则巡视评估。 2. 预防　①及时更换液体，防止血液回流。②选择 0.9%生理盐水每隔 8 小时进行一次冲管；对血液高凝状态的患者，每 4 小时或 6 小时冲管一次，使用 10mL 及以上容量的注射器进行脉冲式正压冲封管（分 10 次连续推注，每次间隔 0.4 秒，每次 1ml 溶液）。③妥善固定导管，防止导管折叠、扭曲，及时规范更换输液接头。	1. 未发生导管堵塞。 2. 患者及家属知晓预防导管堵塞的观察及管理

续表

护理诊断	护理措施	护理目标跟踪
	3. 健康指导　①阳性体征管理：指导患者及家属活动时勿过度用力或屏气，避免静脉压增高血液回流。出现任何不适及时告知医护人员。②心理：安抚患者的情绪，积极配合治疗。 4. 识别与紧急处理　识别是否堵管。堵管时不能强行冲注，以防栓子脱落。立即告知医生进行综合评估，查找堵管原因；另外建立静脉通道，保证治疗不中断；协助医生拔除管道或进行管道溶栓，并记录	
有导管相关性血流感染的危险 体格检查　留置中心静脉导管，穿刺点敷料有渗血渗液	1. 按分级护理原则巡视评估。 2. 预防　①执行手卫生，每天观察患者导管穿刺点及全身有无感染征象。②置管穿刺点覆盖透明敷料每7天更换一次，无菌纱布敷料每2天更换一次，出现松散、浸湿、污染等情况及时更换。③尽量减少三通等附加装置的使用，保证接头密闭性，按规范更换输液装置。④每次连接及注射药物前后，按规范冲/封管，对端口周边进行消毒。 3. 健康指导　①阳性体征管理：指导患者及家属穿宽松衣物，淋浴时避免打湿敷料或敷料卷边、渗血渗液及时告知护士换药，有发热不适等立即报告医护人员。②心理：安慰鼓励患者，减少患者紧张。 4. 识别与紧急处理　评估考虑导管相关血流感染。立即暂停从中心静脉导管输液/治疗，建立外周静脉通路。告知医生进行综合评估，协助医生拔除导管并剪下导管尖端进行细菌培养和药物敏感试验，给予抗感染治疗，并记录	1. 未发生导管相关性血流感染。 2. 患者及家属知晓导管相关性血流感染的观察及管理
有导管相关性静脉血栓的危险 1. 辅助检查　血液成分异常如：血小板计数过高、纤维蛋白原升高、凝血功能异常等。 2. 评估量表　血栓评估为中高风险	1. 按分级护理原则巡视评估。 2. 预防　①及时更换液体，防止血液回流。②输液或输血前后使用10ml及以上容量的注射器进行脉冲式冲管及正压封管。③使用生理盐水冲/封管，至少每隔8小时一次，对血液高凝状态的患者，增加冲管频率，必要时使用肝素盐水冲/封管，监测凝血功能。 3. 健康指导　①阳性体征管理：指导患者及家属适度活动置管侧肢体，避免置管侧肢体做提重、过度外展、上举、旋转等运动；嘱患者抬高患肢以促进血液回流，注意患肢保暖等。有患侧肢体发绀不适等立即报告医护人员。②心	1. 未发生导管相关性静脉血栓。 2. 患者及家属知晓导管相关性静脉血栓的观察及管理

续表

护理诊断	护理措施	护理目标跟踪
	理：安抚患者的情绪，积极配合治疗。 4. 识别与紧急处理　评估考虑深静脉血栓需立即制动，抬高患肢。告知医生进行综合评估后完善辅助检查，遵医嘱行溶栓/介入治疗或拔除管道	

第四章　营养与排泄护理技术相关护理诊断

一、肠内营养支持操作技术护理诊断

项目简介

肠内营养支持是指在患者饮食不能获取或摄入不足的情况下，通过肠内途径补充或提供维持人体必需的营养素。其主要适应证如下：①不能经口进食、摄食不足或有摄食禁忌者，如口腔、咽峡部或食管肿瘤术后者；烧伤、化学性损伤等造成的吞咽困难者；因疾病导致营养素需要量增加而摄食不足，如烧伤、创伤的患者；由于脑血管意外及咽反射丧失而不能吞咽，脑外伤导致中枢神经紊乱、知觉丧失而不能吞咽者；②胃肠道疾病，包括胃肠道手术、短肠综合征、胃肠道瘘、炎性肠道疾病、吸收不良综合征、胰腺疾病、结肠手术与诊断准备、神经性厌食或胃瘫等；③胃肠外疾病，包括手术前后、肿瘤放、化疗中及肝、肾功能衰竭等。

护理诊断	护理措施	护理目标跟踪
误吸 1. 问诊　患者或家属诉呕吐、呛咳、呼吸急促。 2. 体格检查　咳嗽、咳痰，呼吸增快，呼吸音改变，发热，体温≥37.5℃。 3. 辅助检查　血常规、C-反应蛋白等炎性指标超过正常范围，肺部CT检查。 4. 评估量表　恶心、呕吐≥1级，误吸风险评估≥13分	1. 评估与紧急处理　出现误吸时，立即停止喂食或营养液输注，取侧卧位，轻拍其背部，鼓励咳嗽，必要时用电动吸引器吸出，吸氧。 2. 立即告知医生进行病情综合评估。 3. 准确执行医嘱　排除窒息等严重并发症；遵医嘱对症处理，并记录。 4. 健康指导　①阳性体征管理：指导患者及家属喂食前后或营养液输注过程中的注意事项及配合要点，误吸的预防方法及处理措施。②心理：安抚患者的情绪，积极配合治疗。 5. 按分级护理原则重点巡视　评估效果，并记录	1. 问诊　呕吐、呛咳、呼吸急促症状较前减轻或消失。 2. 体格检查　听诊呼吸音正常，呼吸频率16～20次/分，体温＜37.5℃，痰液总量变少，咳嗽较前缓解。 3. 辅助检查　血常规、C-反应蛋白等炎性指标正常范围，肺部CT检查正常。 4. 评估量表　恶心、呕吐＜1级，误吸风险评估＜13分。 5. 患者及家属知晓预防误吸的方法及处理措施
喂养管堵塞 体格检查　营养液滴注或推注时阻力增加或不通畅，管道扭曲、打折	1. 评估及紧急处理　协助患者取舒适卧位，用20ml注射器抽温开水反复冲洗，也可用碳酸氢钠溶液冲洗，即用5ml注射器抽取5%碳酸氢钠溶液连接三通，三通另一端连接20ml空注射器并抽吸管腔，关闭三通，管腔内产生负压，三通接碳酸氢钠溶液一端利用负压使药液吸进导管，重复2～3次，浸泡30～60分钟后检查是否通畅。 2. 立即告知医生综合评估。 3. 准确执行医嘱　遵医嘱处理，如复通失败，可实施导丝疏通，并再次确认导管	1. 体格检查　置管期间管道通畅。 2. 患者及家属知晓预防管路堵塞的护理要点

续表

护理诊断	护理措施	护理目标跟踪
	是否通畅，并记录。 4. 健康指导 ①阳性体征管理：指导患者及家属避免管道扭曲、打折，如出现营养液滴注不畅，及时告知医护人员。②药物：药品研碎，溶解后注入。③饮食：营养液细软无渣，温度控制在37～40℃。 5. 按分级护理原则巡视、评估，并记录	
有导管脱出的危险 1. 体格检查 留置鼻胃肠管导管。 2. 评估量表 导管滑脱风险评估≥9分	1. 按分级护理原则巡视评估。 2. 预防 ①监测管道固定情况，防止管路滑脱。②采用具有延展性的黏性胶带结合高举平台法固定管道，减轻对黏膜的压迫，增加舒适度。③每班重点评估并记录置管长度、固定有效性。④躁动患者必要时给予保护性约束。 3. 健康指导 ①饮食：指导患者及家属喂养管路的维护方法，营养液体输注过程中的注意事项及配合要点。②心理：安抚患者的情绪，积极配合治疗。 4. 识别与紧急处理 导管脱出后暂停进食；同时告知医生再次综合评估，对照拔管指征确定是否需要再次置管	1. 未发生导管脱出。 2. 患者及家属知晓预防脱管的护理要点
有误吸的危险 1. 问诊 患者有胃食管反流及贲门失弛缓症，诉恶心，呕吐。 2. 体格检查 咳嗽、咳痰。 3. 评估量表 误吸风险评估≥13分	1. 按分级护理原则巡视。 2. 预防 ①评估：采用ICU误吸风险评估量表对住院的肠内营养患者进行评估。高风险患者每4小时监测一次胃残留。②体位：肠内营养治疗患者采取半卧位（床头抬高30°～45°）。③改变临床误吸高风险患者肠内营养管道的位置或食物输送的方式，如幽门后/小肠喂养。④根据患者的胃肠耐受性动态调整肠内营养的量及速率来避免胃扩张，进而减少误吸的风险。⑤对于误吸高风险患者，遵医嘱使用促胃肠动力药。 3. 健康指导 ①阳性体征管理：指导患者及家属肠内营养液输注过程中的注意事项及配合要点，并发症的预防方法及处理措施。如出现呕吐、呛咳，立即告知医护人员。②心理：安抚患者的情绪，积极配合治疗。	1. 未发生误吸。 2. 患者及家属知晓预防误吸的护理要点

续表

护理诊断	护理措施	护理目标跟踪
	4. 识别与紧急处理　出现误吸，立即停止喂食，取侧卧位，轻拍其背部，鼓励咳嗽，必要时用电动吸引器吸出，吸氧，同时告知医生再次综合评估病情，必要时给予抗感染治疗，并记录	
有喂养管堵塞的危险 体格检查　留置鼻胃肠管导管	1. 按分级护理原则巡视。 2. 预防　①给药前后、连续喂食期间、间歇喂食前后以及胃残留测量前后用20～30ml温水冲管。②持续肠内营养时，每4小时用20～30ml温水冲管1次。③冲洗方式采用脉冲式，冲洗时避免大号注射器抽吸管道，防止吸入肠黏液导致堵管。④鼻饲前将营养液摇匀，固体药物充分研磨或溶解，注意配伍禁忌。 3. 健康指导　①阳性体征管理：指导患者及家属避免管道扭曲、打折，出现营养液滴注不畅，及时告知医护人员。②饮食：营养液细软无渣，温度控制在37～40℃。 4. 识别与紧急处理　发生营养液静脉滴注或静脉注射时不通畅，先抽吸再冲管，可用温开水或碳酸氢钠溶液正压、负压交替反复冲洗管道，确认复通失败后，告知医师进行综合评估，遵医嘱重新置管	1. 未发生喂养管堵塞。 2. 患者及家属知晓预防管路堵塞的护理要点
有肠内营养不耐受的危险 1. 问诊　反酸、嗳气，有服用胃肠动力药的既往史。 2. 评估量表　腹胀腹痛分级≥1级，腹泻≥1级，胃残余量≥1级	1. 按分级护理原则巡视评估。 2. 预防　①保持适宜的温度、速度。②每4～6小时评估一次患者肠内营养耐受性情况。 3. 健康指导　①阳性体征管理：告知患者及家属肠内营养制剂的主要成分、作用和营养支持中可能存在的不适反应，并发症的预防方法及处理措施。如出现恶心、呕吐立即告知医护人员。②心理：安抚患者的情绪，积极配合治疗。 4. 识别与紧急处理　告知医师综合评估后给予对症处理。根据患者症状、体征，每4～6小时进行一次肠内营养耐受性评估，0～2分：继续肠内营养，维持原速度，对症治疗；3～4分：继续肠内营养，减慢速度，2小时后重新评估；≥5分：暂停肠内营养，重新评估或更换输入途径	1. 未发生肠内营养不耐受。 2. 患者及家属知晓营养不耐受的护理要点

二、留置导尿操作技术护理诊断

项目简介

留置导尿是指在严格无菌操作下，将导尿管经尿道插入膀胱并保留在膀胱内，引流尿液的方法。目的：①为尿潴留患者引出尿液，减轻痛苦。②协助临床诊断：留取尿标本行细菌培养；测定残余尿量、膀胱容量及膀胱测压；进行尿道或膀胱造影等。③为膀胱肿瘤患者进行膀胱化疗。④抢救危重患者时正确记录尿量，以便观察患者病情变化。⑤避免盆腔手术误伤脏器。⑥泌尿系统疾病手术后便于引流和冲洗，促进伤口愈合。⑦为尿失禁和会阴部有伤口的患者引流，保持会阴部清洁干燥，并训练膀胱功能。禁忌证：无绝对禁忌证。

护理诊断	护理措施	护理目标跟踪
疼痛 1. 问诊　诉操作时或留置期间置管部位疼痛，异物感等不适。 2. 体格检查　患者烦躁，心率、呼吸超过正常范围。 3. 评估量表　疼痛评分增高	1. 评估与紧急处理　操作前评估患者凝血功能及有无尿路狭窄，选择合适型号的尿管；操作时动作轻柔，充分润滑。操作后协助取舒适功能体位，减少频繁活动造成尿管摩擦增大，进一步加剧疼痛。 2. 立即告知医生进行病情综合评估。 3. 准确执行医嘱　检查留置尿管是否存在移位、堵塞或其他异常情况，严重疼痛伴洗肉水色尿液排除尿道破裂、动脉出血等严重并发症，并记录。 4. 健康指导　①阳性体征管理：告知患者及家属留置尿管的意义及注意事项，出现疼痛及异物感等不适，及时告知医护人员。②心理：指导并协助放松练习，听音乐、深呼吸、放松按摩等分散注意力。③饮食：指导患者适量饮水，避免吃辛辣刺激性食物。 5. 按分级护理原则巡视　评估效果，并记录	1. 问诊　操作时未发生疼痛，留置期间置管部位疼痛、异物感较前减轻或消失。 2. 体格检查　情绪稳定，脉搏 60～100 次/分，呼吸 16～20 次/分。 3. 评估量表　疼痛评分降低。 4. 患者知晓疼痛的管理
尿道损伤 1. 问诊　诉尿道疼痛，伴局部压痛，排尿时加重。 2. 体格检查　肉眼血尿。尿道损伤或破裂时会阴部呈青紫色，男性患者阴囊肿胀。 3. 辅助检查　凝血功能、血小板计数、肾功能等	1. 评估与紧急处理　出现尿道损伤时，检查尿管二次是否牵拉，尿道口是否出血、局部是否肿胀，管道给予妥善固定。 2. 立即告知医生进行病情综合评估 3. 准确执行医嘱　排除尿道挫伤，遵医嘱对症处理，并记录。 4. 健康指导　①阳性体征管理：指导患者或家属勿牵拉尿管，躁动患者必要时给予保护性约束，如出现疼痛、局部压痛、血尿等不适症状及时告知医护人员。②饮食：指导患者适量饮水，避免吃辛辣刺激性食物。③心理：指导患者保持情绪稳定，注意休息 5. 按分级护理原则巡视　评估效果，并记录	1. 问诊　尿道疼痛及局部压痛症状较前减轻或消失。 2. 体格检查　血尿颜色较前变浅，会阴部青紫色及阴囊肿胀逐渐消退。 3. 辅助检查　凝血功能、血小板计数、肾功能等指标均在正常范围。 4. 患者或家属知晓管道护理要点

续表

护理诊断	护理措施	护理目标跟踪
导尿管相关尿路感染 1. 问诊　诉尿频、尿急、尿痛等膀胱刺激征。 2. 体格检查　尿道口可有脓性分泌物，严重者可伴有寒战、发热等全身症状。 3. 辅助检查　尿常规结果示有红细胞、白细胞，尿培养可有阳性	1. 评估与紧急处理　出现导尿管相关尿路感染症状及体征时，立即拔除尿管。 2. 立即告知医生进行病情综合评估。 3. 准确执行医嘱　遵医嘱予抗菌药物进行治疗、膀胱冲洗，必要时更换导尿管，并留取尿液进行微生物病原学检测，并记录。 4. 健康指导　①阳性体征管理：指导患者会阴部保持清洁，出现尿频、寒战、发热等不适症状及时告知医护人员。②饮食：指导患者适量饮水，避免吃辛辣刺激性食物。③心理：指导患者保持情绪稳定，缓解患者紧张情绪。 5. 按分级护理原则巡视，评估效果，并记录	1. 问诊　尿频、尿急、尿痛症状较前缓解或消失。 2. 体格检查　体温＜37.5℃，尿道口清洁干燥。 3. 辅助检查　尿常规结果正常，尿培养结果阴性。 4. 患者或家属掌握并落实管道护理要点
有尿道损伤的危险 问诊　患者有前列腺增生、尿道狭窄、泌尿系肿瘤等病史，主诉排尿困难	1. 按分级护理原则巡视评估。 2. 预防　①导尿前耐心解释，缓解患者紧张情绪。②根据患者情况选择粗细合适、质地软的导尿管。③操作者应熟练掌握导尿术的操作技能和相关解剖生理知识。④插管时动作应轻柔，切忌强行插管，充分润滑导尿管。对于前列腺增生肥大的患者，遇插管有阻力时，不得强行置管，请泌尿科医生处理。⑤插管时延长插入长度，见尿液流出后继续前进 5cm 以上，气囊充液后再将尿管轻轻拉回至有阻力感触，避免尿管未完全进入膀胱，气囊充液膨胀压迫损伤尿道。⑥置管后妥善固定尿管，避免摩擦。 3. 健康指导　①阳性体征管理：告知患者留置导尿管意义及注意事项、配合要点，如出现疼痛、局部压痛、血尿等不适症状及时告知医护人员。②饮食：指导患者适量饮水，避免吃辛辣刺激性食物。③心理：指导患者保持情绪稳定，注意休息。 4. 识别与紧急处理　发生尿道鼓膜损伤时，告知医师进行综合评估，轻者无须处理或采用止血镇痛治疗，严重损伤者，根据情况采取尿道修补等手术治疗，并记录	1. 未发生尿道损伤。 2. 患者及家属知晓留置导尿自我护理要点
有血尿的危险 问诊　患者有前列腺增生、尿道狭窄、泌尿系肿瘤等病史，主诉排尿困难	1. 按分级护理原则巡视评估。 2. 预防　①操作中避免引起尿道黏膜损伤。②插入导尿管后放尿速度不宜过快。膀胱高度膨胀且又极度虚弱的患者，第一次放尿量不超过 1000ml。③凝血机制障碍的患者导尿前尽量纠正凝血功能，导尿时操作尽量轻柔，避免损伤。	1. 未发生血尿。 2. 患者及家属知晓血尿的观察及管理

续表

护理诊断	护理措施	护理目标跟踪
	3. 健康指导　①告知患者家属并发症的预防方法及处理措施，出现肉眼血尿要及时告知医护人员。②饮食：指导患者适量饮水。无心肾功能障碍患者，每天饮水量达1500～2000ml；有心肾功能障碍者遵医嘱补充入量。③心理：安抚患者的情绪，保持均衡的营养的摄入。 4. 识别与紧急处理　如发生血尿，告知医师进行综合评估，轻者如镜下血尿，一般不需特殊处理，重者根据情况进行止血治疗，并记录	
有导尿管脱出的危险 1. 体格检查　留置导尿管。 2. 评估量表　导管滑脱风险评估≥9分	1. 按分级护理原则巡视评估。 2. 预防　①根据导尿管气囊大小要求注入生理盐水，严禁注入空气。②妥善固定导尿管，防止牵拉。③意识障碍或躁动患者行保护性约束，防止导尿管自行拔除。 3. 健康指导　①阳性体征管理：指导患者活动时勿牵拉导尿管，妥善固定，如出现脱出立即告知医护人员。②心理：引导患者积极的心态对待疾病，保持情绪稳定，缓解患者的焦虑和紧张。③康复：采用间歇性夹管方式。夹闭导尿管，每3～4小时开放一次，训练膀胱功能。 4. 识别与紧急处理　一旦发生脱管，告知医师评估患者是否需要重新置入，并记录	1. 导尿管未脱出。 2. 患者及家属知晓预防管路脱出的护理要点
有发生导尿管相关尿路感染的危险 1. 体格检查　留置导尿管、腹泻、血尿、会阴部分泌物增多、饮水量不足2500ml。 2. 辅助检查　尿常规异常	1. 按分级护理原则巡视评估。 2. 预防　①导尿时严格执行无菌技术操作原则。插管时动作轻柔，避免引起尿道鼓膜损伤。②尽量避免留置导尿管。必须留置导尿管时，尽量缩短留置时间，根据导尿管产品性能及时更换导尿管。③留置导尿管期间每天清洁、外阴和尿道口，保持会阴部清洁。尿道口污染时，需用消毒剂进行消毒。④保持引流系统的密闭性，集尿袋不得超过膀胱高度并避免挤压，防止尿液反流，集尿袋按要求更换。⑤在病情允许的情况下，鼓励患者多饮水以增加尿量，达到自然冲洗尿道的目的。 3. 健康指导　①阳性体征管理：指导患者留置导尿管期间做好尿道口及会阴部清洁卫生，避免尿袋高于膀胱水平。如出现尿痛、发热等不适症状，及时告知医护人员。②安抚患者的情绪，保持均衡的营养的摄入。 4. 识别与紧急处理　发生尿路感染时，尽可能拔导尿管，告知医师进行综合评估，根据病情运用相应的抗菌药物进行治疗，并记录	1. 未发生导尿管相关尿路感染。 2. 患者及家属知晓预防尿路感染的护理要点

第五章　血标本采集操作技术相关护理诊断

血标本采集操作技术护理诊断

项目简介

采集患者少许血液，通过化学、物理或生物学的实验室技术和方法进行试验，作为判断患者有无异常存在的依据。达到协助疾病诊断、推测病情进展、制定治疗措施、观察病情的目的。适应证：需要监测血液实验结果的患者。禁忌证：严重贫血、白血病等血液系统疾病时、血小板减少性紫癜、过敏性紫癜等凝血机制障碍时，应预先通知医师再做处理。

护理诊断	护理措施	护理目标跟踪
疼痛 1. 问诊　穿刺部位疼痛不适。 2. 体格检查　穿刺部位肿胀、发绀、渗血。 3. 评估量表　疼痛评分增高。 4. 辅助检查　凝血功能异常	1. 评估及紧急处理　协助患者取舒适卧位，静脉采血穿刺点按压 5 分钟，动脉采血穿刺点按压 5～10 分钟，凝血功能异常的患者适当延长时间，直至出血停止。 2. 同时告知医生再次综合评估病情。 3. 准确执行医嘱　遵医嘱完善相关检查，积极配合处理。 4. 健康指导　①阳性体征管理：指导患者穿刺点不宜屈肘按压，会增加额外压力，导致出血、瘀血、疼痛等风险发生。已形成的血肿和淤青，24 小时内可给予冷敷止血，避免该侧肢体提重物，24 小时后可热敷以促进淤血吸收。②心理：予安慰及鼓励，消除患者紧张情绪。 5. 按分级护理原则巡视　评估效果，并记录	1. 问诊　穿刺部位疼痛症状逐渐减轻或消失。 2. 体格检查　及时发现肿胀、发绀、渗血，处理后逐渐缓解。 3. 评估量表　疼痛评分降低。 4. 辅助检查　凝血功能指标正常。 5. 患者掌握拔针后正确按压方法和出血的护理要点
知识缺乏 问诊　患者害怕疼痛、担心采血影响身体，抗拒采血	1. 评估与紧急处理　评估患者及家属疾病相关知识缺乏，立即给予疾病相关防治知识的健康宣教指导。包括疾病基本知识、病情、治疗方式、用药方法、并发症、注意事项等。根据患者的文化背景、语言习惯和文化程度来制订个性化的健康指导。 2. 告知医生综合评估　与患者沟通血标本采集的必要性。 3. 准确执行医嘱　遵医嘱完善相关检查，积极配合处理。 4. 健康指导　①阳性体征管理：指导患者采血前 24 小时不宜剧烈运动、不饮酒，采血当天避免情绪激动，空腹采血需禁食至少 8 小时，但不宜超过 16 小时，宜在输液结束 3 小时后采血，必须在输液时采血，宜在输液的对侧肢体或同侧肢体输液点的远端采血，对采血时间有特殊要求的应为患者详细讲解，出现任何不适及时告知医护人员。②心理：引导患者积极的心态，缓解患者的恐惧。 5. 按分级护理原则巡视　评估效果，并做好记录	1. 问诊　患者情绪平稳，积极配合治疗。 2. 患者知晓血标本采集的方法及注意事项

续表

护理诊断	护理措施	护理目标跟踪
有出血的危险 辅助检查　凝血功能异常	1. 按分级护理原则巡视、评估。 2. 预防　①拔针后采取正确的按压方法：用示指、中指、环指按压采血处，消毒棉签尽量与血管方向一致，避免大力按压，用力过大易对血管造成挤压，反而容易造成淤血，避免屈肘按压，避免边按边揉止血，避免剧烈运动或提重物。②重点观察评估穿刺部位有无疼痛、渗血、肿胀、发绀。 3. 健康指导　①阳性体征管理：指导患者正确按压穿刺点 5～10 分钟，凝血功能障碍者适当延长按压时间，直至出血停止。如出现穿刺部位疼痛、肿胀等不适及时告知医护人员。②心理：予安慰及鼓励，消除患者紧张情绪。③康复：出现皮下出血，早期冷敷，减轻局部充血和出血。 4. 识别与紧急处理　出现渗血时，手指按压穿刺点 5～10 分钟，对于已形成的血肿和淤青，24 小时内可给予冷敷止血，24 小时后可热敷以促进淤血吸收。立即告知医生进行病情综合评估，遵医嘱对症处理，并记录	1. 未发生出血。 2. 患者掌握并实施穿刺点正确按压

第六章　专科护理操作技术相关护理诊断

一、体外受精-胚胎移植专科操作技术护理诊断

疾病简介

体外受精-胚胎移植适用于其他常规治疗无法妊娠的不孕（育）夫妇。是指从女性卵巢内取出卵子，在体外与精子发生受精并培养3～5天，再将发育到卵裂球期或囊胚期阶段的胚胎移植到宫腔内，使其着床发育成胎儿的全过程，俗称为“试管婴儿”。

护理诊断	护理措施	护理目标跟踪
腹痛 1. 问诊　腹部似针扎样疼痛，下腹部发紧； 2. 体格检查　触诊疼痛部位不固定，腹壁肌紧张，疼痛剧烈时有压痛、反跳痛，听诊肠鸣音增强。 3. 辅助检查　B超检查：卵巢增大，直径≥12cm。 4. 评估量表　疼痛评分增高	1. 评估与紧急处理　进行疼痛部位、性质、时间评估，避免剧烈运动和增加腹压的行为，安抚患者情绪。 2. 告知医生进行综合评估。 3. 准确执行医嘱　协助患者行B超检查，患者疼痛评分增高时，谨防当出现卵巢扭转或破裂，应立即建立静脉通路，必要时行术前准备，观察用药效果不良反应。 4. 健康指导　①饮食：指导患者勿进食辛辣刺激性饮食，多食高蛋白饮食。②药物：未明确疼痛诊断时不宜用药，以免掩盖病情。遵医嘱正确使用镇痛药物时，把握给予镇痛药物的时机，并观察治疗后的效果。③康复：嘱患者避免剧烈运动，床上适当活动，勿绝对卧床防止静脉血栓形成。④阳性体征管理：协助患者评价自己的疼痛程度，告知患者勿热敷腹部及用力排便等增加腹压的行为，出现任何不适及时告知医护人员。⑤心理：安慰鼓励患者，减少患者紧张。 5. 按分级护理原则进行巡视　评估措施落实效果，并做好记录	1. 问诊　未诉腹痛或疼痛减轻。 2. 体格检查　腹部柔软，无压痛，无反跳痛；听诊肠鸣音正常。 3. 评估量表　疼痛评分降低。 4. 患者及家属知晓疾病相关知识，并进行自我管理
呼吸困难 1. 问诊　呼吸费力、胸闷。 2. 体格检查　呼吸频率增快，呼吸>24次/分，缩唇呼吸；双侧语颤减弱；肺部过清音；双肺呼吸音减弱，呼气延长；SpO_2<90%。 3. 评估量表　呼吸困	1. 评估与紧急处理　评估患者呼吸急促，立即抬高床头30°～45°，氧气吸入。 2. 告知医生，进行综合评估。 3. 准确执行医嘱　患者出现呼吸急促、呼吸>24次/分、SpO_2<90%时，给予氧气吸入，急查动脉血气分析，行肺部辅助检查。 4. 健康指导　①饮食：指导患者戒烟酒，勿进食辛辣刺激性饮食。②药物：合理用药，注意观察患者反应。③康复：教会患者有效呼吸，加强呼吸功能锻炼，缩唇呼吸及腹式呼吸，每天2～3次，每次10～15分钟。④阳性体征管理：教会患者	1. 问诊　呼吸平稳、胸闷缓解。 2. 体格检查　呼吸16～20次/分，SpO_2≥90%，听诊正常呼吸音。 3. 评估量表　呼吸困难程度mMRC≤2级。 4. 患者及家属知晓疾病相关知识，并

续表

护理诊断	护理措施	护理目标跟踪
难程度（mMRC）3 级	及家属吸氧注意事项，出现呼吸费力、急促等任何不适及时告知医护人员。⑤心理：安慰鼓励患者，减少患者紧张。 5. 按分级护理原则进行巡视　评估措施落实效果，并做好记录	进行自我管理
水肿 1. 问诊　腹胀、腹部张力大。 2. 体格检查　触诊腹壁肌紧张，叩诊鼓音、移动性浊音呈阳性。 3. 辅助检查　白蛋白＜30g/L，B 超检查：卵巢增大，直径≥12cm，盆腔积液＞2cm。 4. 评估分级　腹水的分型，深度＞10cm	1. 评估与紧急处理　腹水深度＞10cm 时，立即抬高患者床头 30°～45°，氧气吸入，配合医生进行腹腔穿刺引流，观察患者腹腔引流量及尿量。 2. 告知医生，进行综合评估。 3. 准确执行医嘱　协助患者行 B 超检查，建立静脉通路，纠正电解质紊乱，补充白蛋白，观察治疗效果及药物不良反应。行腹腔穿刺引流者，观察腹水的量、颜色、性质。每天记录患者空腹体重、腹围及 24 小时出入量。 4. 健康指导　①饮食：指导患者勿进食辛辣刺激性饮食，少量多次进食高蛋白、高热量、高维生素饮食。②药物：遵医嘱正确使用药物，把握用药时机，并观察治疗后的效果。③康复：嘱患者避免剧烈运动，床上适当活动，勿绝对卧床防止静脉血栓形成。遵医嘱控制每次放腹水量并观察。④阳性体征管理：教会患者测量体重、腹围，正确记录 24 小时出入量，出现任何不适及时告知医护人员。⑤心理：安慰鼓励患者，减少患者紧张。 5. 按分级护理原则进行巡视　评估措施落实效果，并做好记录	1. 问诊　未诉腹胀或腹胀减轻。 2. 体格检查　腹部柔软，听诊移动性浊音呈阴性；B 超检查：卵巢逐渐减小，盆腔积液＜2cm。 3. 辅助检查　B 超检查恢复，白蛋白 35～50g/L。 4. 评估量表　腹水的分型，深度＜3cm。 5. 患者及家属知晓疾病相关知识，并进行自我管理
焦虑 1. 问诊　紧张、心悸、出汗、失眠、尿频。 2. 体格检查　呼吸＞24 次/分，血压≥140/90mmHg。 3. 评估量表　汉密尔顿焦虑量表评分≥7 分	1. 评估与紧急处理　安抚患者，让患者感到放心和舒适，说话平缓，使用简短语言，表达理解的情感，除去多余的刺激，做好心理安抚。再次评估患者，并做好记录。 2. 告知医生，进行综合评估。 3. 准确执行医嘱　心理疏导，适当使用助眠药物，观察治疗效果及药物不良反应。 4. 健康指导　①心理：指导患者进行听轻音乐，下棋等娱乐活动，分散注意力，减轻焦虑；②阳性体征管理：指导患者出现紧张、失眠等不适及时告知医护人员。 5. 按分级护理原则进行巡视　评估措施落实效果，并做好记录	1. 问诊　患者情绪平稳，积极配合治疗。 2. 体格检查　呼吸 16～20 次/分、血压 140/90mmHg 至 90/60mmHg。 3. 评估量表　汉密尔顿焦虑量表评分＜7 分。 4. 患者及家属能知晓疾病相关知识，掌握自我疏解情绪的办法，并进行自我管理

二、血液透析专科操作技术护理诊断

病例简介

血液透析（hemodialysis，HD）是最常用的血液净化方法之一。血液透析是将患者血液与含有化学成分的透析液分别引入透析器内半透膜的两侧，根据膜平衡原理，经弥散、对流等作用，达到清除代谢废物及过多的液体，纠正水、电解质及酸碱平衡紊乱的一种治疗方法。弥散是在布朗运动作用下，溶质从半透膜浓度高的一侧向浓度低的一侧移动，最后达到膜两侧浓度的平衡对流是通过膜两侧的压力梯度使溶质随着水的跨膜移动而移动。血液透析还可通过半透膜两侧压力差产生的超滤作用去除患者体内过多的水分血液透析能部分替代肾功能，清除血液中蓄积的毒素，纠正体内水、电解质紊乱，维持酸碱平衡

护理诊断	护理措施	护理目标跟踪
水肿 1. 问诊　透析前自诉与干体重相比增加的液体量，诉透析间期容量超负荷导致水肿、高血压、心力衰竭等。 2. 体格检查　透析前体重增加量超过干体重3%～5%，血压测定，透析前颈静脉搏动、肺部听诊及外周水肿检查异常。 3. 辅助检查　血清钠、血清钙及血浆利钠肽浓度测定、生物电阻抗法提示异常改变	1. 评估与紧急处理　评估患者生命体征、血压、体重增长量等，遵医嘱超滤量进行血液透析治疗并记录。 2. 立即告知医生，进行病情综合评估。 3. 准确执行医嘱　遵医嘱为患者执行血液透析治疗。 4. 健康指导　①饮食：指导患者以控制钠盐摄入为主，限制水、钠摄入量。所有患者应坚持限盐饮食（每天摄入1.5～2.0g钠元素，或3～5g食盐）。避免透析期间体重增加过多（理想情况为不超过2～3kg，或＜5%干体重），以限制透析时超滤量。②心理：安抚患者的情绪，积极配合治疗。③阳性体征管理：血液透析治疗中出现呼吸困难、乏力等任何不适及时告知医护人员。 5. 按分级护理原则重点巡视　观察生命体征，透析中是否出现目标循环容量过低的症状（肌肉痉挛、低血压等）并记录	1. 体格检查　通过血液透析治疗达到最佳体重，保持透析间期血容量过多与透析时低血容量之间的平衡。 2. 辅助检查　血清钠、血清钙及血浆利钠肽浓度测定、生物电阻抗法等指标均在正常范围。 3. 患者及家属知晓并掌握液体摄入限制的相关措施及容量管理的最佳目标，健康与安全管理依从性提高
电解质紊乱 1. 问诊　诉肌肉抽搐、皮肤瘙痒、透析失衡、心律失常等钾钠代谢紊乱症状。 2. 体格检查　心律、呼吸超过正常范围。 3. 辅助检查　血清电解质检测、心电图检测结果异常	1. 评估与紧急处理　评估患者生命体征、血压等，遵医嘱进行血液透析治疗并记录。 2. 立即告知医生，进行病情综合评估。完善相关检查，根据患者电解质情况调整相关透析处方，并做好抢救准备。 3. 准确执行医嘱　遵医嘱为患者执行血液透析治疗，根据透析处方调整透析液钾浓度、钙浓度、电导度钠浓度等。 4. 健康指导　①饮食：指导患者根据电解质检测结果控制饮食，避免高钾血症、低钾血症；控制饮食中磷的摄入，少食高磷食物。②药物：指导患者遵医嘱服用钙磷结合剂等药	1. 问诊　未诉不适。 2. 辅助检查　血清电解质检测结果正常，相关症状消失。 3 体格检查：心率60～100次/分，呼吸16～20次/分。 4. 患者及家属知晓并掌握电解质紊乱防治相关措施，健康与安全管理依从性提高

续表

护理诊断	护理措施	护理目标跟踪
	物。③阳性体征管理：血液透析治疗中出现任何不适及时告知医护人员。 5. 按分级护理原则重点巡视　观察生命体征并记录	
有低血压的危险 1. 问诊　诉胸闷、头晕、眼花、全身发热感、腹痛、便意、腰背酸痛等。 2. 体格检查　出现面色苍白、脉搏加快、血压下降，严重者可出现晕厥、意识丧失、大小便失禁，甚至心搏骤停	1. 按分级护理原则巡视评估。 2. 预防　①正确评估体重。②改善患者营养状态，增加热量供给，纠正贫血，控制盐的摄入量，血液透析中禁食。③透析前暂停服用或调整降压药。 3. 健康指导　①饮食：指导患者控制盐的摄入量（钠盐每天控制在3～5g），指导患者日常饮食增加热量供给，纠正贫血，纠正低蛋白血症，血液透析中禁食，定期评估体重。②阳性体征管理：指导患者血液透析治疗中出现胸闷、全身发热、腹痛等任何不适及时告知医护人员。③心理：安抚患者的情绪，积极配合治疗。 4. 识别与紧急处理　患者出现血压下降，出现打哈欠、恶心、呕吐、出冷汗，面色苍白、脉搏加快、晕厥、意识丧失、大小便失禁，甚至心搏骤停等症状。立即告知医生进行综合评估，调整患者体位为头低足高位，遵医执行暂停超滤、输注液体、提前终止透析治疗等，并记录	1. 体格检查　血压恢复正常范围，相关症状消失。 2. 问诊　未发生胸闷、头晕、眼花、全身发热、腹痛、便意、腰背酸痛等不适症状。 3. 患者及家属知晓并掌握透析中低血压症状及预防相关措施，健康与安全管理依从性提高
有透析器反应的危险 1. 问诊　诉胸痛、背痛、皮肤瘙痒、荨麻疹、咳嗽、喷嚏、流清涕、腹痛、腹泻等。 2. 体格检查　出现胸痛、背痛、皮肤瘙痒、荨麻疹、咳嗽、喷嚏、流清涕、腹痛、腹泻、严重者可出现呼吸困难、休克	1. 按分级护理原则巡视评估。 2. 预防　①透析前充分冲洗透析器和透析管路；②选用蒸汽或γ射线消毒透析器和管路；③对于高危人群可于透前应用抗组胺药物，并停用ACEI。 3. 健康指导　①阳性体征管理：指导患者血液透析治疗中出现胸痛、荨麻疹等相关不适及时告知医护人员。②心理：引导患者积极的心态对待疾病，保持情绪稳定，缓解患者的紧张情绪。 4. 识别与紧急处理　透析器反应分为甲型和乙型。甲型反应少见，多发生在透析开始后5～30分钟，表现为呼吸困难，全身发热感、皮肤瘙痒、荨麻疹、咳嗽、流泪、流涕、腹部绞痛、腹肌痉挛等过敏反应，严重者可心搏骤停甚至死亡。乙型比甲型常见，一般在	1. 问诊　未发生胸痛、背痛、皮肤瘙痒、荨麻疹等不适症状。 2. 体格检查　未发生胸痛、背痛、腹痛等不适症状。 3. 患者及家属知晓并掌握透析中透析反应症状。健康与安全管理依从性提高

续表

护理诊断	护理措施	护理目标跟踪
	透析开始后 30 分钟或更长时间后发生，发作程度较轻，表现为胸背疼痛、低血压、恶心、呕吐、喉头水肿、荨麻疹。当患者出现以上这些症状，轻者给予吸氧和抗组胺药；严重者立即停止透析夹闭血路管，丢弃外循环管路血液，同时立即通知医生进行综合评估，遵医嘱给予药物治疗，出现呼吸循环障碍，立即予心脏呼吸支持治疗，并做好记录	
有导管相关血流感染的危险 体格检查　留置血液透析导管，穿刺点敷料有渗血渗液	1. 按分级护理原则巡视评估。 2. 预防　①执行手卫生，每天观察患者导管穿刺点及全身有无感染征象。②置管穿刺点覆盖透明敷料每 7 天更换一次，无菌纱布敷料每 2 天更换一次，出现松散、浸湿、污染等情况及时更换。③避免导管用于非血液净化用途，如取血/输液等。④每次连接及封管前后，按规范冲/封管，对端口周边进行消毒。 3. 健康指导　①阳性体征管理：指导患者要注意局部卫生，保持导管周围的皮肤清洁，观察导管局部有无出血及渗出，避免导管受压及扭曲。出现发热、畏寒等不适症状及时告知医护人员。②心理：安慰鼓励患者，减少患者紧张。 4. 识别与紧急处理　若患者在血液透析开始后数分钟至 30 分钟左右出现畏寒、寒战、热等全身症状，发热可高达 40℃以上，少数患者可以出现延迟发热，即血液透析结束后低热。立即停止使用导管，进行血液和导管口分泌物病原菌培养。同时通知医生进行综合评估，遵医嘱用药，并做好记录	1. 未发生导管相关性血流感染。 2. 患者及家属知晓导管相关性血流感染的观察及管理
有穿刺部位血肿的危险 1. 问诊　患者服用抗凝药物。 2. 辅助检查　凝血功能、血小板异常	1. 按分级护理原则巡视评估。 2. 预防　①每班重点评估观察穿刺部位有无渗血、肿胀及局部血液循环障碍。②更换敷料时动作轻柔沿导管向心端揭开敷料，避免牵拉。 3. 健康指导　①阳性体征管理：指导患者透析过程中勿移动穿刺侧肢体。血肿处早期冰敷患处，24 小时后可热敷，出现肿胀疼痛及时告知医护人员。②心理：指导患者保持情绪稳定，注意休息。	1. 未发生出血/血肿。 2. 患者及家属知晓出血/血肿的观察及管理

续表

护理诊断	护理措施	护理目标跟踪
	4. 识别与紧急处理 当患者诉穿刺部位肿胀疼痛时应立即查看有无血肿发生。如出现静脉穿刺部位血肿，透析器可显示静脉压超过设定范围并持续升高，机器报警，应立即停血泵，将管路连接为闭路循环后，血泵流速降至100ml/min以下，停超滤，防止血液凝固，再次穿刺成功后连接管路继续治疗。若为动脉穿刺部位血肿，即使有血流亦不应勉强进行血液透析，应及时拔针并止血。同时通知医生进行综合评估，冰敷患处，安抚患者情绪，持续观察血肿情况并记录	

第五篇　护理记录书写

护理记录是护理文书书写的重要内容，是患者病情客观延续的真实记录，记录了患者疾病发生、发展、治疗、护理及转归的全过程，是医院和患者重要的资料档案，也是教学、科研、管理以及法律的重要资料。因此，护理记录必须规范书写并妥善保存，确保其正确性、完整性和原始性。

临床护理过程中对病危、病重的患者，病情发生变化需要监护的患者，需要观察某类症状、体征或其他情况的患者均需书写护理记录。常用的护理记录格式为 P（problem）、I（intervention）、O（outcome）格式。

第一章　护理记录书写规范

一、护理记录书写原则

护理记录目的是客观、真实反映患者病情及连续性的文书资料，因此护理记录书写必须遵循及时、准确、完整、简要、清晰的基本原则。

1. 及时　护理记录必须及时，不得拖延或提早，更不能漏记、错记，以保证记录的时效性，维持最新资料。

2. 准确　指记录的内容必须在时间、内容及可靠程度上真实、无误。记录者必须是执行者。记录的时间应为实际给药、治疗、护理的时间，而不是事先安排的时间。

3. 完整　眉栏、页码须填写完整。各项记录，尤其是护理表格应按要求逐项填写，避免遗漏。记录应连续，不留空白。每项记录后签全名，以示负责。

4. 简要　记录内容应重点突出、简洁、流畅。应使用医学术语和公认的缩写，避免笼统、含糊不清或过多修辞，以便医护人员快速获取所需信息。此外，护理记录可以采用表格式，以节约书写时间，使护理人员有更多时间和精力为患者提供直接护理服务。

5. 清晰　字迹清楚、字体端正，保持表格整洁，不得剪切、复制和滥用简化字。

二、护理记录主要内容

护理记录内容包括患者的护理诊断/问题、护士所采取的护理措施及执行措施后的效果评价等，包含一般项目、专科项目和 PIO 记录三大部分。

（一）一般项目

一般项目包含体温、脉搏、呼吸、血压、疼痛五大生命体征及血氧饱和度、排便、意识、瞳孔、睡眠、卧位等。一般项目栏中的生命体征是用来判断病情轻重、危急程度和发展趋势的最基本、最重要的项目，与循环、呼吸、能量代谢等生理功能的关系也最为密切，是机体内在活动的一种客观反映，是护理诊断的重要依据，其监测频次根据患者病情据实记录。

（二）专科项目

专科项目包含患者健康问题，如皮肤及伤口/造口情况、切口敷料、动静脉通路、各类导管/引流管、评估量表及心血管、消化、呼吸等专科项目，反映专科病情动态变化，是护理诊断记录中的重要依据。

（三）PIO 记录

临床常采用 PIO 格式记录，即 P-problem 问题、I-intervention 介入/干预调停等措施、O-outcome 结果。

1. P-problem 问题 是指护理问题/护理诊断，须使用护理诊断标准化名称记录，其陈述方式一般采用 PSE 公式记录，即护理诊断名称/护理问题+症状/体格检查/辅助检查/护理评估指标+病因/相关依据。

2. I-intervention 介入/干预等护理措施 是指按照评估与紧急处理、告知医生进行综合评估、准确执行医嘱（治疗、特殊检查、术前准备等）、健康指导（用药、饮食、阳性体征管理、康复、心理等）、按分级护理原则巡视五个方面进行记录，能够体现个性化的专科护理特点。

3. O-outcome 结果 是指包括治疗护理措施落实的效果及症状/体征的改善情况、辅助检查结果、患者对疾病与相关危险因素及健康与安全管理依从性是否得到提高等方面进行动态跟踪评价，是对决策目标的客观反映。

（四）护理计划执行单

护理计划执行单是针对危急重症、四级以上手术等患者，进行全面评估病情后做出护理诊断，拟定护理计划并实施护理措施的表单，内容包括护理诊断、护理措施、护理目标及跟踪评价，其中护理诊断遵循首优原则排序，且根据患者的实际情况进行动态补充、修改或停止护理诊断和护理措施。

三、护理记录单书写注意事项

1. 护理记录单书写日期和时间采用 24 小时制，使用阿拉伯数字，如因抢救急危重症患者未能及时记录的，医护人员应在抢救结束后 6 小时内据实补记，并注明抢救完成时间和补记时间。

2. 手写护理记录如出现错字，应使用双横线划在错字上并清楚可辨的保留原记录，注明修改日期、时间，修改人签名，不得采用刮、涂、粘的方式掩盖或去除原有字迹。

3. 书写使用的计量单位一律使用中华人民共和国法定的计量单位。

4. 护理记录书写应由具有护士执业资质的人员记录，进修生、研究生、实习生、试用期护理人员的护理记录，必须由具有本医疗机构注册资质的带教老师评阅并签名确认。

5. 电子护理记录单与纸质护理记录单应遵循具有同等效力的原则。电子签名必须进行身份认证，可靠的电子签名与手写签名或盖章具有同等的法律效力。可靠的电子签名必须符合《电子签名法》第十三条有关条件（属于电子签名人专有，仅由电子签名人控制，电子签名、数据电文内容和形式的任何改动能够被发现），否则，护士需手写签名。

6. 护理记录单中病情观察内容无异常时，用英文字母“N”表示（Normal：普通的、正常的）。

7. 护理记录单采用时点记录，推行结构化护理文书书写模板，减少护理相同内容的重复记录，与患者病程相关的护理信息，只要医务人员中任一主体在病程中有记录、留痕即可，不必摘抄。

第二章　护理记录书写案例

【实践案例 1】告病危患者

李某，男，58 岁，住院号：01234567。因间断呕血、解柏油样便 3 天，于今日 08：30 再次呕血约 1100ml，伴头晕、心慌、乏力、口渴，于 09：30 以“消化道出血”收入院，既往有肝硬化病史 10 年余，无高血压、糖尿病及心脏病史。查体：患者神志清楚，表情淡漠，重度贫血貌，暗红色大便 50ml，T 36.5℃，P 120 次/分，R 25 次/分，BP 70/50mmHg，SpO_2 93%。

护理计划执行单

科别：消化内科　　姓名：李某　　性别：男　　年龄：58 岁　　床号：38 床　　住院号：01234567

护理诊断	护理措施	护理目标跟踪	开始时间/签名	结束时间/签名
低血容量性休克 1. 问诊　头晕、心慌、乏力、口渴，呕血 1100ml。 2. 体格检查　表情淡漠，面色及皮肤苍白，四肢湿冷，P 120 次/分，R 25 次/分，BP 70/50mmHg，SpO_2 93%。 3. 评估量表　休克指数 1.7（休克指数=脉率÷收缩压）	1. 评估与紧急处理　患者取中凹卧位（头和躯干抬高 20°～30°，下肢抬高 15°～20°），给氧及心电监测，保暖，建立 2 条以上静脉通路，补充血容量。备齐急救用物。 2. 告知医生进行综合评估。 3. 准确执行医嘱　如给予液体复苏、止血、抗休克等对症治疗，每小时一次监测心率、血压、血氧饱和度，根据血压动态调整升压药的速度和输液量。 4. 健康指导　①饮食：暂禁食、禁烟酒。②药物：指导患者保持输液通畅，不自行调节输注速度，观察有无药物不良反应。③阳性体征管理：指导患者及家属观察呕血、黑便、尿量等情况。④心理：安慰患者及家属，消除紧张，稳定情绪，积极配合治疗和护理。 5. 按分级护理原则巡视　记录尿量及 24 小时出入量，每小时观察患者神志、生命体征、呕血、黑便、尿量等情况及休克指数，动态调整补液速度，合理补液，评估护理措施落实效果并记录	1. 问诊　无呕血，诉头晕、心慌、乏力、口渴等症状减轻。 2. 体格检查　神志清楚，皮肤温暖，色泽红润，患者生命体征平稳，BP 90～140/60～90mmHg，SpO_2 ≥95%，尿量＞30ml/h。 3. 评估量表　休克指数＜1.7。 4. 患者及家属依从性好，积极配合治疗和护理	2024-06-01 09：35 张某某	2024-06-01 11：00 张某某

续表

护理诊断	护理措施	护理目标跟踪	开始时间签名	结束时间签名
便血 1. 问诊 黑便、头晕、乏力、心慌等。 2. 体格检查 暗红色大便 50ml	1. 评估与紧急处理 绝对卧床休息，随时做好抢救或手术止血准备，做好会阴部皮肤清洁。 2. 告知医生进行综合评估。 3. 准确执行医嘱 配合医生迅速采血、备血、输血、输液等各种止血治疗及用药，必要时行内镜下止血或手术治疗。 4. 健康指导 ①饮食：暂禁食。出血停止后给予流质、半流质饮食，少量多餐，逐步过渡到正常饮食，避免油炸、坚硬、刺激性食物的摄入，禁烟酒。②药物：指导患者保持输液通畅，不能自行调节输注速度及氧流量。③康复：卧床休息根据病情协助患者进行双上肢和胸廓运动。在病情允许的情况下，每 2 小时翻身叩背防止肺部感染及压力性损伤的发生。④阳性体征管理：指导患者及家属观察大便颜色、性状及量的变化，出现任何不适及时告知医护人员。 5. 按分级护理原则巡视 观察大便颜色、性状及量，评估出血量及措施落实效果，并做好记录	1. 问诊 未解黑便，无头晕、心慌。 2. 体格检查 无大便带血或黑便。 3. 患者及家属依从性好，能及时观察大便情况	2024-06-01 09：35 张某某	2024-06-03 09：20 张某某
有窒息的危险 1. 问诊 呕血 1100ml。 2. 体格检查 P 120 次/分，R 25 次/分，BP 70/50mmHg SpO_2 93%	1. 按分级护理原则巡视 动态监测生命体征、血氧饱和度及呕血等情况。 2. 预防 指导患者侧卧位或平卧位头偏向一侧，有效咳嗽、咳痰，及时清理痰液及呕吐物，保持呼吸道通畅，床边备吸引器。 3. 健康指导 阳性体征管理：保持气道通畅，教会患者及家属知晓窒息的症状及体征，出现呼吸困难等任何不适及时告知医护人员。	1. 问诊 胸闷、气喘、呛咳、呼吸困难等症状好转或消失。 2. 体格检查 呼吸、心率平稳，面色红润，未发生窒息。P 60～100 次/分，R 12～20 次/分。 3. 患者及家属知晓疾病知识及危险	2024-06-01 09：35 张某某	2024-06-03 10：35 张某某

续表

护理诊断	护理措施	护理目标跟踪	开始时间签名	结束时间签名
	4. 识别与紧急处理　如患者发生窒息，立即清理痰液及呕吐物，头偏向一侧，保持呼吸道通畅。 5. 立即通知医生，执行医嘱，并做好记录	因素，并掌握相关预防措施，健康与安全管理依从性高		
活动无耐力 1. 问诊　头晕、心慌、乏力。 2. 体格检查　面色、口唇、睑结膜苍白，P 95 次/分，R 20 次/分，BP 92/60mmHg。 3. 辅助检查　血红蛋白 58g/L	1. 评估与紧急处理　卧床休息，拉起床栏，床上大小便。 2. 告知医生进行综合评估和分析。 3. 准确执行医嘱　遵医嘱予以对症支持治疗，预防并发症，观察疗效。 4. 健康指导　①饮食：出血停止后，指导患者进食注意营养均衡，避免暴饮暴食；②药物：遵医嘱给予输血等并观察效果；③阳性体征管理：观察患者头晕、心慌、乏力的情况，指导患者卧床休息，床上大小便；④康复：将经常使用的物品放在患者容易取放的位置；教给患者保存体力、减少氧耗的技巧，如以均衡的速度进行生活自理活动，坐着进行刷牙、洗脸等。 5. 按分级护理原则巡视　观察患者头晕、心慌、乏力的情况，评估措施落实效果，并做好记录	1. 问诊　头晕、心慌、乏力等症状减轻。 2. 体格检查　面色、口唇、睑结膜转红润，P 60～100 次/分，R 12～20 次/分，BP 90～140/60～90mmHg。 3. 辅助检查　Hb＞70g/L。 4. 患者及家属以积极心态配合治疗与护理，并能进行自我管理	2024-06-08 12：00 张某某	

【实践案例 2】告病危患者

刘某某，男，56 岁，住院号：01291047。因胸背部疼痛 4 小时来院就诊，2024 年 6 月 9 日 4 时入院，由急诊科送入病房，告病危，既往有高血压病史 5 年，无脑梗死、糖尿病及心脏病史。查体：患者神志清楚，诉胸背部撕裂样疼痛，NRS 疼痛评分为 8 分，医嘱给予心电监护及氧气吸入，测得左上肢血压 171/100mmhg，右上肢血压 166/92mmhg，左下肢血压 163/62mmhg，右下肢血压 168/88mmhg，T 36.4℃，P 110 次/分，R 32 次/分。嘱患者绝对卧床休息，给予镇静镇痛（吗啡、右美托咪定、纳布啡）、控制心率血压（乌拉地尔、合贝爽）等对症处理，完善其他相关检查。9：40 入手术室行升主动脉置换+全弓置换+象鼻支架植入术，手术时长 7 小时。16：46 顺利返回重症监护病房，持续心电监护及呼吸机辅助呼吸，持续血管活性药物（多巴胺、去甲肾上腺素）、扩管药物（米力农）、镇静镇痛药物（纳布啡、右美托咪定）持续泵入，患者术后 4 小时心包引流管引流 400ml 鲜红色血性液体，纵隔引流管引流 250ml 鲜红色血性液体，查动脉血气分析提示血红蛋白：10.9g/dL，查体：T 36.9℃，P 120 次/分，R 32 次/分，BP 98/45mmHg。术后 8 小时顺利拔除气管插管改为鼻导管吸氧 5L/min。6 月 10 日 0：10 患者诉胸闷、气促，咳嗽咳痰无力。听诊患者双肺呼吸音低，双肺底可闻及干湿啰音，SpO_2 90%，动脉血气分析提示：PO_2 68mmHg、PCO_2 45mmHg，改鼻导管吸氧为高流量氧气湿化治疗，氧浓度为 65%，氧流量为 40L/min。

护理计划执行单

科别：胸心外科　　姓名：刘某某　　性别：男　　年龄：56 岁　　床号：95 床　　住院号：01291047

护理诊断	护理措施	护理目标跟踪	开始时间/签名	结束时间/签名
急性疼痛 1. 问诊　诉胸背部撕裂样疼痛。 2. 体格检查　P 110 次/分，R 32 次/分，四肢血压高。 3. 评估量表　疼痛评分 8 分	1. 评估与紧急处理　持续心电监测及氧气吸入，指导患者绝对卧床休息，建立有效静脉通路，完善术前准备。 2. 告知医生进行综合评估及分析。 3. 准确执行医嘱　遵医嘱予以镇静、镇痛及降压等处理，观察疗效及不良反应。 4. 健康指导　指导患者和家属正确认识绝对卧床休息的重要性，保持大便通畅，勿用力排便。保持情绪稳定，出现任何不适及时告知医护人员。 5. 按分级护理原则进行巡视　观察疗效及不良反应，如恶心、呕吐、嗜睡、便秘等，动态疼痛评估并记录	1. 问诊　疼痛症状缓解或消失。 2. 体格检查　生命体征控制在正常范围内。 3. 评估量表　NRS 疼痛评分 ≤3 分。 4. 患者及家属能知晓主动脉夹层的危险因素及注意事项，健康依从性提高。	2024-6-9 4：10 郑某某	2024-6-9 4：40 郑某某
有出血的危险 1. 体格检查　术后引流 650ml 鲜红色血性液体；面色苍白，P 120 次/分，R 32 次/分，BP 98/45mmHg。 2. 辅助检查　血红蛋白异常	1. 按分级护理原则巡视　每小时监测患者神志、生命体征及血氧饱和度等情况。 2. 预防　保持引流管通畅，15～30 分钟挤压引流管，观察引流液性状、颜色、量的变化、切口敷料及尿量的情况。遵医嘱 4 小时监测动脉血气分析。 3. 识别与紧急处理　如果患者发生出血，每 15～30 分钟观察引流液的性状、质量和颜色，并做好标记，加快输液速度。建立至少两条静脉通路，快速补液治疗 4. 立即通知医生，执行医嘱，并做好记录。	1. 体格检查　引流量减少，未发生活动性出血。生命体征平稳。 2. 辅助检查　血常规、血红蛋白恢复正常范围	2024-6-9 16：50 刘某某	2024-6-9 21：00 刘某某

续表

护理诊断	护理措施	护理目标跟踪	开始时间签名	结束时间签名
出血 1. 体格检查　术后引流 650ml 鲜红色血性液体；面色苍白，P 120 次/分，R 32 次/分，BP 98/45mmHg。 2. 辅助检查　血红蛋白：10.9g/dL	1. 评估与紧急处理　每 15～30 分钟观察引流液的性状、质量和色泽，并做好标记，加快输液速度。 2. 告知医生进行综合评估。 3. 准确执行医嘱　遵医嘱予以止血药静脉滴注，复查动脉血气分析，通知彩超室急查床边心脏彩超，必要时备血。 4. 健康指导　进行心理疏导，稳定情绪，出现任何不适及时告知医护人员。 5. 按分级护理原则进行巡视　观察患者手术切口敷料情况及引流液的性状、量及颜色，若患者出血量继续增加，应做好二次开胸止血的术前准备。并做好记录	1. 体格检查　引流量减少，未发生活动性出血。生命体征平稳。 2. 辅助检查　血常规、血红蛋白恢复正常范围。 3. 患者及家属知晓观察重点，健康与安全管理依从性提高	2024-6-9 21：00 刘某某	
呼吸困难 1. 问诊　诉胸闷、气促，咳嗽、咳痰无力。 2. 体格检查　听诊双肺呼吸音弱、可闻及湿啰音。SpO_2：90%。 3. 辅助检查　动脉血气分析提示 PaO_2：68mmHg、PCO_2：45mmHg	1. 评估与紧急处理　调整合适体位使用排痰器排痰，保持呼吸道通畅。 2. 告知医生进行综合评估及分析。 3. 准确执行医嘱　遵医嘱给予高流量氧疗，氧浓度 65%，氧流量 40L/min。 4. 健康指导　指导患者行呼吸功能锻炼；在主动咳嗽时，采用双手捂住手术切口的方式，减少因咳嗽引起的疼痛。出现任何不适及时告知医护人员。 5. 按分级护理原则进行巡视　动态评估呼吸、SpO_2、心率，听诊双肺呼吸音，遵医嘱复查动脉血气分析，观察氧疗疗效并记录	1. 问诊　胸闷、气促，咳嗽咳痰无力等症状减轻或消失。 2. 体格检查　治疗及护理措施落实有效，呼吸状态改善。SpO_2＞95%。 3. 辅助检查　PaO_2＞80mmHg。 4. 患者及家属能知晓引起呼吸困难的因素，并掌握正确的呼吸功能锻炼方式，健康与安全管理依从性提高	2024-6-10 0：10 赵某某	

【实践案例 3】普通患者

刘某，男，28 岁，住院号：7654321。因反酸、嗳气、腹痛 1 月余，加重 2 天，于 08：00 以

"腹痛"收入院，既往无高血压、糖尿病及心脏病史。查体：患者神志清楚，痛苦貌，查体：T 36.6℃，P 88 次/分，R 20 次/分，BP 105/62mmHg。疼痛评分 4 分。

2024-6-1　08：15

记录内容：患者诉腹部疼痛，疼痛评分 4 分。体格检查：腹软，无压痛，反跳痛。目前护理诊断：腹痛。护理措施：①评估与紧急处理：嘱患者卧床休息，协助其取舒适体位；观察腹痛的部位、性质及特点。②告知医生进行综合评估。③准确执行医嘱：遵医嘱使用解痉镇痛药物，观察药物疗效及不良反应。④健康指导：指导进行易消化低纤维素清淡饮食，少食多餐，戒烟酒；按时按量服药，避免自行增减剂量或停药；教会患者及家属识别疼痛的部位、程度及性质，出现任何不适及时告知医护人员；给予心理疏导如听音乐、看电视等舒缓放松疗法，分散注意力，减少患者紧张和焦虑。⑤按分级护理原则巡视：评估落实效果。

2024-6-1　08：45

记录内容：患者诉腹痛缓解，疼痛评分 1 分，反酸、嗳气减轻，患者及家属知晓腹痛相关知识宣教，能进行自我管理。

2024-6-3　10：30

记录内容：患者未诉腹痛，疼痛评分 0 分，无呕血、黑便，患者及家属知晓疾病与危险因素相关知识，健康与安全管理依从性高。

【实践案例 4】普通患者

朱某，女，50 岁，因体检时发现"右肺占位性病变"入院，查体：T 36.5℃，P 72 次/分，R 21 次/分，BP 122/68mmHg。于 2024 年 6 月 9 日 13 时 30 分在全身麻醉胸腔镜下行右上肺叶切除+胸腔粘连松解术+纵隔淋巴结清扫+肺门淋巴结清扫术，术中置入胸管一根。于 16 时 45 分返回病房，给予心电监护及氧气吸入，术后 6 小时监测生命体征。查体：T 36.8℃，P 96 次/分，R 31 次/分，SpO_2 93%，BP 139/78mmHg，双肺呼吸音低，可闻及湿啰音，NRS 评分 6 分。给予抗感染（头孢呋辛钠）、止血（氨甲环酸）、止咳平喘（多索茶碱）等对症处理，患者术后 2 小时胸腔引流 50ml 鲜红色胸液，目前患者诉疼痛，咳嗽咳痰无力，伴胸闷气促等不适。

2024-6-9　16：45

记录内容：患者术后诉伤口处疼痛，咳嗽咳痰无力，伴胸闷气促，NRS 疼痛评分 6 分，听诊双肺呼吸音弱、R 31 次/分，SpO_2 93%。目前护理诊断：①疼痛。护理措施：立即协助患者取半卧位，咳痰时用双手捂住手术切口减少疼痛；遵医嘱给予曲马多 0.1g 肌内注射或者调整镇痛药物泵入剂量，观察药物疗效及不良反应，保持情绪稳定；观察生命体征，动态评估患者疼痛情况。②低效性呼吸型态。护理措施：使用排痰器协助患者进行叩背深呼吸咳嗽，清除痰液，保持呼吸道通畅，遵医嘱吸氧 3L/min；给予多索茶碱静脉滴注；特布他林+布地奈德氧气雾化吸入；指导患者行呼吸功能锻炼，咳嗽时采用弯腰坐位或屈膝侧卧位，保持情绪稳定；动态评估呼吸、SpO_2、心率，观察口唇、甲床发绀程度，听诊双肺呼吸音观察氧疗疗效。

2024-6-9　18：15

记录内容：患者诉疼痛症状缓解，NRS 疼痛评分 1 分。咳嗽有力，未诉胸闷气促，能及时清除痰液及口腔分泌物，SpO_2 97%。

主要参考文献

褚万立，郝岱峰, 2018. 美国国家压力性损伤咨询委员会 2016 年压力性损伤的定义和分期解读[J]. 中华损伤与修复杂志(电子版), 01: 64-68.

刘璐，张娟，张晓瑜，等, 2022. 鼻饲患者误吸风险评估量表的编制及信效度检验[J]. 中华护理杂志, 57(3): 337-342.

罗芳，范华霞，张芹飞，等, 2023. 三种方法对住院老年稳定性冠状动脉粥样硬化性心脏病患者的营养风险状况筛查分析[J]. 中华老年心脑血管病杂志, 25(9): 945-948.

孟鑫，孙龙凤，张晓春，等, 2023. 中华护理学会《老年人误吸的预防》团体标准解读[J]. 中国护理管理, 23(11): 1642-1646.

陶俊荣，宋红霞, 2018. Padua 风险评估模型在预防内科住院患者静脉血栓栓塞症中的应用[J]. 中国实用护理杂志, 34(32): 2496-2501.

万丽，赵晴，陈军，等, 2016. 疼痛评估量表应用的中国专家共识(2020 版)[J]. 中华疼痛学杂志, 16(3): 177-187.

万学红，卢雪峰, 2018. 诊断学[M]. 9 版. 北京：人民卫生出版社.

王彦艳，王炎，刘延绵，等, 2019. Caprini 血栓风险评估量表对外科手术患者静脉血栓栓塞症预测效果的 Meta 分析[J]. 中华现代护理杂志, 25(3): 313-318.

亚洲急危重症协会中国腹腔重症协作组, 2021. 重症病人胃肠功能障碍肠内营养专家共识(2021 版)[J]. 中华消化外科杂志, 20(11): 1123-1136.

尤黎明，吴瑛, 2022. 内科护理学[M]. 7 版. 北京：人民卫生出版社.

张滢滢, 2020. 成人 ICU 患者误吸风险评估量表的构建及评价[D]. 苏州：苏州大学.

中国吞咽障碍康复评估与治疗专家共识组, 2018. 中国吞咽障碍评估与治疗专家共识(2017 年版)第二部分 治疗与康复管理篇[J]. 中华物理医学与康复杂志, 40(1): 10.

中华医学会，中华医学会杂志社，中华医学会消化病学分会，等, 2020. 慢性腹泻基层诊疗指南(实践版·2019)[J]. 中华全科医师杂志, 19(11): 983-989.

中华医学会康复学分会, 2021. 中国慢性呼吸道疾病呼吸康复管理指南 2021 版专家共识[J]. 中华健康管理学杂志, 15(6): 521-538.

中华医学会外科学分会结直肠外科学组, 2022. 中国成人慢性便秘评估与外科处理临床实践指南(2022 版)[J]. 中华胃肠外科杂志, 01: 1-9.

中华医学会心血管病学分会，中国康复医学会心肺预防与康复专业委员会，中华心血管病杂志编辑委员会, 2022. 六分钟步行试验临床规范应用中国专家共识[J]. 中华心血管病杂志, 50(5): 432-442.

中华医学会重症医学分会重症呼吸学组，中国临床实践指南联盟, 2023. 中国成人重症患者镇痛管理专家共识[J]. 中华重症医学电子杂志, 09(2): 97-115.

卓大宏, 2003. 中国康复医学[M]. 2 版. 北京：华夏出版社.

Andreyev J, Ross P, Donnellan C, et al., 2014. Guidance on the management of diaRhoea during cancer chemotherapy[J]. Lancet Oncol, 15(10): e447-e460.

Bossi P, Antonuzzo A, Cherny NI, et al., 2018. DiaRhoea in adult cancer patients: ESMO Clinical Practice Guidelines[J]. Ann Oncol, 29(Suppl 4): 126-142.

Gibson RJ, Keefe DM, 2006. Cancer chemotherapy-induced diaRhoea and constipation: mechanisms of damage and prevention strategies[J]. Support Care Cancer, 14(9): 890-900.

Marquis P, De La Loge C, Dubois D, et al., 2005. Development and validation of the Patient Assessment of Constipation Quality of Life questionnaire[J]. Scand J Gastroenterol, 40(5): 540-551.

附录：评估工具和量表目录

一、日常活动及自理相关评估量表
1. Barthel 指数评定量表
2. 自理能力分级标准
3. 活动耐量评估表
4. 活动无耐力分级（Gordon）量表
5. 6 分钟步行试验（6MWT）
6. 自觉疲劳评估量表（Borg）
7. 简易疲乏量表中文版（BFI-C）
8. 肌力分级评估工具
二、压力性损伤风险评估量表与分期评估等皮肤相关评估量表
1. Braden 压力性损伤风险评估量表
2. 术中获得性压力性损伤风险评估量表
3. 压力性损伤分期量表
4. 水肿程度分级标准
三、Morse 跌倒风险评估量表
四、住院患者导管滑脱危险度评估量表
五、血栓风险评估量表
1. Caprini 风险评估量表（2013 年版）
2. Padua 血栓风险评估量表
3. Khorana 血栓风险评估量表
六、疼痛等感觉评估量表
1. 疼痛面部表情评估（FPS-R）
2. 数字评分法（NRS）
3. 重症患者疼痛观察工具
4. 瘙痒视觉模拟量表（VAS）
七、营养风险筛查及评估等相关量表
1. 营养风险评估（NRS-2002）
2. NUTRIC 营养评分（重症患者）
3. 肠内营养耐受性评估量表
4. 误吸风险评估量表
5. 住院患者吞咽障碍筛查量表（EAT-10）
6. 标准吞咽功能评价量表（SSA）
八、排便相关评估量表
1. Bristol 大便分级工具
2. 便秘评估量表（CAS）
3. Hart 腹泻计分法
4. 墨菲腹泻量表
5. 肿瘤相关性腹泻（CTID）分级评估表
6. 肛门失禁 Wexner 评估量表
7. 便秘患者生活质量量表（PAC-QOL）

九、昏迷、镇静及躁动评估量表
1. RASS 镇静程度评估表
2. Riker 躁动分级标准
3. 格拉斯哥昏迷量表（Glasgow coma scale，GCS）
十、呼吸治疗领域相关评估量表
1. 改良英国医学研究学会呼吸困难量表（mMRC）
2. 半定量咳嗽强度评分（SCSS）
3. 主动咳嗽力量分级
4. 痰液黏稠度分级表
5. 呼吸困难评估量表（mMRC）
6. 慢性阻塞性肺疾病评估测试（CAT）评分
十一、心理领域相关评估量表
1. 焦虑自评量表（SAS）
2. 抑郁自评量表（SDS）
3. 匹兹堡睡眠质量指数量表（PSQI）
4. 患者心理评估量表（PHQ-9 量表）
5. 创伤后应激障碍自评量表
6. 自杀风险评估量表（NGASR）
7. ICD-11 抑郁严重程度分级标准
8. 汉密尔顿焦虑量表（HAMA）
十二、成人消化道出血量评估表
十三、心衰分级及心功能评估量表
1. 心力衰竭分期
2. NYHA 心功能分级
3. TIMI 危险评分
十四、休克分级量表
十五、蛇伤严重程度评分量表（SSS）